科技部重点研发计划项目资助

·脾胃学说应用与创新丛书·

脾胃学说应用与创新

方药卷

主　编　黄绍刚　吴皓萌

全国百佳图书出版单位
中国中医药出版社
·北　京·

图书在版编目（CIP）数据

脾胃学说应用与创新．方药卷／黄绍刚，吴皓萌主编．—北京：中国中医药出版社，2022.8

ISBN 978－7－5132－7332－9

Ⅰ.①脾…　Ⅱ.①黄…　②吴…　Ⅲ.①脾胃学说　②脾胃病－验方－汇编　Ⅳ.①R256.3

中国版本图书馆 CIP 数据核字（2021）第 251776 号

中国中医药出版社出版

北京经济技术开发区科创十三街 31 号院二区 8 号楼

邮政编码　100176

传真　010－64405721

三河市同力彩印有限公司印刷

各地新华书店经销

开本 787×1092　1/16　印张 18.25　字数 373 千字

2022 年 8 月第 1 版　2022 年 8 月第 1 次印刷

书号　ISBN 978－7－5132－7332－9

定价　68.00 元

网址　www.cptcm.com

服务热线　010－64405510

购书热线　010－89535836

维权打假　010－64405753

微信服务号　zgzyycbs

微商城网址　https://kdt.im/LIdUGr

官方微博　http://e.weibo.com/cptcm

天猫旗舰店网址　https://zgzyycbs.tmall.com

如有印装质量问题请与本社出版部联系（**010－64405510**）

#《脾胃学说应用与创新》丛书

编委会

苏国阳　李　志　李　林　李卫强
李学军　李春杰　李鸿彬　李燕舞
严子兴　严红梅　肖国辉　汪红兵
宋清武　张　厂　张　琳　张志华
陈　江　陈　延　陈玉龙　陈拥军
邵明义　林　敏　林传权　周军怀
周燕萍　孟　捷　郝微微　赵小青
钟丽丹　闻新丽　袁建业　莫　湘
奚肇宏　郭延军　凌江红　黄柳向
曹昌霞　崔俊波　琚　坚　葛来安
税典奎　曾江涛　翟兴红　潘相学
薛　平　戴　琦

《脾胃学说应用与创新·方药卷》

编 委 会

主　编　黄绍刚（广州中医药大学第二附属医院）

　　　　吴皓萌（广州中医药大学第二附属医院）

副主编　秦书敏（广州中医药大学第二附属医院）

　　　　郭绍举（深圳市中医院）

　　　　骆云丰（福建中医药大学附属第二人民医院）

　　　　郑　欢（广州中医药大学第二附属医院）

编　委（按姓氏笔画排序）

　　　　王　兵（上海交通大学附属第六人民医院）

　　　　王苏丽（空军第九八六医院）

　　　　王殷妹（上海中医药大学附属龙华医院）

　　　　王捷虹（陕西中医药大学附属医院）

　　　　王鹏弟（甘肃中医药大学）

　　　　占　凯（广州中医药大学）

　　　　田旭东（甘肃省中医院）

　　　　代汝伟（沧州医学高等专科学校）

　　　　吉海杰（山西省中医院）

　　　　刘　龙（上海天佑医院）

　　　　刘　汶（首都医科大学附属北京中医医院）

　　　　刘　林（辽宁中医药大学附属医院）

　　　　刘　果（北京中医药大学）

　　　　刘万里（南京中医药大学附属南京市中西医结合医院）

　　　　刘瑞娟（湖北中医药大学）

　　　　刘颖盈（广州中医药大学）

　　　　许艺飞（深圳市中医院）

　　　　孙乃瑛（甘肃中医药大学）

　　　　孙博云（上海中医药大学附属龙华医院）

苏坤涵（南京中医药大学附属南京市中西医结合医院）
苏桂芳（广州中医药大学）
杨小军（重庆市中医院）
杨元明（广州中医药大学）
李　英（上海中医药大学附属岳阳中西医结合医院）
李建华（广州中医药大学第二附属医院）
李海文（深圳市中医院）
来要良（北京市宣武中医医院）
时昭红（湖北中医药大学附属武汉中西医结合医院）
汪红兵（首都医科大学附属北京中医医院）
张　力（上海交通大学附属第六人民医院）
张　茹（北京中医药大学）
张　洁（广州中医药大学深圳医院（福田））
张　烁（浙江中医药大学附属第二医院）
张伟娇（深圳市宝安纯中医治疗医院）
张海燕（广州中医药大学第二附属医院）
张勤生（河南省中医院）
迟莉丽（山东中医药大学附属医院）
陈　延（广州中医药大学第二附属医院）
陈君千（广州中医药大学第二附属医院）
陈　雨（湖北中医药大学）
陈　霞（云南中医药大学第一附属医院）
陈伟霞（河南省中医院）
陈慰欢（广州中医药大学）
林　敏（湖北省中医院）
林传权（广州中医药大学）
鱼　涛（陕西省中医医院）
周　滔（北京中医药大学东方医院）
周云松（贵州中医药大学第二附属医院）
周晓玲（柳州市中医医院）
周登威（广州中医药大学第二附属医院）
郑莉明（广州中医药大学第二附属医院）
胡运莲（湖北省中医院）
郝微微（上海中医药大学附属曙光医院）
赵　敏（广州市荔湾区中医医院）

饶珂寒（广州中医药大学）
袁建业（上海中医药大学附属龙华医院）
贾　瑞（广州中医药大学）
徐泳茵（广州中医药大学第二附属医院）
徐素美（浙江中医药大学附属第一医院）
黄　适（广西中医药大学附属瑞康医院）
黄马养（广州中医药大学第二附属医院）
黄燕红（广州市从化区中医医院）
阎　玲（北京中医药大学房山医院）
彭美哲（北京中医医院延庆医院）
葛来安（江西省中医院）
程红杰（北京中医药大学房山医院）
曾进浩（成都中医药大学附属医院）
蔡佳仲（广州中医药大学）
潘琪谋（广州中医药大学第二附属医院）

总前言

ZONG QIAN YAN

脾胃学说是中西医结合、中医消化疾病诊治的指导性理论体系，是中医学理论体系的重要组成部分。危北海、杨春波、张万岱、劳绍贤、陈治水等当代著名医家在发展脾胃学说和中西医结合方面做出了突出贡献，引领着学术进步。脾胃学说的应用与创新不仅推动了中西医结合消化病学的学术发展，而且提高了消化系统疑难疾病的诊治疗效，显示出中西医结合治疗消化系统疾病的特色和优势。

2018 年 10 月，中国中西医结合消化系统疾病专业委员会脾胃学说应用与创新专家委员会（以下简称专家委员会）成立。专家委员会汇集了国内外著名的中西医结合消化病学专家、脾胃学说研究专家、临床专家、科研专家和教育专家，标志着中西医结合脾胃学说研究发展到一个崭新阶段。《脾胃学说应用与创新》丛书由专家委员会牵头，全国脾胃学说领域著名专家进行编写，旨在追溯脾胃学说形成、发展与成熟的源流，总结、交流脾胃学说的理论、应用和传承，促进脾胃学说的创新发展。

《脾胃学说应用与创新》丛书分为七卷，从综合（理论）、名医名家、临床、方药、流派和疑难危重医案等方面，全面、系统地反映了中西医结合脾胃学说的发展水平，对推动学术发展、促进学术进步大有裨益。

《脾胃学说应用与创新·综合卷》以脾胃学说理论发展、应用与创新为主线，重点介绍中西医结合脾胃学说的发展概况、理论基础、学术体系、学术特色以及脾胃学说的应用和研究进展，使读者对中西医结合脾胃学说的应用与创新有一个全面的了解。

《脾胃学说应用与创新·名医名家卷》汇集了数十位全国脾胃病学领域的著名医家，全面展现了他们的学术思想，以及采用中医、中西医结合手段诊治疾病的临证经验。

《脾胃学说应用与创新·临床卷》以脾胃病的临床诊治为主，全面整理历代医家对脾胃病诊治的学术思想、学术观点和辨证体系，以及以脾胃学说为指导，采用中医、中西医结合手段诊治消化系统及其他系统疾病的特色与方法。

《脾胃学说应用与创新·方药卷》汇集了古今治疗脾胃及消化系统疾病的方药，包括经方、时方及专家效方、经验方等，以及脾胃学说的方剂学理论、组方分析、应用要点和独特创新等。

《脾胃学说应用与创新·流派卷》归纳了全国各流派，如燕京、龙江、新安、岭南、吴江、闽江等流派中关于脾胃学说的学术观点和诊疗特色。

《脾胃学说应用与创新·疑难危重医案卷》汇集了古今医家应用脾胃学说诊治疑难危重病及疑难危重脾胃病的医案。

《脾胃学说应用与创新·优才卷》汇集了全国中医（临床、基础）优秀人才跟师名老中医的经验。

《脾胃学说应用与创新》丛书的出版充分体现了当今脾胃学说的应用与创新水平，以及中西医结合消化病学的研究进展，有助于推动学术的发展，促进脾胃学说理论、临床、科研和教学的进步。

丛书得到科技部重点研发计划项目——基于“道术结合”思路与多元融合方法的名老中医经验传承创新研究（项目编号：2018YFC1704100）及东部地区名老中医学术观点、特色诊疗方法和重大疾病防治经验研究（课题编号：2018YFC1704102）资助。

中国中西医结合消化系统疾病专业委员会

脾胃学说应用与创新专家委员会

2021 年 10 月

编写说明

BIAN XIE SHUO MING

选方用药是中医临床诊疗的关键环节，是医生对病证认识和辨证论治的目的，承载了医生的治疗经验，很大程度上决定了疗效。脾胃病有其特定的“因－机－证－治”规律，先贤们在此基础上总结凝炼出了许多方药，并经长期临床验证和积淀成为经典名方。本书搜集并整理了治疗脾胃病的常见经典方药，对继承先贤经验、提高医生临床用药水平具有重要意义。

编写过程中，编委会根据脾胃病主要病证和消化系统疾病相应的中医范畴，通过对《中华医典》、脾胃病相关共识意见、学术著作有关内容及对中国知网中检索结果的整理，汇总出相应治疗方剂的初始清单，并结合临床实际情况，提取出本书所列常用方剂241首，中药239味。

本书以脾胃病的“因－机－证－治”为主线，共分为五章。第一章至第三章介绍脾胃病的常见病因、病机、证候和治则治法；第四章介绍遴选的方剂；第五章介绍治疗脾胃病的常用中药。其中第四章和第五章是本书的重点内容。方剂部分以出处、组成与用法、功效、主治、方解、专科应用、宜忌及现代研究等为体例结构，中药部分以来源、性味归经、功能主治、用法用量、注意事项及文献摘录为体例结构，以多维度展示所选方药在脾胃病中的使用情况。

本书由全国40余家单位的60余位专家和经验丰富的一线中医药工作者编写，并在中国中医药出版社指导下，由黄绍刚（第一章至第三章、第五章）和吴皓萌（第四章）统稿、撰写和修订。本书实用性强，适用于中医、中西医结合基础、临床医学、中药学本科、研究生及相关从业者参考使用。

由于学识、经验所限，不足之处请予指正，以便再版时修订完善。本书引用了古今相关研究文献，在此谨向原作者表示真诚的谢意！

最后感谢国家重点研发计划项目（2019YFC1709603）、省部共建中医湿证国家重点实验室重点项目（SZ2021ZZ25，SZ2021ZZ44，SZ2021ZZ13）、广东省中医院杨春波学术经验传承工作室、广州市科技计划项目（202102010207，202102010226）以及北京市自然科学基金项目（7192184）资助本书出版。

《脾胃病创新与应用丛书·方药卷》编委会

2022年2月

目录

MU LU

第一章　脾胃病病因病机

脾胃互为表里，既密不可分，又功能各异。胃主受纳和腐热水谷，脾主运化而输布水谷精微；脾主升清，胃主降浊，二者纳化相承，升降相因，润燥相济，在饮食物的受纳、消化、吸收、输布及生化气血的生理过程中起主要作用。肠腑以通降为顺，小肠司受盛、化物和泌别清浊之职，大肠则有传导之能，二者功能均统于脾的运化升清和胃的受纳降浊之中。在外感或内伤等致病因素影响下，脾胃功能发生异常，从而引起疾病发生、发展和变化，其中以病性、病位、病势和传变为要点的病机在脾胃病的诊治中扮演了重要角色。

第一节　病因

脾胃病的发生与感受外邪、内伤饮食、情志失调、劳逸过度、起居不时、禀赋不足和体虚久病等因素密切相关。无论外感还是内伤病因，多可引起脾胃纳运失常、升降失和、润燥不济等病理状态，并出现不同的临床表现。

一、感受外邪

1. 外感六淫

外感六淫之邪，皆可损伤脾胃。风、寒、暑、热、湿之邪侵犯脾胃，可使胃失和降，中焦气机阻滞等。

2. 外感疫毒

疫疠之邪，内客脾胃，侵及阳明气分，内窜营血，甚则入下焦，而致暴痢下血，或挥霍撩乱。

二、内伤饮食

饮食自倍，肠胃乃伤。饮食失宜是内伤脾胃最重要的原因，饮食不节，寒温不适，饥饱无常皆能损伤脾胃；伤于饮食包括伤饮和伤食；过食肥甘厚味、辛辣刺激、生冷或饮酒无度使脾胃虚弱，病从中生。

（1）伤饮：伤饮则三焦水道不利而心下痞满、肠中水鸣、呕吐清涎，或渴欲饮水，水入则吐。

（2）伤食：①饥饱失宜，损伤脾胃，纳运失职。②饮食不洁而外邪内客于脾胃，或肠虫滋生。③饮食偏嗜，平素嗜食肥甘厚味者，酿生湿热，耗伤气阴而脾胃乃伤。

三、情志失调

七情失调皆可导致脾胃病，而与怒、忧、思关系最密切。恼怒伤肝，肝失疏泄，横逆犯胃，胃失和降；肝气郁结，横逆克脾，或忧思伤脾均可致脾失健运。

四、劳逸过度，起居不时

1. 过劳

生活起居与脾胃病息息相关，劳则气耗。脾胃为气血生化之源，过度劳累会损伤脾胃之气，脾胃虚则水湿不化、食纳异常、痰浊阻滞，诸病而生。

2. 过逸

过逸亦可致病，少动之人气机不畅，可导致脾胃等脏腑功能呆滞不振，日久可影响血液运行和津液代谢，形成气滞血瘀，水湿痰饮内生。动则生阳，过逸或久卧床之人易形成阳气不振、正气虚弱的恶性循环。

五、禀赋不足，体虚久病

1. 禀赋不足

先天禀赋薄弱，脏腑亏虚，脾胃失于先天之养而病。

2. 体虚久病

脾胃为仓廪之官，主受纳及运化水谷，素体脾胃虚弱，久病正虚不复，则脾胃运纳失职，或中阳不足。

此外，失治误治、药物及手术等俱可使脾胃受损。

第二节　病机

脾胃病种类繁多，临床表现错综复杂，每个疾病和症状都有各自的病机，但总的来说，均离不开邪正盛衰、阴阳失调、精气血津液失常。

一、脾胃病基本病机

脾胃病的主要病机有脾胃纳运失调，胃气郁滞，胃失和降；或气、痰、瘀交阻，气机阻滞、痹阻脉络或脉络失养；或外邪客于大肠、大肠传导失司等。总的来说不离阴阳失调、燥湿不济、升降失司、枢机不利、纳运失常、气血不和。

1. 阴阳失调（寒热失调）、润燥不济

阴阳失调是寒热病证的病机，“阳胜则热，阴胜则寒”，阴阳的盛衰必然引起机体寒热的变化，寒热失调是脾胃病的重要病机。脾为阴土，体阴而用阳；胃为阳土，体阳而用阴。太阴湿土，得阳始运，阳明燥土，得阴自安。脾喜燥恶湿，胃喜润恶燥，脾胃阴阳失衡，则润燥不济。湿为阴邪，易伤阳气，燥为阳邪，易伤阴液，脾气或脾阳虚则运化水饮功能障碍，痰饮水湿内生。若胃为燥热所害，则津液受损，无法发挥受纳、腐熟及通降功能。

2. 升降失司，枢机不利，纳运失常

叶天士在诊治脾胃病中提出，“脾胃之病，虚实寒热，宜燥宜润，固当详别，其于升降二字，尤为紧要”。纳食主胃，运化主脾，脾升则健，胃降则和。脾气升则水谷精微得以输布，胃气降则食糜糟粕得以下传，脾胃升降协调，共同完成饮食物消化吸收。若胃气不降则会出现纳呆脘闷、胃脘胀满或疼痛、大便秘结等症，脾气不升则会出现头目眩晕、精神疲倦、腹胀满闷、便溏、泄泻等症。另一方面，脾胃居中转枢，在全身气机升降中起着重要的作用。脾气升则肝肾之气皆升，胃气降则心肺之气皆降。脾主升清，胃主降浊，胃气不降则心火上炎、肺失肃降，脾不升清则肝肾功能不能充分发挥。

3. 邪正交争，虚实转变

“实则阳明，虚则太阴”，阳明胃以实证为多，太阴脾以虚证为多。脾胃病病机主要是消化功能受损，外感六淫、内伤饮食、七情失宜、劳倦久病等使脾胃由实转虚。如胃火炽盛则易耗伤津液，日久形成胃阴虚。另外，亦可因虚致实，如脾气虚无以统摄血液而致出血、瘀血，转化成瘀血内阻的实证。

在临床实际中，脾胃病往往虚实错杂，如脾虚湿盛证，由于脾气不足、运化无权而致湿邪内生，阻滞中焦。临床上既有脾气虚弱的神疲乏力、纳呆、食后腹胀等表现，又有湿邪所致的口黏、脘痞、苔腻等表现。

二、脾胃与其他脏腑共同致病

人体是一个有机的整体，各脏腑间相互联系。脾胃作为后天之本，对其他脏腑及人体气血、阴阳的平衡起着重要的作用。一方面，脾胃虚会累及其他各脏腑发病，如各种原因所致的脾气虚衰可继而导致肝、肾、心、肺等脏腑异常。另一方面，肝、肾、心、肺可影响脾胃而酿成疾病，尤其是肝，易影响脾胃。

明·张景岳在《景岳全书·论治脾胃》中说：“脾为土脏，灌溉四傍，是以五脏中皆有脾气，而脾胃中亦皆有五脏之气。此其互为相使，有可分而不可分者在焉。故善治脾胃者能调五脏，即所以治脾胃也；能治脾胃而使食进胃强，即所以安五脏也。”机体正常情况下，阴平阳秘、升降协调则脾运胃纳，脾升胃降，化生气血，滋养元精。一旦各种致病因素影响阴阳升降失衡，则会致纳运失常、升降反作、枢机不利、润燥不济、生化统摄失职。

第二章　脾胃病证候

脾居中焦，生理功能是主运化，主统血，主肌肉及四肢，其华在唇，开窍于口，与胃相表里。脾主运化，胃主受纳；脾气主升，胃气主降，共同完成对饮食物的消化、吸收和转输，故脾胃为后天之本，气血生化之源。脾为阴土、喜燥恶湿，胃为阳土、喜润恶燥，脾与胃一升一降、一阴一阳，一喜燥、一喜润，相互为用。

脾与胃的病理特点是主运化的功能失常，致水谷的受纳与运化障碍，生化无源，水湿停蓄，而表现出气血不足、生痰聚湿诸症。正常情况下，脾气健运则生化有源，气血充盈，故肌肉结实、四肢强劲有力、口唇红润。脾失健运则肌肉痿软、四肢倦怠乏力、口唇淡白。脾喜燥恶湿，易生痰聚湿，故谓脾为生痰之源。因此，脾不健运还可形成痰饮、水肿等症。胃喜润恶燥，病邪易耗伤胃津而成胃阴不足等证。脾又主统血，统血功能失常则血不循经脉而溢出脉外，表现为多种出血病证，如衄血、便血、崩漏等。脾胃能升清降浊，若气机升降失常则可致脾气不升，中气下陷；胃气不降，则胃气上逆。脾胃病证的主要共同症状表现是纳呆、腹胀。其可因饮食失节积滞而成，也可因脾失健运而致。

脾胃病证候类型以虚证为主，包括胃阴虚、脾阴虚、脾不统血、心脾两虚、脾胃气虚、脾阳虚、脾肾阳虚。胃寒气滞也属虚证。因食滞或热邪、湿邪所致的脾胃湿热、胃热炽盛、食滞胃脘、寒湿困脾等属实证。

第一节　虚证

（一）脾阴虚证

临床表现：消瘦乏力，纳呆不思食，食之腹胀，唇干口燥，五心烦热，尿黄便结，舌红少苔，脉细数或涩。

本证有阴虚内热表现，如唇干口燥、五心烦热、尿黄便结、舌红、脉细数，还有阴虚日久的消瘦，脾失健运的纳呆、腹胀。若脾阴虚主要表现为肠燥便秘、脉涩者，称为脾约证。脾阴虚可独立存在，也可与其他脏腑阴虚并见，如因脾阴虚致津液不上承，可兼见心悸、心烦、难寐的心脾阴虚；或兼见咳痰，或痰中带血，或咳而声嘶的肺脾阴亏。脾虚日久，下及肝肾，可兼见头晕耳鸣、腰酸膝软的脾肾阴虚；或兼见两眼干涩、视物模糊的肝脾阴虚。如兼见干呕呃逆、渴而能饮，为脾胃阴虚。

（二）胃阴虚证

临床表现：口干舌燥，渴而能饮，不纳食或消谷善饥，脘部灼痛，嘈杂痞胀，干呕呃逆，或见消渴，噎膈，舌干红少苔，或舌绛而光亮，脉细数。

本证多由热灼阴液，致胃阴亏；或五脏阴虚，导致胃阴不足；或肝阳过亢，化火劫夺胃津；或六气有余；或五志过极，化火伤胃；或恣食炙煿辛辣、香燥之品，消灼胃液；或过用辛温误治；或未及时清胃热而失治，导致胃阴虚。由于阴虚内热，故口干舌燥、渴而能饮、舌红少苔、脉细数。胃处膈下，胃阴虚，故见脘部灼痛、嘈杂痞胀。胃宜降，胃阴虚失降而上逆，故干呕、呃逆；胃阴虚甚者，可见消渴、噎膈。胃阴虚则不纳食。阴虚胃热则消谷善饥。胃阴亡，故舌绛而光亮。若兼见干咳声嘶，为肺胃阴虚。

胃阴虚与脾阴虚都有阴虚内热的表现，所不同的是，胃主纳，脾主运；胃阴虚不纳食，或胃热而消谷善饥，脾阴虚不思食。胃处膈下、喜降，胃阴虚则脘部灼痛、嘈杂痞胀、干呕呃逆。脾主运，为胃行津液，脾虚失运或腹胀，或肠燥便结。

（三）脾不统血证

临床表现：面白无华或萎黄，唇及指甲淡白，少气倦怠，纳呆，腹胀，崩漏，尿血，便血，紫癜，舌质淡白，脉细弱。

本证每由劳倦伤脾，或久病损伤脾气，或其他原因致脾气虚弱，不能统摄血液，血不循经外溢则崩漏、尿血、便血、紫癜。出血多为血虚，可见面白无华或萎黄、唇及指甲淡白。血为气之母，血失气亦耗，故少气、倦怠。脾气虚运化无权，故纳呆、腹胀。血虚则舌淡白，气血虚则脉细弱。

（四）脾胃气虚证

临床表现：少气懒言，倦怠乏力，常自汗出，纳呆食少，食后腹胀，大便溏，舌质淡苔白，脉弱。

本证可由饮食失调，或劳倦损伤，或吐泻伤脾，或失血致气弱，或肝病犯脾等致脾胃气虚。脾胃为后天之本，主四肢，食少则生化之源匮乏，故见少气懒言、倦怠乏力。脾胃气虚，气不敛津，故常自汗出。胃主纳，脾主运，脾胃气虚，纳运失常，故纳呆食少、食后腹胀。脾气不健运，则便溏。气血虚则舌淡白，气少则脉弱。脾气虚若进一步发展，可为脾气下陷。除有脾胃气虚表现外，下陷则升举不能，可见久泄脱肛，胃、肾、女子胞等内脏下垂。

（五）中气下陷证

临床表现：中气下陷证是指脾气亏虚、升举无力而反下陷所表现的证候，多由脾气虚进一步发展，或久泄久痢，或劳累过度所致。症见脘腹重坠作胀、食后尤甚，或便意频数，肛门坠重；或下痢不止，甚或脱肛；或子宫下垂；或小便浑浊如米泔。伴见气少乏力，肢体倦怠，声低懒言，头晕目眩，舌淡，苔白，脉弱。

本证以脾气虚证和内脏下垂为辨证要点。脾气上升，能升发清阳和升举内脏，气虚升举无力，内脏无托，故脘腹重坠作胀，食入气陷更甚，脘腹更觉不舒。由于中气下陷，故时有便意，肛门坠重，或下痢不止，肛门外脱。脾气升举无力，可见子宫下垂。脾主散精，脾虚气陷致精微不能正常输布而反下流膀胱，故小便浑浊如米泔。中气不足，全身功能活动减退，故少气乏力、肢体倦怠、声低懒言。清阳不升则头晕目眩。舌淡、苔白、脉弱皆为脾气虚弱的表现。

（六）脾阳虚证

临床表现：面色㿠白，形寒肢冷，口淡不渴，纳呆食少，食后腹胀，尿清便溏，或见浮肿，尿少，或白带清稀，舌淡，苔白滑，脉细迟弱。

本证多由过食生冷，误用寒凉药损伤脾阳；或先有肾阳不足，继而导致脾阳虚；或脾胃气虚进一步发展为脾阳虚。脾阳需肾阳温养，脾阳虚多为命火不足发展而来，故见面色㿠白、形寒肢冷、口淡不渴、苔白滑、脉沉迟弱。脾阳虚脾气不健运，故纳呆食少、食后腹胀。脾阳虚运化水湿失常，故见浮肿尿少、白带清稀。

（七）脾胃湿热证

临床表现：身目发黄，口苦呕恶，纳呆不思食，脘腹胀闷，肢体困倦，或见发热、尿黄、便溏，舌质红，苔黄腻，脉数或濡数。

本证因湿热内蕴脾胃，使中焦气机升降失常，在上则呕，在下则便溏，在中则脘腹胀闷纳呆。热则口苦、舌红苔黄、脉数。湿则困倦、苔腻、脉濡。湿热郁中，阻碍肝火，肝失疏泄，胆汁外溢则身目黄亮。

脾胃湿热和肝胆湿热同为湿热，故都有黄疸、身热、口苦、呕恶、苔黄腻、脉濡数表现。两证的区别是肝胆湿热多胁痛，脾胃湿热多腹胀、便溏。肝脉络阴部，肝胆湿热每见急性睾丸炎、女阴炎、白带等病；脾主四肢、肌肉，脾胃湿热每见疮疡、湿疹、风疹等。

（八）寒湿困脾证

临床表现：头身困重，口淡而腻，恶心满闷，纳呆腹胀，脘腹隐痛，喜暖肢重；或皮肤黄如烟熏，小便不利，大便溏，舌淡胖，苔白或腻，脉迟缓或濡。

本证每因冒雨涉水，寒湿内侵，或过食生冷，或误用寒凉，或脾阳不振，内湿素盛。湿在上则头重、口淡而腻；湿在中则恶心满闷、纳呆、腹胀隐痛；湿在下则小便不利、大便溏；湿在肌肤则肢困身重；苔腻、脉濡或缓为湿，喜暖、脉迟、舌淡胖、苔白为寒；寒湿郁脾，肝失疏泄，胆汁外溢，则皮肤黄如烟熏。

寒湿困脾和脾胃湿热都有湿，同为脾病，此为相同点，故皆有肢重身困、呕恶、纳呆、身黄、便溏、苔腻、脉濡等症。脾胃湿热有热，故口苦、身热、舌红、苔黄、脉数；寒湿困脾为寒，故腹痛喜暖、舌淡胖、苔白、脉迟。脾胃湿热多为实证。寒湿困脾可以是实，也可以是虚实夹杂；如兼有肾阳虚、寒湿发黄时，可用《医学心悟》

的茵陈术附汤，治疗虚实夹杂之证。

（九）寒滞胃脘证

临床表现：胃脘冷痛，甚或剧痛，得温痛减，遇寒加重，恶心呕吐，吐后痛缓，或呃逆嗳气，口淡不渴或口泛清水，形寒肢冷，舌淡胖，苔白滑，脉沉紧或弦。

本证多由寒邪犯胃，或过食生冷寒凉，或脘腹受凉，或脾肾阳素虚，或误用寒凉药物，致寒滞胃脘。寒犯胃，气机凝滞，胃失和降，故胃脘冷痛、甚则剧痛、得温痛减、遇寒加重。胃气上逆，则恶心呕吐、呃逆嗳气、吐后寒邪减轻，因气机暂通，故吐后痛缓。寒凝津停，故口淡不渴或口泛清水。寒邪伤阳，肢体失去温养，则形寒肢冷。舌淡、苔白滑、脉沉紧或弦均为阴寒内盛之象。

（十）胃阳虚

临床表现：胃脘冷痛绵绵，喜温喜按，泛吐清水，食少脘痞，口淡不渴，畏寒肢冷，舌淡，苔白滑，脉沉迟无力。

胃阳亏虚，虚寒内生，寒凝气机，胃气不畅，故胃脘冷痛绵绵、食少脘痞。中焦虚寒则喜温喜按。胃阳虚，胃受纳腐熟功能减退，水谷不化，随胃气上逆，则泛吐清水。阳气虚弱，机体失于温养，故畏寒肢冷。津液未伤，则口淡不渴。舌淡、苔白滑、脉沉迟无力均为虚寒之象。

（十）胃热炽盛证

临床表现：胃脘灼痛，拒按，口渴喜冷饮，反酸或消谷善饥，牙龈肿痛，唇烂口臭，尿黄，便结，舌红，苔黄，脉弦数。

每有热邪犯胃，或过食辛辣，或五志化火，或素体阴虚等，皆可致胃热炽盛。胃热故胃脘灼痛，口渴喜冷饮；热郁于胃，胃失和降故反酸，或消谷善饥。龈为胃之络，足阳明胃经入上龈中，还出夹口环唇，故胃热致牙龈肿痛、唇烂口臭。尿黄、便结、舌红、苔黄、脉数均为热象。脉弦主痛。

（十一）食滞胃脘证

临床表现：厌食拒食，吐酸嗳腐，脘腹胀痛，腹泻完谷，黄白厚腻苔，脉滑。

饮食不洁，或嗜食生冷甘肥，或暴饮暴食，或脾胃气虚，纳运无权，致食滞胃脘，厌食拒食。胃气上逆则吐酸嗳腐；胃不能消磨水谷，则脘腹胀痛；胃不降则脾气不升，故完谷不化而泻。黄白厚腻苔为食积，脉滑为食滞。

（十二）大肠寒湿证

临床表现：肠鸣辘辘，脐腹冷痛，泄泻清稀，苔白滑，脉缓。

本证每因贪凉饮冷，或饮食不洁，或脾阳素虚，或脐腹受凉，使大肠寒湿。胃肠升降失司，清浊不分，气机不畅，故肠鸣辘辘、脐腹冷痛；寒湿内停，则泄泻清稀、苔白滑、脉缓。如兼风寒外束，可见寒热、头痛、脉浮等症。

（十三）大肠湿热证

临床表现：腹痛，下痢脓血，里急后重，或腹痛即泄，暴注下迫，肛门灼热，气秽，或身热，舌红，苔黄腻，脉滑数。

暑湿犯胃肠，或饮食不洁，嗜食肥甘及生冷瓜果，湿郁化热，湿热蕴结大肠则腹痛；湿热伤气血，则下痢脓血；湿热内迫而气滞，大肠传导失司，故里急后重；湿热秽浊下泄，则暴注下迫，肛门灼热，气秽。舌红、苔黄、脉数为热；苔腻、脉滑为痰湿。

（十四）肠燥津亏证

临床表现：大便秘结干燥，难以排出，甚或数日一行，口干咽燥，或伴见口臭、头晕等症，舌红少津，脉细涩。

本证以大便干燥难于排出为辨证要点。大肠液亏，肠道失其濡润，致传导不利，故大便秘结干燥、难以排出、甚或数日一行。阴伤于内，口咽失润，故口干咽燥。大便日久不解，浊气不得下泄而上逆，则口臭、头晕。阴伤则阳亢，故舌红少津。津亏脉道失充，故脉来细涩。

（十五）肠虚滑泄证

临床表现：利下无度，甚则大便失禁或脱肛，腹痛隐隐，喜按喜温，舌淡，苔白滑，脉弱。

本证以大便失禁为辨证要点。下利伤阳，久泻久痢，阳气虚衰，大肠失其固摄之用，因而下利无度，甚则大便失禁或脱肛。大肠阳气虚衰，阳虚则阴盛，寒从内生，寒凝气滞，故腹痛隐隐、喜按喜温。舌淡、苔白滑、脉弱均为阳虚阴盛之象。

第二节　脏腑兼证

当疾病发展到一定阶段，可同时出现两个或两个以上的脏腑证候，称为脏腑兼证。然而，脏腑兼证并非多个脏腑证候的简单相加，而是发生兼证的脏腑之间存在着较密切的生理病理联系，如脏腑之间的表里、生克、乘侮及因果、主次、并列关系等。临床常见的脏腑兼证还有心脾两虚证、脾肾阳虚证、肝脾不和证、肺脾气虚证、肝气犯胃证、肝胃郁热证等。

（一）心脾两虚证

临床表现：面白无华或萎黄，唇及指甲淡白，眩晕心悸，心烦，难寐，少气懒言，倦怠乏力，纳呆食少，腹胀，脉弱。

脾为气血生化之源，脾失健运则纳呆食少而腹胀；脾虚日久，气血化生减弱，一方面血虚心失所养则眩晕心悸、心烦难寐，若血虚不能荣养躯体，则见面白无华或萎黄、唇及指甲淡白。另一方面血为气之母，血虚则生气载气功能减弱，故见少气懒言、倦怠乏力。舌质淡嫩、脉细弱均为气血不足之征。

（二）脾肾阳虚证

临床表现：面色㿠白，形寒肢冷，口淡不渴，纳呆食少，食后腹胀，头晕耳鸣，腰膝冷痛，五更泄泻，舌淡苔白润，脉沉细迟弱。

肾为先天之本，脾为后天之本，二者相互资生。若脾阳不足运化无力，则见口淡不渴、纳呆食少和食后腹胀；肾为腰府，又开窍于耳，脾阳久虚，日久及肾，则见形寒肢冷、头晕耳鸣和腰膝冷痛；脾肾阳虚，水谷不得腐熟运化，故五更泄泻。舌淡、苔白润、脉沉细迟弱为脾肾属阳虚寒邪内生之象。

（三）肝脾不和证

临床表现：胸胁胀满窜痛，喜太息，情志抑郁或急躁易怒，纳呆腹胀，便溏不爽，肠鸣矢气，或腹痛欲泻，泻后痛减。舌苔白或腻，脉弦。

本证以胸胁胀满窜痛、易怒、纳呆、腹胀、便溏为辨证要点。肝主疏泄，有助于脾的运化功能；脾主健运，气机通畅，有助于肝气的疏泄，故发生病变时两者可相互影响，形成肝脾不和证。肝失疏泄，经气郁滞，故胸胁胀满窜痛；太息则气郁得达，胀闷得舒，故喜太息；气机郁结不畅，则精神抑郁；条达失职，则急躁易怒；脾运失健，气机郁滞，故纳呆腹胀；气滞湿阻，则便溏不爽、肠鸣矢气；腹中气滞则腹痛，排便后气滞得畅，故泻后疼痛得以缓解。本证寒热现象不显，故仍见白苔。若湿邪内盛，可见腻苔。弦脉为肝失柔和之证。

（四）肺脾气虚证

临床表现：少气懒言，倦怠乏力，常自汗出，纳呆食少，食后腹胀，声低气促，咳喘无力，痰多清稀，大便溏，舌质淡，苔白，脉弱。

脾为生气之源，肺为主气之枢。脾化生的水谷精微有赖于肺气宣肃输布全身，而肺气又依赖脾运化之水谷精微充实。病理状态下，肺气虚损，以致肺失宣降，气不布津，水聚生湿，则声低气促、咳喘无力、痰多清稀；子病及母，湿邪困脾，则见纳呆食少、食后腹胀、大便溏等症；脾肺同病，清气不升，固卫失司，则见少气懒言、倦怠乏力、常自汗出。舌淡、苔白、脉细弱均为气虚之象。

（五）肝气犯胃证

临床表现：脘胁胀闷疼痛，嗳气呃逆，嘈杂吞酸，烦躁易怒，舌红，苔薄黄，脉弦或带数象。

肝郁化火，横逆犯胃，肝胃气滞，则脘胁胀闷疼痛；胃失和降，气机上逆，故嗳气呃逆；肝胃气火内郁，则嘈杂吞酸；肝失条达，故急躁易怒。舌红、苔薄黄、脉弦带数均为气郁化火之象。

肝主升发，胃主下降，两者密切配合，以协调气机升降平衡。肝气或胃气失调，常可演变为肝胃不和证。

（六）肝胃郁热证

临床表现：反酸嗳气，嘈杂，胸骨后灼痛，两胁胀闷，心烦易怒，口干口苦，大便秘结，舌质红，苔黄腻，脉弦带数。

肝主疏泄，可调节气机，助脾胃运化。肝胃气滞，则脘胁胀闷疼痛；肝胃气逆，故反酸嗳气；肝郁化火，可见嘈杂，胸骨后灼热，口干口苦，大便秘结；肝失疏泄，热郁扰心，故心烦易怒。舌红、苔黄、脉弦带数均为气郁化火之象。

（七）脾胃不和证

临床表现：脘腹痞胀，或胃脘嘈杂，食少纳呆，或食后腹胀，嗳气肠鸣，大便不调，脉弦等。

凡能引起脾胃功能失调的原因，如饮食不节（洁）、思虑太过、劳累过度、误吐误下等均可导致脾胃不和证。脾胃纳化不和，则食少纳呆，或食后腹胀；脾胃升降失序，则脘腹痞胀，嗳气肠鸣；润燥不济则胃脘嘈杂、大便不调。

（八）肝胃虚寒证

临床表现：腹中拘急疼痛，得温按则痛减，神疲乏力，虚怯少气，面色或爪甲无华，舌淡，苔白，脉细弦而缓。

素体脾阳不足，或过服寒凉，损伤脾阳，虚寒内生，寒性收引，得阳则舒，故腹痛遇寒加剧，得温痛减；中阳受伤，脾胃气血生化不足，血虚不能养肝，故神疲乏力、虚怯少气、面色或爪甲无华。舌淡、苔白、脉细弦而缓为寒邪内生之象。

第三章　脾胃病治则治法

第一节　治则

脾胃病的治疗需紧扣致病因素和病机特点，以辨证论治为主要方法，运用好寒者热之、热者寒之、虚则补之、实则泻之、通因通用、塞因塞用、扶正祛邪、调气和血方法。在此基础上，还需结合脾胃的生理病理特点及与各脏腑间的关系来拟定治法。如《临证指南医案》华岫云按语云："今观叶氏之书，始知脾胃当分析而论，盖胃属戊土，脾属己土，戊阳己阴，阴阳之性有别也。脏宜藏，腑宜通，脏腑之体用各殊也。若脾阳不足，胃有寒湿，一脏一腑，皆宜于温燥升运者，自当恪遵东垣之法；若脾阳不亏，胃有燥火，则当遵叶氏养胃阴之法。"纳食主胃，运化主脾，脾宜升则健，胃宜降则和，此对脾胃病的治则立论具有指导意义。

一、调和阴阳

阴阳失去平衡是疾病的基本病机，纠正疾病过程中机体阴阳的偏盛偏衰，损其有余，补其不足，恢复阴阳平衡是治疗疾病的基本原则。这一原则同样适用于脾胃病的治疗。从脏腑理论上讲，脾为脏属阴，胃为腑属阳；从五行理论上讲，脾胃属土，脾为阴土，胃为阳土；从经络理论上看，脾属太阴，胃属阳明，两者一阴一阳。脾喜燥恶湿，胃喜润恶燥，阴湿之邪易损脾阳，燥热火盛易伤胃阴。因此，临床上温阳健脾、滋阴益胃以补其不足，燥湿运脾、清热降火等泻其有余等方法均属于调和脾胃阴阳的范畴。

（一）损其有余

该法适用于阴或阳中任何一方偏盛有余的实证。脾胃病中常可见到阴寒偏盛导致的胃脘疼痛及胃肠热盛所致的便秘腹痛等，治疗上需分别运用温胃散寒之法以除偏盛之阴寒，泄热导滞以消阳热。

（二）补其不足

该法适用于阴或阳中任何一方虚损不足的病证，通过补益阴或阳的不足以达到调整阴阳的目的。脾阳不足所致的泄泻便溏、胃阴亏虚引起的呃逆纳呆等是脾胃病中阴阳偏衰较常见的表现，通过温补脾阳以助脾运、滋养胃阴以安胃醒脾是治疗此类病证的法则。由于阴阳是互根互济的，因此在治疗阴阳虚损的病证时，需注意“阴中求阳，阳中求阴”。正如张介宾所言的“善补阳者，必于阴中求阳，则阳得阴助而生化无穷；善补阴者，必于阳中求阴，则阴得阳升而泉源不竭”。意思就是在补阳时适当佐以滋阴药，滋阴时适当佐以补阳药。

二、扶正祛邪

扶正即扶助正气，增强体质，提高机体的抗邪及康复能力，益气、养血、滋阴、温阳等均是扶正治则下确立的具体治疗方法。

祛邪即祛除邪气，消解病邪的侵袭和损害，抑制亢进有余的病理反应，散寒、清热、祛湿、攻下、消导等均是祛邪治则下确立的具体治疗方法。

扶正和祛邪是相辅相成的两个方面，扶正是为了祛邪，通过增强正气的方法，驱邪外出，即所谓“正盛邪自去”。祛邪是为了扶正，消除致病因素的损伤而达到保护正气、恢复健康的目的，即所谓“邪去正自安”。临床运用扶正祛邪治则时，需要仔细分辨正邪力量的对比情况，分清主次，决定扶正或祛邪，或决定扶正祛邪的先后。通常情况下，扶正多用于虚证，祛邪多用于实证，若证属虚实夹杂时则需要扶正与祛邪并用，并在分清虚实缓急的情况下决定主次与先后，做到“扶正不留邪，祛邪不伤正”。

三、平衡升降

气机的升降出入是机体生理活动的基本形式，是维持生命活动的必要环节。脾胃位于中焦，是人体气机升降出入运动的枢纽。脾主运化、升清，病则水谷精微不能化生，清阳不升；胃主降浊，推陈致新，病则腑气不通，浊气不降，糟粕不行。脾胃气机升降协调是保证人体消化、吸收及排泄功能的基础，也是气机和顺、脏腑功能和谐的关键。正如吴达在《医学求是》中所言：“中气旺，则脾升而胃降，四象得以轮旋；中气败，则脾郁而胃逆，四象失其运行矣。”因此，“脾宜升则健，胃宜降则和”是脾胃病治疗的重要原则。正如《未刻本叶氏医案》所说：“脾阳不主默运，胃腑不能宣达，疏脾降胃，令其升降为要。”“升降之机得宜，湿滞自宣，中脘自爽。”

然而，临床运用脾升胃降治则的时候还需要权衡脾胃气机升降的孰轻孰重而抉择“升”“降”之主从。若脾虚气陷致脱肛、久泻、便血、胃缓等，治当补气升阳为主，使清阳升而浊阴自降。若脾胃内伤，浊阴不降而致呕吐、嗳气、呃逆或津液不布而致大便秘结、脘腹胀满等，治当通降为主，稍佐升阳以升助其降。若脾胃气机阻滞，脾当升不升、胃当降不降，清浊相干而致胃痛、痞满等，当“以通祛疾”为法，使浊阴通降而脾清自升。因此，治脾之法，以升为主；调胃之法，以降为要；清浊相干者，当升清降浊，以通祛疾。

由于阳升阴降是对立统一的，清阳的升发有助于浊阴的下降，浊阴的下降亦有助于清阳的升发，但也要根据脾胃在生理病理上的不同而有所侧重，虚证多侧重升阳健脾，实证多侧重通降和胃。

四、润燥相宜

脾为阴脏，喜燥恶湿；胃为阳腑，喜润恶燥。脾与胃相表里，相互为用，燥湿相济，阴阳相合，升降得宜，相辅相成。正如《医经余论》所言："脾之湿，每赖胃阳以运之；胃之燥，又借脾阴以和之，是二者有相需之用。"因此，脾病多湿而治重温燥，胃病多燥而治重柔润。也就是说，治脾应以燥药升之，治胃应以润药降之。同时需要注意润胃与燥脾两者的相互影响，既要防润过伤脾，也要防燥过伤胃，治疗时注意润、燥既不能太过，但也不必拘泥，视具体证情，酌予兼顾，润燥相宜。诚如《医门法律》所云："脾胃者土也，土虽喜燥，然太燥则草木枯槁；水虽喜润，然太润则草木湿烂。是以补脾滋润之剂，务在燥湿相宜，随证加减焉耳。"

五、调理气血

气血津液是脏腑经络功能活动的物质基础，对脾胃维持各自生理功能具有关键作用。气血津液失调能够影响脾胃功能而导致病理状态，如脾胃气虚可致痞满、胃缓等，脾胃气滞可致胃痛、纳呆等，胃络瘀血可致腹痛、吐血等。因此，运用益气健脾、理气和胃、活血化瘀、清热凉血等方法治疗脾胃病证均是调理气血治则的体现。

六、标本缓急

标本关系是现象与本质的关系，在疾病辨治中是病变过程矛盾的主次先后关系。标是疾病表现于临床的现象和所出现的证候，本是疾病发生的病机或指相对先病的脏腑及其病理表现，掌握疾病的标本就能分清主次，抓住治疗的关键，有利于从复杂的疾病矛盾中找出和处理主要矛盾或矛盾的主要方面。在复杂多变的疾病过程中，常有标本主次的不同，因而治疗上就有先后缓急之分。临床可按照"急则治其标，缓则治其本"和"间者并行，甚者独行"的原则进行治疗。如气不摄血所致的吐血，以气虚为本，吐血为标，但当出血量大、情况紧急时，则应先收敛止血为要，待血止后再行益气健脾治本。

第二节　治法

治法是在治则指导下制定的针对疾病和证候的治疗大法和具体治疗方法。其中，治疗大法是针对一类相同病机的病证而确立的，中医经典治法包括“汗、吐、下、和、温、清、消、补”八法，其适应范围相对较广，是治法中的较高层次；治疗方法则是在治疗大法限定范围内，针对各具体病证所确立的具体治疗方法，如益气健脾、健脾燥湿、疏肝和胃等。由于治则统摄具体治法，而多种治法都从属于一定的治则，因此，治疗上就可以执简驭繁，既有高度的原则性，又有具体的可操作性和灵活性。脾胃病的治法即是在总体治则指导下确立的治疗大法，并在此基础上依据具体病情而制定的治疗方法，其中治疗大法在经典“八法”的基础上又可概括为和解法、温里法、祛湿法、清热法、泻下法、消导法、理气法、活血法、补益法及其他治法，每类治疗大法之下又可依据脾胃病的病理及证候特点衍生各种具体的治疗方法。

一、和解法

和解法即经典“八法”中的“和法”，有广义和狭义之分。广义的和法是指所有能够使机体阴阳调和、疾病向愈的治则和治法，如张介宾所说的“和之为义广矣，亦犹土兼四气，其于补泻温凉之用，无所不及，务在调平元气，不失中和之为贵也”。狭义的和法专指治法而言，是通过和解、调和之法达到治疗目的，治疗的重点在于肝脾、少阳、气机等，其主要的治疗目的是调和阴阳、调和气血及调和脏腑。在脾胃病的治疗中，和法包括和解少阳、调和肝脾、调和肝胃和调和寒热等。

（一）和解少阳法

和解少阳法适用于伤寒邪在少阳的病证，症见往来寒热、胸胁苦满、默默不欲饮食、心烦喜呕、口苦、咽干、目眩、脉弦等。代表方剂为小柴胡汤、大柴胡汤、蒿芩清胆汤等，针对的脾胃病如纳呆、恶心、痞满、口苦等。此外，“但见一证便是，不必悉俱”。因此，和解少阳的临床范围很广，不论新病、久病都可加减应用。临床上除治疗少阳证外，亦多可用于治疗胆、胰疾病，如急慢性胆囊炎、胆石症、急慢性胰腺炎等。

（二）调和肝脾法

调和肝脾法适用于因肝气郁结，乘克脾土，或因脾虚，土虚木乘而致的以脘腹胸胁胀痛、神疲食少、腹痛泄泻、手足不温等为主要表现的肝脾不和证。肝与脾在生理上密切联系。肝主疏泄，属木，性喜条达而恶抑郁。脾主运化升清，属土，斡居中焦，与胃共同调节气机升降，其功能正常离不开肝的疏泄。病理情况下，肝气郁结，横犯脾土；或脾虚不充，土虚木乘均能导致脾不能升其清阳之气，不能转输精微物质至脏腑，从而出现气血虚损，即肝郁脾虚证。本治法的代表方剂有痛泻要方，以疏肝健脾；逍遥散和四逆散，疏肝解郁，健脾助运，针对的是脾胃系统病证，如腹痛、泄泻、痞满、吐酸等。

（三）调和肝胃法

调和肝胃法适用于肝气郁结、疏泄失司、横逆犯胃所致的以胃脘胀痛、呃逆嗳气等为主要表现的肝胃不和证。脾胃居于中焦，为气机升降枢纽。胃受纳水谷而通降浊阴，肝失疏泄，不仅能乘克脾土致清阳不升，亦可致犯逆胃气致胃气上逆而引起呕吐、呃逆、嗳气等。胃为阳明之腑，气滞日久又易化热生火而致吞酸嘈杂等。调和肝胃即运用疏肝气、降胃气之法，使中焦气机达到调和状态。本法代表方剂有柴胡疏肝散、越鞠丸、五磨饮子等，脾胃系统疾病常用于胃脘痛、呕吐、呃逆、胁痛，以及西医学的慢性胃炎、胃及十二指肠溃疡、胃神经官能症、慢性肝炎、肝硬化等。

（四）调和寒热法

调和寒热法适用于寒热互结于中焦、升降失常所致的以心下痞满、恶心呕吐、肠鸣下痢等为主要表现的寒热错杂证。生理上，脾胃居于中焦，脾属阴脏，其气主升；胃属阳腑，其气主降，两者为阴阳气机升降之枢纽。中气虚弱，升降乏力之时，外邪乘虚而内陷，以致寒热互结，遏于中焦而致心下痞满不适；胃气降浊不及反上逆而致恶心呕吐；脾升清无力反下注则见肠鸣下痢。调和寒热法即依照“辛以散之，苦以泄之”之法，苦辛合用、寒热兼施、一阴一阳、一升一降，达到开泄痞塞、解散寒热、调节升降、疏理脾胃气机的目的。本法代表方剂为半夏泻心汤、生姜泻心汤和甘草泻心汤，三方主治寒热各有侧重，运用时需根据临床表现进行选择，可参考王旭高所示：“半夏泻心汤治寒热交结之痞，故辛苦平等；生姜泻心汤治水与热结之痞，故重用生姜以散水气；甘草泻心汤治胃虚气结之痞，故加重甘草以补中气而痞自除。”

二、温里法

温里法属于八法中的温法，以《素问·至真要大论》“寒者热之”为立法依据，即选择散寒的方法治疗五脏寒证。脾胃病寒证或起于阴寒之邪内侵；或发于中阳不足，虚寒内生；或寒邪内侵，困阻损伤中阳而致虚实夹杂之寒证。因此，治疗上无外乎通阳散寒以驱外寒，温阳散寒以消阴翳。

（一）通阳散寒法

通阳散寒法适用于寒邪客于胃、肠、肝等脏腑，阻遏阳气，阻滞气机所致的以脘腹疼痛、呕吐、呃逆等为主要表现的寒邪客胃证；或以腹痛、便秘为主要表现的寒积便秘证；或以胸胁胀痛、腹痛及疝气等为主要表现的寒滞肝脉证。胃喜暖而恶寒，外感寒邪，或过食生冷，或过服寒凉攻伐药物，均可致寒邪直犯胃肠，阻滞经络。气滞不通，胃失和降则可引起脘腹疼痛、呕吐、呃逆等。大肠的传化、排泄糟粕功能有赖于中阳温煦及气机和降，若寒邪凝滞阻遏中阳，气机阻滞则可致肠道传化失司而积滞不通；寒邪直中肝经亦可导致肝经受寒，影响气机流通而致胸胁胀痛、筋脉挛急等。通阳散寒法是运用具有辛热、温通、行散性质的药物，治疗外寒入里客于胃、肠、肝，阳气阻遏的病证。本法的代表方剂有良附丸、丁香散、正气天香散、温脾汤、半硫丸、当归四逆散、天台乌药散等，常用于治疗脾胃系统疾病中的胃痛、腹痛、呃逆、呕吐、便秘、疝气等。

（二）温阳散寒法

温阳散寒法适用于阳气不足、失于温煦所致的以腹痛绵绵、喜温喜按、形寒肢冷、干呕吐涎、大便稀溏等为主要表现的脾胃虚寒或肝胃虚寒证。《医原》有言“脾有一分之阳，能消一分之水谷；脾有十分之阳，能消十分之水谷”。《血证论》也说，“脾统血，血之运行上下，全赖于脾。脾阳虚，则不能统血”。可见，脾主运化和统血功能的正常全赖于脾阳的温煦。而“胃阳不旺，浊阴易聚”。胃主通降的功能也有赖于胃中阳气的充旺。若中焦脾胃阳气耗损，或生成不足则会表现出阴寒内盛的病理状态，寒自内生，阳虚失温，则形寒肢冷；寒凝而滞，不通则痛，则腹痛绵绵、喜温喜按。脾胃升降功能的协调有赖于肝之疏泄，肝阳不足也能导致脾升胃降失司而出现干呕、吐涎等症。温阳散寒法是运用甘温辛热的药物治疗因阳气不足所致的阴寒内盛病理状态，代表方剂有理中汤、小建中汤、吴茱萸汤等，常用于治疗脾胃系统疾病中的腹痛、呕吐、泄泻、便秘等。

三、祛湿法

祛湿法属于经典“八法”中的“消法”，《素问·至真要大论》记载的“湿淫于内，治以苦热，佐以酸淡，以苦燥之，以淡泄之”为其立法依据。湿邪为患，有外湿和内湿之分，且二者常相兼为病。其中湿在外者，常可微汗疏解以散之；在内在下者，可芳香苦燥而化之，或甘淡渗利以除之；水湿壅盛、形气俱实者，则可攻下以逐之；湿从寒化者，宜温阳化湿；湿从热化者，宜清热祛湿；湿浊下注、淋浊带下者，则宜分清化浊以治之。就脾胃病而言，祛湿之法尤为常用。因脾主运化、升清，喜燥恶湿，湿邪外袭常可阻滞脾胃，影响脾胃气机升降而导致病理状态。另外，脾自身功能失调，运化失职，津液精微输布失常，常常导致水液内聚，化生湿浊，湿浊黏滞则可聚而成痰，进一步阻滞气机而产生病理状态。根据脾胃病的病理特点，祛湿法可分为燥湿和胃、清热祛湿和温化寒湿。

（一）燥湿和胃法

燥湿和胃法适用于湿浊阻滞所致的以脘腹胀满、不思饮食、口淡无味、恶心呕吐、嗳气吞酸、泄泻等为主要表现的湿滞脾胃证。脾为湿困，运化失司，则不思饮食；湿阻气机，升降失常，则脘腹胀满、恶心呕吐等；湿浊内盛，清阳被困，还可见倦怠思睡、肢体沉重等湿浊阻遏阳气之症。燥湿和胃法即是运用芳香苦燥药物燥湿的同时，辅以健脾行气和胃，以达到祛湿浊、和脾胃、调气机的目的。本法的代表方剂有平胃散、二陈汤、不换金正气散、藿香正气散等，常用于治疗脾胃系统疾病中的痞满、呕吐、泄泻、纳呆、嗳气等病证；以及西医的急性胃肠炎、慢性胃炎、胃食管反流病、功能性消化不良等疾病。

（二）清热祛湿法

清热祛湿法适用于湿热外感，或湿热内蕴所致的以胸胁胀闷、脘腹痞满、腹痛、口黏口腻、纳呆、烦躁引饮、嘈杂吞酸、黄疸呕恶、泄泻下痢等为主要表现的湿热内蕴证。外感湿热，或湿浊阻滞日久化热均可导致湿热内蕴，或阻滞气机，妨碍脾胃升降而致胸胁胀闷、脘腹痞满、口黏口腻、纳呆等；或影响肝气疏泄致胆汁排泄异常，胆汁外溢而致黄疸、呕恶等；或蕴积肠道，与肠中气血相搏结而致大肠传导失司，通降不利，肠腑脂膜受损而致泄泻下痢等。清热祛湿法即应用清热祛湿的药物以消除蕴结于脾胃、肝胆及肠腑的湿热之邪，使邪去气调的一种治法。本法的代表方剂有清中汤、黄连温胆汤、茵陈蒿汤、芍药汤、甘露消毒丹等，常用于治疗脾胃系统疾病中的腹痛、痞满、吐酸、黄疸、泄泻、痢疾以及西医的急慢性胃肠炎、消化性溃疡、黄疸型肝炎、溃疡性结肠炎等。

（三）温化寒湿法

温化寒湿法适用于寒湿内侵，或素体脾肾阳虚，湿浊从寒而化为寒湿，寒湿内停所致的以胸胁胀满、腰腹冷痛、脘闷食少、泄泻下痢、身黄晦暗等为主要表现的寒湿内阻病证。湿为阴邪，易阻碍阳气运行，久则损伤阳气。脾胃为湿中土，易受寒湿困阻。寒湿客于脾胃，损伤阳气，导致脾胃阳虚。阳气虚损，无力运化水液，又可导致水湿内生，出现恶性循环，引起腹胀、泄泻、畏寒肢冷、浮肿等。此外，素体脾胃虚寒，寒湿郁滞，肝失疏泄，胆汁被阻，外溢肌肤则可见面黄晦暗如烟熏之阴黄。寒湿蕴阻肠络，则可见下利赤白、腹痛拘急、里急后重之痢疾。温化寒湿法即是运用甘温、苦燥的药物温阳燥湿以散寒除湿的一种治法。如《景岳全书》所言“寒湿之病宜温、宜燥，非温不能燥也”。除此之外，针对湿浊水饮停聚的病证，也可采用甘温淡利之品以健脾温阳，通利水道，使邪有出路。本法的代表方剂有苓桂术甘汤、厚朴温中汤、实脾散、真武汤、五苓散等，常用于治疗脾胃系统疾病中的腹痛、痞满、黄疸、泄泻、痢疾等，及西医的急慢性胃肠炎、消化性溃疡、黄疸型肝炎等。

四、清热法

清热法属于经典“八法”中的“清法”，是清解邪热的一种治疗方法。其立法依据来自《素问·至真要大论》“治诸胜复……热者寒之，温者清之”，即运用寒凉性质的药物以治疗热性病证。脾胃病的热证或起于外感六淫变生所得；或由五志过极，气郁而化所乘；或由阴虚阳盛所致。因此，治疗上常以清解实热和清泄虚热为法。

（一）清解实热法

清解实热法适用于外感热邪入里；或风、寒、湿邪入里化热；或七情过激，气机失调，郁而化热；或痰湿瘀血，饮食积滞，积蓄化热而致的以胃痛、牙宣、衄血、吐酸、嘈杂、呃逆等为主要表现的实热病证。邪热为患，常见纯热无湿和湿热互结两型，涉及气血津液各个方面。前述清热祛湿法即为湿热互结型的治法，本条论述则为纯热无湿型的治法。纯热无湿之候，以热盛伤阴为特征，当从卫气营血辨证。病在气分，每多耗气伤阴，常见胃痛、牙宣、吐酸嘈杂等症，治以清泄气分邪热，代表方剂有白虎汤、左金丸、凉膈散、清胃散、竹叶石膏汤等。病在血分，每呈耗血动血，总以热盛、津伤、耗气、动血为其病理特征，常见衄血、吐血等症，治以清热凉血为要，代表方剂有犀角地黄汤、清营汤等。本法常用于脾胃系统疾病中的胃痛、吐酸、嘈杂、呃逆、吐血等。

（二）清泄虚热法

清泄虚热法适用于阴虚内热所致的以牙痛、齿衄、咽痛、消渴、消谷善饥、舌红口燥为主要表现的胃热阴虚证。胃阴不足，阳明气火有余，胃热循经上攻，可见牙痛、咽痛；热伤血络，则见牙龈出血；胃热有余，则消渴、消谷善饥；阴虚热盛则舌红口燥。清泄虚热法是运用甘寒性质的药物以滋阴清热，达到“壮水之主以制阳光”的目的。本法的代表方剂有玉女煎、青蒿鳖甲汤等，常用于治疗脾胃系统疾病中的纳呆、齿衄等。

五、泻下法

泻下法属经典“八法”中的“下法”，其立法依据来自《素问・阴阳应象大论》“其下者，引而竭之；中满者，泻之于内”。本法是选用通下药物，以排除肠胃积热、驱除寒积、荡涤湿热、攻逐水饮、导出瘀血的方法。对于脾胃病而言，主要针对的是胃肠积滞、传导失司所致的便秘。便秘的形成无外乎热入中焦，津亏液竭；寒凝积滞，传导失常；阴虚津亏，肠道失濡；中气不足，传导无力；胃浊不降，肠中燥结；肺气不降，腑气不通；肝失条达，气郁不疏。从下而治者，则可归纳为寒下、温下和润下三法。

（一）寒下法

寒下法适用于肠胃积热所致的以大便干结，或热结旁流、下利清水、腹胀腹痛、频转矢气、口干口臭、面红心烦为主要表现的里热积滞实证。寒下法是运用大黄、芒硝、番泻叶等具有泄热通便作用的药物，以达到泄热攻积、行气通便的目的。本法的代表方剂为《伤寒论》之承气汤系列方。其中，大承气汤主治痞、满、燥、实、坚俱现的阳明腑实证；小承气汤去芒硝，攻下之力稍轻，具有轻下热结、除满消痞功效，主治痞、满、实而燥不明显的阳明热结轻证；调胃承气汤是大承气汤去枳实、厚朴，加甘草以缓下热结，主治阳明燥热内结，有燥实而无痞满之证。

（二）温下法

温下法适用于寒实积滞所致的以大便艰涩秘结、腹痛拘急、胀满拒按、呃逆呕吐、手足不温等为主要表现的寒积里实证。寒为阴邪，其性收引，寒入于内，阳气失于温通，气血被阻，故而腹痛；寒邪阻于肠道，传导失司，则大便艰涩秘结。寒实积滞，非温不能散其寒，非下不能去其实，故本法多用温里药如附子、干姜、细辛等与攻下药如大黄、巴豆等联合，变寒下药为温下之用，以达到温散寒结、通下里实之功。若寒积兼有脾气不足，可适当配伍补气之品，如人参、白术、甘草等。本法的代表方剂有温脾汤、大黄附子汤等，常用于急性阑尾炎、急性肠梗阻、慢性痢疾等。

（三）润下法

润下法适用于热病伤阴，或阳盛之体、肠胃偏燥，或年老津亏、产后血虚、体弱久病等所致的以大便干结、小便短赤、舌苔黄燥为主要表现的肠燥便秘；或以大便秘结、面色无华、心悸气短、口唇色淡等为主要表现的血虚便秘；或以大便干结如羊屎状、头晕耳鸣、腰膝酸软、潮热盗汗等为主的阴虚便秘；或以大便排出困难、小便清长、面色淡白、四肢不温、腹中冷痛为主要表现的阳虚便秘。代表方剂有麻子仁丸、五仁丸、润肠丸、增液汤、济川煎等。其中，麻子仁丸、五仁丸多以富含油脂的果仁为主药，配伍理气行滞之品，以润燥滑肠，行气导滞，常用于津亏肠燥之便秘。润肠丸以滋阴养血、润燥滑肠药为主，配以下气导滞之品，以养血润燥通便，常用于血虚便秘。增液汤以滋阴生津之品为主，能增津液以助舟行，用于阴虚肠燥便秘。济川煎既可温肾益精，又能润肠通便，是治疗阳虚便秘的常用方。

六、消导法

消导法属经典“八法”中的“消法”，其立法依据来自《黄帝内经》“结者散之”“留者攻之”“客者除之”“坚者削之”。消导法是选用消散行气的药物消坚散结，消积导滞。其包含两层含义，其一是消导，即消化和导引之意；其二是消散，即行消和散结之意。脾胃病的临床实践中多以消导法为主，多用于食积停滞之证。食积之病多因饮食不节、暴饮暴食、饮食积聚难下而成，或脾虚饮食难消所致。因此，消导法常因虚实病证的不同而分为消食导滞法和健脾消食法两类。

（一）消食导滞法

消食导滞法适用于食积内停所致的以脘腹痞闷胀痛、嗳腐吞酸、恶食呕逆、腹痛溏泻等为主要表现的食滞胃脘病证。“饮食自倍，肠胃乃伤”，饮食过度，食积内停，气机不畅则脘腹痞满胀痛；脾胃升降失职，浊阴不降则嗳腐吞酸、恶食呕逆；清气不升，则大便溏泻。消食导滞法是使用山楂、莱菔子、陈皮、枳实、槟榔等消食行气药物，以达到消积化滞、行气和胃之目的。代表方剂为保和丸、枳实导滞丸，常用于急慢性胃肠炎、消化不良等。

（二）健脾消食法

健脾消食法适用于脾胃虚弱、食积内停所致的以脘腹痞满、不思饮食、面黄体瘦、倦怠乏力、大便溏薄、脉象虚弱、苔腻等为主要表现的脾虚食积证。素体脾胃虚弱，纳运无力，饮食积滞不化，则不思饮食、大便溏薄；气血生化不足，则倦怠乏力、脉象虚弱；食积阻滞气机，生湿化热，则见脘腹痞满、苔腻。健脾消食法即健脾与消食并举，祛湿与行气共用，以消补兼施的方法达到消食化积、健脾和胃的目的。代表方剂为健脾丸和枳实消痞丸。其中健脾丸消补兼施，以补为主，主治脾虚食滞之食少难消、脘腹痞满、大便溏薄等症。枳实消痞丸行气消痞，健脾和胃，消中有补，主治虚实相兼，寒热错杂，气壅湿聚之心下痞满、不欲饮食、倦怠乏力、大便不调等症。

七、理气法

理气法属于经典“八法”中的“消法”，其立法依据来自《素问·至真要大论》“结者散之，留者攻之，逸者行之”。理气法是选择行气药物，以散其结聚，攻其停滞，行其瘀滞，使阻滞的气机畅通。导致气机阻滞的原因不外乎三点，其一为感受外邪，上焦肺气失宣；其二为痰湿饮食积滞，脾胃气机升降失调；其三为七情郁结，肝气失于疏泄，气机条达不畅。气滞的形成与肺、脾、肝功能失调密切相关，而且外邪、痰湿、瘀血等均能阻滞气机而致气滞不通。这些外邪导致的气滞往往可通过祛邪行气达到治疗目的，故均在相应的治法中有所论述。脾胃病多见的因肝脾功能失调所致气滞之治法是本条论述的主要内容，可概括为疏肝行气法和健脾理气法。

（一）疏肝行气法

疏肝行气法适用于因情志不遂、肝气郁结，或湿邪阻滞、蕴结肝胆所致的以腹痛、胁痛、胸脘痞闷、善太息、烦躁易怒等为主要表现的肝郁气滞证。肝主疏泄，喜条达，恶抑郁。若情志不舒，或外邪内扰而致肝气郁结，失于条达，气机阻滞不通，不通则通，则见胸胁腹痛、抑郁叹息等症。疏肝行气法是运用行散解郁药物治疗，以达到肝气调和、气机调畅的目的。本法的代表方剂为柴胡疏肝散、金铃子散、越鞠丸等。需要注意的是，肝郁气滞，肝木失于条达极易逆犯脾胃，导致脾胃气机升降失调，而出现肝脾不和及肝胃不和的证候表现，因此，本法常常与调和肝脾法或调和肝胃法配合使用，用于治疗脾胃系统疾病中的胃痛、腹痛、痞满、呕吐、呃逆、泄泻等。

（二）健脾理气法

健脾理气法适用于素体脾虚、气虚不运所致的以胸脘痞闷、气短乏力、反酸嗳气、纳差、食后胀闷，或朝食暮吐，或暮食朝吐、吐出宿食不化、吐后即觉舒适、食少便溏、咳嗽痰多色白等为主要表现的脾虚气滞证。脾主运化升清，胃主受纳腐熟水谷。素体脾胃虚弱，中焦气虚不运，运化升清乏力，则气短乏力、胸脘痞闷、食少便溏；胃失和降，浊阴上逆，则反酸嗳气、纳差；气虚不运，阻滞中焦，则食后胀闷，或吐出宿食不化；气滞而致水湿内停，痰浊内生，则咳嗽痰多色白。健脾理气法即是健脾与理气并用，既甘温以健运脾气，又辛散以调理气机，以达到脾运有力、气机调畅的目的。本法代表方剂为香砂六君子汤，常用于治疗脾胃系统疾病中的嗳气、痞满、呕吐、噎嗝、纳呆等。

八、活血法

活血法属于经典八法中的“消法”，《素问·至真要大论》“结者散之，留者攻之”为其立法依据。活血法是运用活血、行津、理气的药物治疗，以通畅血脉、消散瘀滞，从而达到治疗血瘀证的目的。瘀血依据其成因可分为三类，其一为感受外邪，或致寒滞经脉，血凝脉中，或致血热津亏，血液浓稠而瘀。其二为忧思郁怒，情志不遂，肝郁气滞，血运不行而致壅塞与脉中；或阳气衰惫，血运无力，停滞脉中而瘀。其三为跌仆损伤，或术后经络血脉受损，血行不利而瘀。瘀血既是病理产物，又是多种病证的致病因素，且致病广泛，因此活血法的应用范围很广，遍及内、外、妇、儿、伤等各科。脾胃病所涉及的瘀血证多以行气活血法治疗。

情志不遂，肝气不疏，中焦脾胃气机不调，日久胃络不畅，瘀血内阻，则可导致以胃脘疼痛拒按、痛如针刺等为主要表现的瘀阻胃络之胃痛。肝气不畅，气机阻滞，瘀血内停，气滞与瘀血互结成块，可导致以腹中积块、腹胀腹痛、纳差乏力、面黯消瘦为主要表现的气滞血阻之积聚。肝气不疏，克犯脾胃，脾不健运，水湿内停，气滞水湿互结，壅塞中焦，隧道不通，可致以腹胀腹大、胁腹刺痛为主要表现的肝脾血瘀之鼓胀。行气活血法是使用具有活血化瘀、疏肝行气的药物治疗，以达到行散气血、通络祛瘀的目的。代表方剂有血府逐瘀汤、失笑散、膈下逐瘀汤，常用于治疗脾胃系统疾病中的胃痛、积聚、鼓胀等。

九、补益法

补益法属经典“八法”中的“补法”，是针对脏腑功能衰退、气血津液亏损拟定的治疗大法，立法依据为《素问·至真要大论》的“虚则补之”“损者益之”。导致正气虚损的原因很多，先天禀赋不足，或年老体衰、脏腑功能减弱，或摄生不慎、真元暗耗，或暴病久病、脏腑功能损伤，由实转虚，或过用攻伐、失治误治等都可导致脏腑功能衰减、气血津液等精微物质亏损而成虚证。针对脾胃系统脏腑虚损的补益治疗无外乎益气、养血、温阳、滋阴四法。

（一）益气法

益气法适用于因脾胃气虚所致的以胃脘痞胀、食少纳呆、恶心呕吐、食后运迟、大便溏稀或排便不畅、倦怠乏力、言语低弱等为主要表现的虚弱病证。饮食失调、劳倦过度，损伤脾胃；或久病之后耗伤脾胃气血均可致脾胃气虚，运化摄纳失司。益气法是使用党参、黄芪、白术等甘温药物治疗，以达到益气健脾、和胃助运的目的。代表方剂有四君子汤、参苓白术散、补中益气汤等，常用于脾胃系统疾病中的腹痛、纳呆、呕吐、痞满、胃缓、泄泻等。

（二）养血法

养血法适用于血液亏虚所致的以大便干结、面色萎黄或苍白、唇色爪甲淡白无华、头晕目眩、失眠多梦等为主要表现的血虚病证，多为素体脾胃虚弱，或饮食不足致气血化生不足，或久病体弱、失血过多，或劳作过度、耗伤精血等原因所致。养血法是运用当归、熟地黄、阿胶、党参、黄芪等养血益气药治疗，以达到健脾和胃、益气生血的目的。本法代表方剂有四物汤、归脾汤、当归补血汤、润肠丸等，常用于脾胃系统疾病中的便秘、纳呆、胃缓、嘈杂等。

（三）温阳法

温阳法适用于因中阳不足所致的以纳呆腹胀、脘腹痛而喜温喜按、口淡不渴、四肢不温、大便稀溏或大便排出困难、四肢浮肿、畏寒喜暖、腰膝酸冷、小便清长或不利等为主要表现的阳虚病证，多因饮食失调、过食生冷损伤脾胃阳气，或劳倦过度，或久病损耗中阳，或忧思伤脾而致脾阳虚损所致。阳虚则寒，本法在甘温助阳的同时需辅以辛温散寒之品，与温法中的温阳散寒法配合使用。本法代表方剂有理中丸、附子理中汤、小建中汤等。此外，脾肾阳虚所致的便秘、泄泻、心下痞满等的治疗也适用于本法，以温肾健脾。代表方剂有济川煎、四神丸、真武汤等。

（四）滋阴法

滋阴法适用于因胃阴不足或津液亏损所致的以胃痛隐隐不适、吐酸泛恶、不思饮食、纳食不化、肌肉消瘦、口干舌燥、呃逆嗳气、大便干结等为主要表现的脾胃阴虚证。饮食不节、过食辛辣、恣食肥甘，使湿郁化热，损伤胃阴；或肺津不足，痨瘵阴亏，子盗母气，耗伤脾阴；或汗吐大泻，耗伤脾胃阴津等均可致脾胃阴虚。脾与胃相表里，同主后天精微的生化，两者关系极为密切。胃属阳腑，喜润恶燥，因此胃阴虚更为常见，多表现为胃脘隐痛、口干易饥、反酸嗳气等。脾阴虚较为少见，以纳食不化、皮肤干燥、肌肉消瘦、痿软无力、手足烦热等为主要表现。滋阴法是使用具有甘润性质的药物，如山药、玉竹、黄精、生地黄、沙参等治疗，以达到滋阴养胃、生精健脾的目的。本法代表方剂有益胃汤、沙参麦冬汤、一贯煎、芍药甘草汤等，常用于治疗脾胃系统疾病中的胃痛、腹痛、便秘、呃逆等。

十、其他治法

1. 涌吐法

中医经典“八法”中的“吐法”是运用药物或其他方法使病人呕吐，以达到使病邪从上涌泄的方法，在脾胃病的治疗中常有涉及，常用于宿食内停、胃脘痈脓及毒物初入等。如《金匮要略》有言："宿食在上脘，当吐之，宜瓜蒂散。""夫呕家有痈脓，不可治呕，脓尽自愈。"随着现代科学技术的进步，以及内镜技术及外科手术的发展，胃脘痈脓及毒物初入已很少运用传统的涌吐法进行治疗。

2. 收敛固涩法

收敛固涩法用于脾胃病的治疗也较常见，常用于久泻久痢，或便血吐血等。其中针对久泻久痢的治法又称涩肠固脱法，即运用收敛固涩联合温补脾肾的药物治疗脾肾阳虚所致的久病泄泻下痢，代表方剂有四神丸、赤石脂禹余粮汤、真人养脏汤、桃花汤等。收敛固涩法用于便血吐血时，称为收敛止血法，是运用收敛止血药物，以治疗吐血、便血的急症，代表方剂为十灰散。

3. 外治法

中医外治法源远流长，我国现存最早的医书《五十二病方》就有膏剂贴敷法、散剂烟熏法、药浴法以及砭法、灸法、角法、按摩法治疗各类疾病的记载。脾胃病常用的外治法有穴位敷贴、中药外敷、中药灌肠、子午流注开穴法、浴足、耳穴压豆等，常用于腹痛、腹胀、痞满、痢疾、便血、呕吐、呃逆等病证的治疗。

第四章　脾胃病常用方剂

八珍汤

【出处】明《正体类要》。

【组成与用法】人参一钱，白术一钱，茯苓一钱，当归（酒拌）一钱，川芎一钱，白芍一钱，熟地黄一钱，炙甘草三钱。清水二盅，加生姜三片，大枣二枚，煎至八分，食前服。

【功效】益气补血。

【主治】气血两虚之失眠。面色苍白或萎黄，头晕目眩，四肢倦怠，气短懒言，心悸怔忡，饮食减少，舌淡，苔薄白，脉细弱或虚大无力。

【方解】人参、熟地黄相配，益气养血，共为君；白术、茯苓健脾渗湿，当归、白芍养血和营，均为臣；佐以川芎活血行气，使之补而不滞；炙甘草益气和中，调和诸药，为使。

【专科应用】慢性胃肠炎、溃疡病、角膜软化症、肺不张、类风湿性关节炎及功能性子宫出血、紫癜等疾病。

【宜忌】湿热内蕴中焦或脾胃阴虚者禁用。

八正散

【出处】宋《太平惠民和剂局方》。

【组成与用法】瞿麦、萹蓄、车前子、滑石、甘草（炙）、栀子、木通、大黄各一斤。研为散。每服二三钱，清水一盏，加灯心，煎汤去滓，食前后、临卧时温服，热盛加淡竹叶二十片。

【功效】清热泻火，利水通淋。

【主治】尿频尿急，淋沥不畅，尿色浑赤，甚则癃闭不通，小腹急满，口燥咽干，舌苔黄腻，脉滑数。

【方解】瞿麦利水通淋，清热凉血，木通利水降火为主药；辅以萹蓄、车前子、滑石、灯心清热利湿，利窍通淋；栀子、大黄清热泻火，引热下行；甘草和药缓急，止尿道涩痛。

【专科应用】口腔溃疡、肾盂肾炎、泌尿系感染、泌尿系结石等。

【宜忌】孕妇及虚寒病者忌用。

白虎承气汤

【出处】清《通俗伤寒论》。

【组成与用法】生石膏（细研）钱半，生大黄三钱，生甘草钱半，白知母四钱，元明粉二钱，陈仓米（荷叶包）三钱。水煎，元明粉冲服。

【功效】清胃火，化燥热。

【主治】邪火壅闭，昏不识人，谵语发狂，大热大烦，大渴大汗，大便燥结，小便赤涩等。

【方解】此方合白虎与调胃承气，一清胃经之燥热，一泻胃腑之实火，经腑同治。

【专科应用】口疮，便秘等。

【宜忌】脾胃虚寒者慎用。

白通汤

【出处】汉《伤寒论》。

【组成与用法】葱白四茎，干姜一两，附子（生，去皮，破八片）一枚。以水三升，煮取一升，去滓。分温再服。

【功效】破阴回阳，宣通上下。

【主治】少阴病阴盛戴阳证。手足厥逆，下利，面赤，胃痛，腹痛，腹泻等属脾胃虚寒者。

【方解】附子温肾回阳，启下焦之阳而上承于心；干姜温中散寒，用量较轻，发挥通阳作用；葱白通上下阳气，使格于上的阳气下交于肾。

【专科应用】各种原因引起的心力衰竭、尿毒症、肝昏迷、霍乱、肠伤寒，以及眼科之前房积液、雷诺病等。

【宜忌】少阴假寒证者慎用。

白头翁汤

【出处】汉《伤寒论》。

【组成与用法】白头翁二两，黄柏三两，黄连三两，秦皮三两。以水七升，煮取二升，去滓，温服一升。不愈，更服一升。现代用法：水煎服。

【功效】清热解毒，凉血止痢。

【主治】热毒痢疾。腹痛，里急后重，肛门灼热，下痢脓血、赤多白少，渴欲饮水，舌红苔黄，脉弦数。

【方解】白头翁为君，清热解毒，凉血止痢。黄连苦寒，清热解毒，燥湿厚肠为臣。黄柏泻下焦湿热，燥湿止痢。秦皮苦寒性涩，收敛作用强，因本证有赤多白少，故用以止血，不仿芍药汤之大黄。

【专科应用】阿米巴痢疾、细菌性痢疾、炎症性肠病属热毒偏盛者。

【宜忌】虚寒下利者慎用。

半夏厚朴汤

【出处】汉《金匮要略》。

【组成与用法】半夏一升，厚朴三两，茯苓四两，生姜五两，苏叶二两。

上五味，以水七升，煮取四升，分温四服，日三夜一服。

【功效】行气散结，降逆化痰。

【主治】梅核气。咽中如有物阻，咳吐不出，吞咽不下，胸膈满闷，或咳或呕，舌苔白润或白滑，脉弦缓或弦滑。

【方解】半夏散结降逆，助厚朴理气；厚朴理气燥湿，助半夏化痰，两者痰气并治，共为君药。茯苓渗湿健脾，增强半夏化痰之力，为臣药。苏叶芳香行气，助厚朴开郁散结，质轻宣肺，引药上达，是臣药又兼使药之职。佐以生姜之辛温，散郁结，降逆气，消痰涎，助半夏化痰散结，和胃止呕，并解半夏之毒。

【专科应用】反流性食管炎、结肠肝（脾）曲综合征、婴幼儿秋季腹泻、新生儿幽门痉挛等属气滞痰阻者。

【宜忌】本方药物多苦辛温燥，易伤阴助热，阴虚津亏或火旺者不宜。

【现代研究】邓丽霞等对半夏厚朴汤合左金丸用于反流性食管炎患者的疗效进行了效果观察。随机将120例患者平均分为对照组和研究组。对照组给予常规西药雷贝拉唑钠肠溶片治疗，研究组给予半夏厚朴汤合左金丸治疗。对比两组的治疗效果、治疗前后反流症状积分和生活质量评分。结果研究组的总有效率明显高于对照组（$P<0.05$）；治疗前两组反流症状积分差异不明显（$P>0.05$），治疗后均有所降低，但研究组较明显低于对照组（$P<0.05$）；治疗前两组生活质量评分差异不显著（$P>0.05$），治疗后均有所提升，但研究组的分数明显高于对照组（$P<0.05$）。[邓丽霞. 半夏厚朴汤合左金丸治疗反流性食管炎的临床观察. 光明中医，2017，12（24）：3516－3517.]

半夏泻心汤

【出处】汉《伤寒论》。

【组成与用法】半夏（洗）半升，黄芩、干姜、人参各三两，黄连一两，大枣（擘）十二枚，甘草（炙）三两。

上七味，以水一斗，煮取六升，去渣，再煮，取三升，日三服。

【功效】寒热平调，消痞散结。

【主治】胃气不和之痞证。心下痞，但满而不痛，或呕吐，肠鸣下利，舌苔腻而微黄。

【方解】半夏辛温，散结除痞，降逆止呕，为君。干姜辛热，温中散寒；黄芩、黄连苦寒，泄热开痞，共为臣药。人参、大枣甘温益气，以补脾虚，为佐药。甘草补脾和中，调和诸药，为佐使。

【专科应用】急性和慢性胃炎、反流性食管炎、胃及十二指肠溃疡、慢性肠炎、神经性呕吐、消化不良、慢性肝炎、慢性胆囊炎、早期肝硬化、口腔黏膜溃疡、失眠等属寒热错杂肠胃不和者。

【宜忌】适用于寒热错杂之痞证。若痞为气滞或食积等原因所致者不宜。

【现代研究】李丹等探讨了半夏泻心汤治疗胃食管反流的临床疗效。将106例胃食管反流病患者随机平均分为观察组和对照组，观察组给予半夏泻心汤加减治疗，对照组给予奥美拉唑治疗，对比两组的临床疗效。结果观察组的有效率为96.2%，显著高于对照组的81.1%（$P<0.05$）。两组患者的中医证候积分均明显低于治疗前（$P<0.05$），但观察组明显低于对照组（$P<0.05$）。观察组的不良反应发生率为1.9%，明显低于对照组的22.6%（$P<0.01$）。结论：半夏泻心汤治疗胃食管反流病临床疗效确切，无严重不良反应发生。[李丹，顾志坚．半夏泻心汤治疗胃食管反流病疗效观察．陕西中医，2017，38（7）：903-904.]

保和丸

【出处】元《丹溪心法》。

【组成与用法】山楂六两，神曲二两，半夏、茯苓各三两，陈皮、连翘、莱菔子各一两。

上为末，炊饼为丸，如梧桐子大，每服七八十丸，食远白汤送下。现代用法：共为末，水泛为丸，每服6~9g，食后温开水送下。亦可水煎服，用量按原方比例酌减。

【功效】消食和胃。

【主治】食积证。胸脘痞满，腹胀时痛，嗳气吞酸，厌食呕恶，或大便泄泻，舌苔厚腻微黄，脉滑。

【方解】重用山楂为君，本品酸甘微温，药力较强，能消各种饮食积滞，对肉食油腻之积，尤为适宜；在消食积的同时，又能健脾胃，更长于化酒食陈腐之积。莱菔子下气消食，神曲偏于消谷面之积，以上两药，共为臣药，与山楂相伍，效力更著，可消一切饮食积滞。佐以半夏和胃降逆以止呕；陈皮理气健脾，使气机通畅，既可消胀，又利于消食化积。该两味又有燥湿之功。茯苓健脾渗湿以止泻，连翘清热散结，针对食积易生湿化热而设，亦为佐药。全方共奏消食和胃之功，使食积得消，胃气和降，热清湿祛，诸症自愈。

【专科应用】消化不良、急性和慢性胃肠炎等消化系统疾患属食积内停者。

【宜忌】本方消导之力较缓，适宜于食积不甚、正气未虚而偏热者。正气已虚，或偏寒者适当加减。

【现代研究】黎媛嫦观察了保和丸联合二陈汤加减辨治小儿食积咳嗽的效果。选取

42例食积咳嗽小儿为研究对象，随机均分为观察组和对照组。对照组采取消积止咳口服液治疗，观察组采取保和丸联合二陈汤加减辨治，比较两组治疗结果。结果观察组的治疗总有效率明显高于对照组，且不良反应症状发生率低于对照组（$P<0.05$）。［黎媛嫦．保和丸联合二陈汤加减辨治小儿食积咳嗽的临床效果．中医临床研究，2017，9（18）：16－17.］

保真汤

【出处】元《十药神书》。

【组成与用法】当归、人参、生地黄、熟地黄、白术、黄芪各三钱，赤茯苓、白茯苓各一钱半，天冬、麦冬各二钱，赤芍、白芍、知母、黄柏、五味子、柴胡、地骨皮各二钱，甘草、陈皮、厚朴各一钱半。

上为粗末。每服以水二盏，加生姜三片、大枣五枚、莲心五枚，同煎至一盏，去滓，食前服，一日三次，与保和汤间服。

【功效】补虚除热。

【主治】骨蒸体虚，潮热盗汗。

【方解】人参、白术、黄芪、茯苓、甘草、厚朴、陈皮益气健脾，行气燥湿，以助运化；天冬、赤芍、白芍、麦冬、当归、熟地滋阴养血；赤茯苓、五味子安神定志；生地黄、知母、黄柏、地骨皮养阴清热；柴胡和解去热。全方配伍，有益气健脾、滋阴补血清热之效。

【专科应用】减轻抗结核治疗的毒副反应，属气阴两虚者。

【宜忌】此方以补益气阴兼清虚热为主，虚实夹杂或阳虚者，宜本方加减或另方治疗。凡湿邪壅阻、肝火上炎、肝胆湿热，或脾肾阳虚等非本方所宜。

鳖甲煎丸

【出处】汉《金匮要略》。

【组成与用法】鳖甲（炙）十二分，乌扇（烧）三分，黄芩三分，柴胡六分，鼠妇（熬）三分，干姜三分，大黄三分，芍药五分，桂枝三分，葶苈子（熬）一分，石韦（去毛）三分，厚朴三分，牡丹（去心）五分，瞿麦二分，紫葳三分，半夏一分，人参一分，䗪虫（熬）五分，阿胶（炙）三分，蜂窠（炙）四分，赤硝十二分，蜣螂（熬）六分，桃仁二分。

上为末，取煅灶下灰一斗，清酒一斛五斗，浸灰，候酒尽一半，着鳖甲于中，煮令泛烂如胶漆，绞取汁，内诸药，煎为丸，如梧桐子大。空心服七丸，日三服。现代用法：除硝石、鳖甲胶、阿胶外，其余20味烘干碎断，加黄酒600g拌匀，加盖封闭，隔水炖至酒尽药熟，干燥，与硝石等三味混合粉碎成细粉，炼蜜为丸，每丸重3g。每次服1～2丸，日2～3次，温开水送下。

【功效】行气活血，祛湿化痰，软坚消癥。

【主治】疟母。疟疾日久不愈，结于胁下，按之有块，推之不移，腹中疼痛，肌肉消瘦，饮食减少，时有寒热。亦治癥瘕。

【方解】鳖甲既入肝络而搜血，善软坚散结而“主心腹癥瘕坚积”，又能咸寒滋阴而养正；结得热则行，故用灶灰之温、清酒之热以制鳖甲，且两药尚有活血化积之功，三者合用，共奏活血化瘀、软坚消癥之效，是为君药。赤硝“破瘀血坚癥实痰”；大黄攻积祛瘀；䗪虫、蜣螂、鼠妇、蜂窠、桃仁、紫葳共奏破血逐瘀之效。半夏、乌扇燥湿化痰，使痰湿从内而化；瞿麦、石韦、葶苈子利水渗湿，导水湿从小便而去。厚朴、柴胡理气疏肝，调畅气机。合而用之，则能调畅郁滞之气机，消除凝滞之瘀血，流通壅滞之痰湿，从而加强君药消癥之力，俱为臣药。用干姜、桂枝温经通脉，使痰瘀得温而行之。少阳主相火，疟邪踞于少阳，其气必郁，郁则相火内聚而为热，故于柴胡疏达少阳之气同时，伍黄芩以清泄胆热。此外，瘀血久羁亦易化热，故以牡丹皮清热凉血，活血化瘀。疟疾日久不愈，可致正气日衰，且诸多攻坚消癥之品又易损伤正气，故以人参、阿胶、白芍补气养血，一则兼顾久病正虚，二则使全方攻邪而不伤正，以上均为佐药。综观全方，融行气、活血、除湿、攻下等多种消癥之法于一方，并以丸剂缓图，俾攻不伤正，祛邪于渐消缓散之中，收事半功倍之效。本方药物虽似庞杂，然细揣则体现了寒热并用、攻补兼施、气血津液同治的配伍特点。诸法兼备，确为消癥之良剂也。

【专科应用】肝硬化、肝脾肿大、肝癌、子宫肌瘤、卵巢囊肿等病。

【宜忌】癥结而正气虚甚者慎用。

【现代研究】李恒飞等探讨了鳖甲煎丸治疗肝炎、肝硬化的临床效果。将 86 例肝炎、肝硬化患者作为研究对象，随机分为对照组（43 例）与观察组（43 例）。对照组采用常规西医方法治疗，主要使用恩替卡韦分散片。观察组采用联合方法治疗：恩替卡韦分散片 + 鳖甲煎丸。比较两组乙肝病毒的脱氧核糖核酸（HBV - DNA）转阴情况，治疗前后的肝功能指标、肝纤维化情况。结果观察组第 12 周的 HBV - DNA 转阴率为 44.19%，第 24 周为 58.14%，第 48 周为 93.02%，分别高于对照组的 25.58%、32.56% 和 48.84%（$P < 0.05$）。两组治疗前的血清总胆红素（STB）、谷丙转氨酶（ATL）、白蛋白（ALB）水平差异无统计学意义（$P > 0.05$）；两组治疗后的 STB、ATL 水平均低于治疗前，ALB 水平均高于治疗前（$P < 0.05$）；但观察组治疗后的 STB、ALB 水平高于对照组，ATL 水平低于对照组（$P < 0.05$）。两组治疗前的 CL - Ⅳ、PCⅢ、LN、HA 水平比较，差异无统计学意义（$P > 0.05$）；治疗后两组的 CL - Ⅳ、PCⅢ、LN、HA 水平均低于治疗前（$P < 0.05$），但观察组明显低于对照组（$P < 0.05$）。结论：西药联合鳖甲煎丸治疗肝炎、肝硬化能在一定程度上抑制 HBV - DNA 聚合酶，减少 HBV 复制量，缓解肝脏炎症和纤维化，降低癌变率和并发症的发生率。[李恒飞，鄢灯莹，徐建，等．鳖甲煎丸治疗肝炎、肝硬化的临床效果．中国当代医

药，2018，9（27）：16－19.］

冰硼散

【出处】明《外科正宗》。

【组成与用法】冰片五分，硼砂（煅）五钱，朱砂六分，玄明粉五钱。

上四味，朱砂水飞成极细粉，硼砂粉碎成细粉，将冰片研细，与上述粉末及玄明粉配研，过筛，混匀，即得。吹敷患处，每次少量，1日数次。

【功效】清热解毒，消肿止痛。

【主治】热毒蕴结所致的咽喉疼痛，牙龈肿痛，口舌生疮，肠澼。

【方解】冰片苦寒归心经，清热止痛，泻火解毒，为君药。臣以朱砂甘寒，清心安神解毒，兼助冰片清热解毒止痛之用；硼砂甘、咸，性凉，清热解毒，消肿防腐。佐以玄明粉咸寒软坚，清热，导热下行，助君臣清热逐邪之力。

【专科应用】灌肠治疗溃疡性结肠炎，外用联合穴位注射治疗肝癌中重度疼痛。

【宜忌】属虚寒性溃疡或虚火上炎者禁用。朱砂有毒，不宜长期大剂量使用，以免引起蓄积中毒。孕产妇及儿童慎用。用药期间，饮食宜清淡，忌食生冷、辛辣、油腻食物，戒烟酒。

【现代研究】马志忠将138例慢性非特异性溃疡性结肠炎患者随机分组，治疗组78例采用冰硼散灌肠液治疗，对照组60例采用西药口服和西药灌肠治疗。结果总有效率治疗组为79.5%，高于对照组的58.2%（$P<0.01$）；复发率治疗组为17.9%，低于对照组的50.00%（$P<0.01$）；治疗组用药物后副反应率为8.9%，明显低于对照组的56.6%（$P<0.01$）。结论：冰硼散灌肠液治疗慢性溃疡性结肠炎有较好的临床疗效。［马志忠．冰硼散灌肠液治疗慢性非特异性溃疡性结肠炎78例临床观察．中医药导报，2007，13（4）：35－36.］

补气运脾汤

【出处】明《证治准绳·类方》。

【组成与用法】人参二钱，白术三钱，橘红一钱半，茯苓一钱半，黄芪（蜜炙）一钱，砂仁八分，甘草（炙）四分。水两盅（400mL），加生姜一片、大枣一枚，煎八分，空腹服。有痰，加半夏曲一钱。

【功效】益气和中。

【主治】脾虚不运之噎膈。症见水饮不下，泛吐多量黏液白沫，或面浮足肿，面色苍白，形寒气短，精神疲惫，腹胀，舌质淡，苔白，脉细弱。

【方解】白术补气健脾，燥湿利水，为君。人参、黄芪、炙甘草健脾益气，为臣。茯苓健脾利水；砂仁芳香化湿醒脾；橘红、半夏曲燥湿化痰，半夏曲得橘红则气行，橘红得半夏曲则呕止结散，共为佐药。

【专科应用】慢性胃炎、功能性消化不良、便秘、食管炎、食管癌等属脾胃气虚者。

【宜忌】本方性温，热病伤津及阴虚燥渴者不宜。

【现代研究】郭学勤等选取了80例脾胃虚弱型慢性胃炎患者为研究对象，采用随机数字表法均分为对照组和观察组。对照组接受常规西药治疗，观察组采用补气运脾汤治疗。分别于治疗前、治疗1个月后采用中医证候积分量表评估患者的胃痛、胃胀、恶心呕吐、食欲不振等情况。结果治疗1个月，观察组总有效率高于对照组（$P<0.05$）；观察组胃痛、胃胀、恶心呕吐、食欲不振等中医证候积分低于对照组（均$P<0.05$）。结论：脾胃虚弱型慢性胃炎患者采用补气运脾汤治疗，可有效改善胃痛胃胀、恶心呕吐等临床症状，提高患者的生活质量。［郭学勤．补气运脾汤治疗脾胃虚弱型慢性胃炎的效果．河南医学研究，2020，29（15）：2823-2824.］

补中益气汤

【出处】金《脾胃论》。

【组成与用法】黄芪、炙甘草各五分，人参（去节）三分，当归身（酒焙干，或日干）三分，橘皮（不去白）、升麻、柴胡各二分或三分，白术三分。

上药㕮咀，都作一服。用水二盏（300mL），煎至一盏，去滓，空腹时稍热服。现代用法：水煎温服。

【功效】补中益气，升阳举陷。

【主治】脾胃气虚，少气懒言，四肢无力，困倦少食，饮食乏味，不耐劳累，动则气短；或气虚发热，气高而喘，身热而烦，渴喜热饮，脉洪大，按之无力，皮肤不任风寒，而生寒热头痛；或气虚下陷，久泻脱肛。

【方解】黄芪味甘微温，入脾肺经，补中益气，升阳固表，为君药。人参、炙甘草、白术补气健脾，为臣药。当归养血和营，协人参、黄芪补气养血；陈皮理气和胃，使诸药补而不滞，共为佐药。少量升麻、柴胡升阳举陷，协助君药以升提下陷中气，共为佐使。

【专科应用】慢性胃肠炎、功能性消化不良、慢性菌痢、慢传输型便秘、胃下垂、慢性肝炎等属脾胃气虚、中气下陷者。

【宜忌】阴虚发热及内热炽盛者忌用。

【现代研究】刘笑彤等将56只Wistar大鼠分为空白对照组，补中益气汤正常对照组，顺铂模型组，昂丹司琼阳性对照组，补中益气汤低剂量组、中剂量组和高剂量组7组。后5组腹腔注射顺铂6mg/kg进行造模，各组分别灌胃生理盐水、补中益气汤1.6g/kg，生理盐水、顺铂、昂丹司琼1.3mg/kg，补中益气汤1.6g/kg，补中益气汤3.2g/kg，补中益气汤6.4g/kg，注射容积均为10mL/kg，记录大鼠高岭土消耗量后，取其血清检测胃肠激素水平，观察病理组织形态变化。结果补中益气汤和昂丹司琼对于防治大鼠化疗性消化道不良反应均具有良好作用。补中益气汤低、中、高剂量组，昂丹司琼阳性对照组大鼠血清中胃泌素、胃动素水平明显高于顺铂模型组，生长抑素、血管活性肠肽水平明显低于顺铂模型组，且各组间比较差异无统计学意义。结论：补中益气汤对化疗性大鼠消化道不良反应有明显防治作用，其作用机制与改善化疗引起的胃肠激素分泌紊乱有关。［刘笑彤，胡晓天，周诩栋，等．补中益气汤对化疗性大鼠消化道不良反应的防治效果及机制探讨．中国中医基础医学杂志，2019，25（11）：1537－1540.］

不换金正气散

【出处】明《古今医统大全》。

【组成与用法】厚朴（姜炒）、苍术（米泔水泡）、陈皮（去白）、半夏（制）、藿香叶（净）、甘草（炙）各一钱，草果五分。水两盏，加生姜三片、大枣二枚，水煎，温服。

【功效】燥湿化痰，理气和中。

【主治】痰湿中阻，脾胃不和所致胸膈痞闷，寒热头痛，霍乱吐泻，瘴疫时气，脘腹胀满，咳嗽痰涎。

【方解】苍术、厚朴、陈皮、炙甘草、生姜、大枣即平胃散，燥湿运脾，行气和胃；藿香芳香化湿，和胃止呕；半夏燥湿化痰，降逆止呕，消痞散结。

【专科应用】慢性胃炎，急性胃肠炎，肠易激综合征。

【现代研究】

1. 白红等运用辨证论治原则组方治疗溃疡性结肠炎31例，持续治疗4周，并记录治疗前后主要症状情况及不良反应。结果治疗后总有效率为87.1%，患者中医症状总积分明显低于治疗前（$P<0.01$），且治疗过程中无不良反应。结论：不换金正气散加味治疗溃疡性结肠炎疗效肯定，能有效改善患者的主要症状，安全性好。［白红，周建华．不换金正气散治疗溃疡性结肠炎31例．中国中医药现代远程教育，2016，14（18）：80－82.］

2. 曹福凯等选择50例肠易激综合征（腹泻型）患者，随机分为治疗组（27例）和对照组（23例）。治疗组自拟不换金正气散加味方治疗，对照组用思密达粉剂治疗，均4周为1个疗程，连服两个疗程。结果治疗组显效率为63.00%，明显高于对照组（$P<0.01$）。结论：不换金正气散加味方治疗肠易激综合征（腹泻型）具有研究及推广价值。［曹福凯，钱峻．不换金正气散加味方治疗肠易激综合征27例临床观察．时珍国医国药，2003（12）：760.］

侧柏叶汤

【出处】汉《金匮要略》。

【组成与用法】侧柏叶、炮干姜各三两，艾叶三把。

上三味，以水五升，取马通汁一升合煮，取一升，分温再服。现代用法：水煎服。

【功效】温中止血。

【主治】脾阳不足、脾不统血之吐血。症见吐血不止、血色清稀黯淡，面色㿠白或萎黄。

【方解】侧柏叶苦涩，微寒，其气清降，能收敛止血。干姜辛热，温中止血；艾叶苦辛温，温经止血，两药合用，能振奋阳气以摄血。马通汁引血下行以止血。全方寒热并用，阴阳互济，相辅相成，而偏于温中，为治疗虚寒性吐血的代表方剂。

【专科应用】上消化道出血、咯血、便血等属中焦虚寒者。

【宜忌】凡迫血妄行所致出血者忌用。

柴胡清肝饮

【出处】明《症因脉治》。

【组成与用法】柴胡、芍药、山栀、黄芩、牡丹皮、当归、钩藤、青皮、甘草各三钱。水煎服。

【功效】清肝泻火。

【主治】内伤头痛，恼怒即发，烦躁易惊，痛引胁下，睡眠不宁，目赤肿痛。

【方解】柴胡、青皮疏肝解郁，黄芩、山栀、牡丹皮清肝泻火，当归、芍药养血柔肝，钩藤清热平肝，甘草缓急疼痛。诸药合用，有清肝泻火、疏肝解郁、缓急止痛之效。

【专科应用】肝炎，肝硬化，肝脓肿，腋下淋巴结炎。

【现代研究】谢仁辉等观察了加味柴胡清肝饮联合微波消融术治疗中晚期肝癌的临床疗效，将60例中晚期肝癌患者随机均分为治疗组和对照组，治疗组予以微波消融术后口服加味柴胡清肝饮联合常规内科治疗，连续口服3周；对照组予以微波消融术及术后常规内科治疗。比较两组患者肿瘤病灶区坏死情况、临床症状、生活质量变化情况、并发症及不良反应等。结果治疗组在肿瘤病灶区坏死率、临床症状改善、生活质量（KPS评分）的变化均优于对照组（$P<0.05$）。治疗组术后出现发热、腹痛等情况与对照组比较差异有统计学意义（$P<0.05$），两组患者均未出现严重并发症。中药内服未增加不良反应。结论与单纯微波消融术相比，加味柴胡清肝饮联合微波消融术治疗中晚期肝癌可有效改善患者的生活质量，减轻临床症状，提高临床疗效，且安全性较好。[谢仁辉，宁俊华，彭平亚．加味柴胡清肝饮联合微波消融术治疗中晚期肝癌临床研究．中医临床研究，2017，9（10）：23－25.]

柴胡疏肝散

【出处】明《医学统旨》。

【组成与用法】陈皮（醋炒）、柴胡各二钱，川芎、香附、枳壳（麸炒）、芍药各一钱半，甘草（炙）五分。水一盅半，煎八分，食前服。

【功效】疏肝理气，活血止痛。

【主治】肝气郁滞证。胁肋疼痛，胸闷善太息，情志抑郁易怒，或嗳气，脘腹胀满。

【方解】柴胡疏肝解郁，为君。香附理气疏肝止痛，川芎活血行气止痛，二药助柴胡以解肝经之郁滞，并增行气活血止痛之效，共为臣药。陈皮理气行滞而和胃，枳壳行气止痛以疏理肝脾，芍药养血柔肝以缓急止痛，三药俱为佐药。甘草调和药性，与白芍相合，增缓急止痛之功，为使药。

【专科应用】慢性肝炎、慢性胃炎、肋间神经痛、腹痛等属肝郁气滞者。

【宜忌】本方芳香辛燥，易耗气伤阴，不宜久服。

柴平汤

【出处】元《增补内经拾遗方论》卷三引《宦邸便方》。

【组成与用法】苍术一钱半，厚朴一钱，陈皮一钱二分，半夏一钱，生姜三片，甘草五分，人参一钱，黄芩一钱五分，柴胡二钱，大枣两枚。水煎服。

【功效】和解少阳，燥湿健脾。

【主治】湿疟脉濡，一身尽痛，手足沉重，寒多热少者。

【方解】本方由小柴胡汤合平胃散合方衍化而成。小柴胡汤和解少阳，清疏邪热；平胃散行气运脾，燥湿和胃，合为和解少阳、运脾之剂。两方加减，一则达膜，一则燥湿，为和解少阳阳明、湿阻脾胃之良方。

【专科应用】胃炎，胃及十二指肠溃疡，慢性胆囊炎，病毒性肝炎等。

【现代研究】魏春华选取90例急性胰腺炎平稳期患者，中医辨证分型为湿邪壅滞中焦型，所有患者均应用柴平汤加减治疗。结果痊愈75例，显效13例，总有效率97.8%。随访6~12个月，均未见复发。结论：柴平汤加减治疗急性胰腺炎平稳期患者，能够尽快恢复患者机体内环境平衡，减少并发症，防止病情迁延及复发，减少向慢性胰腺炎发展的危险因素，使疾病向愈，缩短住院时间，减少患者住院费用。[魏春华．柴平汤加减治疗急性胰腺炎平稳期90例的临床疗效观察．中国现代药物应用，2020，14（10）：203－204.]

柴芍六君子汤

【出处】清《医宗金鉴》。

【组成与用法】柴胡一钱五分，白芍一钱五分，人参一钱，白术一钱五分，茯苓一钱，陈皮一钱，半夏一钱五分，甘草一钱。加生姜、大枣，水煎服。

【功效】健脾平肝，化痰祛风。

【主治】慢惊风，脾虚肝旺，风痰盛者。

【方解】此方可认为系四逆散和六君子汤合方而成。人参、白术、茯苓、甘草为四君子汤，重在健脾益气渗湿，为脾虚的基础方；柴胡、白芍二者配伍，一散一收，重在疏肝柔肝，敛阴和营；陈皮、半夏配伍，降逆和胃理气；半夏性辛散温燥，入脾胃经，和胃降逆；陈皮味辛性温，入脾胃经，善于理气。

【专科应用】慢性胃炎，慢性胰腺炎，消化不良等。

【现代研究】黄志丹将218例功能性消化不良患者随机分为治疗组（116例）和对照组（100例），治疗组采用柴芍六君子汤加减治疗；对照组口服吗丁啉10mg，维生素$B_6$20mg，谷维素20mg，每日3次。结果各项症状两组差异显著（$P<0.01\sim0.05$），尤其在上腹痛、神倦乏力改善上治疗组疗效优于对照组。总有效率治疗组为93.97%，高于对照组的72.00%（$P<0.05$）。［黄志丹．柴芍六君子汤加减治疗功能性消化不良116例．福建中医药，2005（5）：9－10.］

赤小豆当归散

【出处】汉《金匮要略》。

【组成与用法】赤小豆（浸令芽出，晒干）三升，当归十两。

上为散。每服方寸匕，浆水下，1日3次。现代用法：水煎服。

【功效】排脓血，除湿热。

【主治】伤寒狐惑；下血，先血后便；肠痈便脓。

【方解】《沈注金匮要略》："用赤小豆去湿清热，而解毒排脓；当归活血养正，以驱血中之风；浆水属阴，引归、豆入阴，驱邪为使。斯治风湿流于肠胃而设，非狐惑之方也。"

【专科应用】肠道溃疡，症见腹痛便脓血，或大便下血等。尤对痔疮和直肠、肛门周围脓肿及脓成者为宜；也适用于白塞综合征之会阴损伤等属于湿热下注者。

【宜忌】常用于疮疡、痈肿，寒湿便血证者禁用。

【现代研究】李华英等将符合白塞综合征诊断标准的114例患者随机分为对照组和研究组各57例，对照组仅采取西医治疗，研究组结合中西药治疗，比较两组治疗后纤溶系统指标和治疗效果。结果研究组总有效率为94.7%，明显高于对照组的78.9%（$P<0.05$）。研究组各纤溶系统指标均低于对照组（$P<0.05$）。结论：中西医结合治疗白塞综合征，可提高治疗效果，改善纤溶系统功能。［李华英，段颖，刘士霞．赤小豆当归散加减治疗白塞综合征的临床疗效观察．临床合理用药，2016，9（4）：58－59.］

吹口散

【出处】明《证治准绳》。

【组成与用法】黄连、青黛、孩儿茶、冰片。

上药等份，研为细末，每用少许，吹患处。

【功效】清热解毒，止痛敛疳。

【主治】咽喉肿痛，口舌生疮。

【方解】黄连、青黛清热解毒，孩儿茶收湿敛疮，冰片清热止痛。

【专科应用】热毒壅阻咽喉之证。现代多用于咽峡炎、口腔炎、口舌疳疮，亦可用于乳头破碎、皲裂等。

【现代研究】吕金仙等运用吹口散治疗口腔溃疡患者 114 例，结果绝大多数患者只需 2～3 天即可痊愈，显效率达 95.6%。有 109 例单纯运用吹口散，即获得显效。随访 2～6 个月，仅有 8 例复发，且复发间隔较前延长。[吕金仙，周光明，王向琴，等．吹口散治疗口腔溃疡 114 例临床分析．湖北中医杂志，1989（5）：13－14.]

椿根皮散

【出处】金《古今医统》。

【组成与用法】椿根白皮二两，槐角子四两，枯白矾二两，炙甘草一两。

上为细末。每服三钱，米饮调下。

【功效】清热燥湿，凉血止血。

【主治】血痢及肠风下血。

【方解】椿根皮清热燥湿，止泻止血；枯白矾止血止泻；槐角子凉血止血，清肝明目；炙甘草补脾和胃，益气复脉，调和诸药。

【专科应用】痔疮下血、尿路感染、细菌性痢疾等属湿热下注证者。

【现代研究】刘昌海等选取 20 例放射性直肠炎患者为研究对象，均单独服用中药。基本处方党参 15～30g（或人参 6～9g），焦白术 9g，炒白芍 18～30g，炒当归 6～9g，肉豆蔻 9g，肉桂 3～6g，炙甘草 9g，木香 9g，诃子 9g，罂粟壳 6～9g，炒椿根皮 9g（研，分冲）。水煎服，每日 1 剂，早晚空腹，连用 4 周。结果治愈 10 例，好转 6 例，治愈率 50%，总有效率 80%。随访复发率低。[刘昌海，张家驹．真人养脏汤合椿根皮散治疗放射性直肠炎 20 例．山东中医杂志，2003，22（12）：731.]

大补阴丸

【出处】元《丹溪心法》。

【组成与用法】熟地黄、龟甲各六两，黄柏、知母各四两。

上为细末，猪脊髓蒸熟，炼蜜为丸。服七十丸，空心盐白汤送下。现代用法：蜜丸，每服 9g，淡盐汤送服；亦可作汤剂，水煎服。

【功效】滋阴降火。

【主治】阴虚火旺证。骨蒸潮热，盗汗遗精，咳嗽咯血，心烦易怒，足膝疼热，舌红少苔，尺脉数而有力。

【方解】熟地黄滋补真阴，填精益髓；龟甲滋阴潜阳，补肾健骨，二药相须，补阴固本，滋水亦可制火，共为君药。相火既动，必资清降，故以黄柏之苦寒降泄；知母味苦性寒质润，既能清泄肺、胃、肾三经之火，又能滋三经之阴。知母、黄柏相须为用，善清降阴虚之火，用以为臣。丸用猪脊髓补髓养阴，蜂蜜补中润燥，共增滋补真阴之效，是为佐药。

【专科应用】口腔溃疡、消渴病、瘿病、绝经前后诸证等属阴虚火旺者。

【宜忌】脾胃虚弱、食少便溏及火热属实证者不宜使用。

大补元煎

【出处】明《景岳全书》。

【组成与用法】人参少则一二钱多则一二两，山药（炒）二钱，熟地黄少则二三钱多则二三两，杜仲二钱，当归二三钱，山茱萸一钱，枸杞子二三钱，炙甘草一二钱。

水二盅，煎七分，食远温服。

【功效】大补气血。

【主治】气血大亏、精神失守之危重病证，如消化道出血等。

【方解】熟地黄滋补肾阴，配以当归滋阴养血；合枸杞子、山茱萸滋补肝肾，填精补血；杜仲补肝肾而温下元；人参伍与山药、甘草，益气健脾；人参、当归配伍益气补血。诸药合用，滋肝肾，益气血，调冲任，使得肾气旺盛，气血充足，冲任调和。

【专科应用】慢性萎缩性胃炎、便秘等属气阴两亏者。

【宜忌】阴虚阳亢、血分有热者慎服。

大柴胡汤

【出处】汉《金匮要略》。

【组成与用法】柴胡半斤，黄芩三两，芍药三两，半夏（洗）半升，生姜（切）五两，枳实（炙）四枚，大枣（擘）十二枚，大黄二两。

上八味，以水一斗二升，煮取六升，去滓，再煮，温服一升，日三服。现代用法：水煎两次，去滓，再煎，分两次温服。

【功效】和解少阳，内泄热结。

【主治】少阳阳明合病。往来寒热，胸胁苦满，呕不止，郁郁微烦，心下痞硬，或心下满痛，大便不解或协热下利，舌苔黄，脉弦数有力。

【方义】重用柴胡为君药，配臣药黄芩和解清热，以除少阳之邪；轻用大黄配枳实，内泄阳明热结，行气消痞，亦为臣药。芍药柔肝缓急止痛，与大黄相配可治腹中实痛，与枳实相伍可以理气和血，以除心下满痛；半夏和胃降逆，配伍大量生姜，以治呕逆不止，共为佐药。大枣与生姜相配，和营卫，行津液，调和脾胃，功兼佐使。

【专科应用】急性胰腺炎、急性胆囊炎、胆石症、胃及十二指肠溃疡等属少阳阳明合病者。

【现代研究】王学强将 100 例胆囊炎患者随机均分为对照组和观察组。对照组用消炎利胆片治疗，观察组用大柴胡汤治疗，比较两组的临床疗效和 6 个月后复发情况。结果观察组总有效率为 92%，高于对照组的 72%（$P<0.05$）。结论：大柴胡汤用于胆囊炎，可有效改善患者的临床症状。[王学强．大柴胡汤在胆囊炎治疗中的应用与疗效研究．中国医药指南，2020，18（9）：193.]

大承气汤

【出处】汉《伤寒论》。

【组成与用法】大黄（酒洗）四两，厚朴（去皮，炙）半斤，枳实（炙）五枚，芒硝三合。

上四味，以水一斗，先煮二物，取五升，去滓；内大黄，更煮取二升，去滓；内芒硝，更上微火一二沸，分温再服。得下，余勿服。现代用法：水煎，先煎厚朴、枳实，后下大黄，芒硝溶服。

【功效】峻下热结。

【主治】阳明腑实证。大便不通，频转矢气，脘腹痞满，腹痛拒按、按之则硬，甚或潮热谵语，手足濈然汗出；热结旁流，下利清水、色纯青，其气臭秽；里热实证之热厥、痉病或发狂等。

【方义】大黄苦寒通降，泄热通便，荡涤胃肠实热积滞，为君药。芒硝咸寒润降，泄热通便，软坚润燥，以除燥坚，为臣药。厚朴下气除满，枳实行气消痞，合用消痞除满，泻下通便，为佐药。

【专科应用】急性单纯性肠梗阻，粘连性肠梗阻，蛔虫性肠梗阻，急性胆囊炎，急性胰腺炎，幽门梗阻，某些热性病过程中出现高热、神昏谵语、惊厥、发狂而见大便不通、苔黄、脉实者。

【宜忌】本方为泻下峻剂，凡气虚阴亏、燥结不甚者，以及年老、体弱等均慎用。孕妇禁用。注意中病即止，以免耗损正气。

【现代研究】徐霜冰选取重症急性胰腺炎患者 140 例，随机均分为对照组和研究组。对照组接受常规治疗，研究组接受大承气汤治疗。结果研究组白细胞、降钙素原、C－反应蛋白、血清淀粉酶均低于对照组（$P<0.05$）。结论：重症急性胰腺炎应用大承气汤治疗具有显著效果。[徐霜冰．重症急性胰腺炎应用大承气汤治疗的效果．中国继续医学教育，2020，12（21）：152－154.]

大定风珠

【出处】清《温病条辨》。

【组成与用法】生白芍、干地黄、麦冬（连心）各六钱，麻仁、五味子各二钱，生龟甲、生牡蛎、甘草（炙）、鳖甲（生）各四钱，阿胶三钱，鸡子黄（生）两枚。水八杯，煮取三杯，去滓，再入鸡子黄，搅令相得，分三次服。

【功效】滋阴养液，柔肝息风。

【主治】阴虚动风证。温病后期，神倦瘛疭，脉气虚弱，舌绛苔少，有时时欲脱之势。

【方解】鸡子黄、阿胶滋阴养液，以息内风；地黄、麦冬、白芍养阴柔肝；龟甲、鳖甲、牡蛎育阴潜阳；麻仁养阴润燥；五味子、甘草酸甘化阴。本方系加减复脉汤（炙甘草、干地黄、生白芍、麦冬、阿胶、麻仁）加味而成。因温病时久，邪热灼伤真阴，虚风内动，故加鸡子黄、五味子、龟甲、鳖甲、牡蛎等滋阴潜阳之品，由滋阴润燥衍化为滋阴息风之剂。

【专科应用】帕金森、失眠等证属阴虚阳亢者；消化道出血所致贫血等。

【宜忌】阴液津亏、邪气高热仍盛者，非本方所宜。舌质绛红、舌苔黄厚者不宜用本方。

大黄附子汤

【出处】汉《金匮要略》。

【组成与用法】大黄三两，炮附子三枚，细辛二两。以水五升，煮取二升，分温三服。若强人煮取二升半，分温三服。服后如人行四五里，进一服。现代用法：水煎服。

【功效】温里散寒，通便止痛。

【主治】里寒积滞内结，阳气不运所致的寒积腹痛里实证。腹痛便秘，胁下疼痛，发热，手足厥冷，舌苔白腻，脉弦紧。

【方解】附子辛热，温阳祛寒；大黄荡涤肠胃，泻除积滞，共为君药。细辛辛温宣通，除寒散结止痛，为佐药。大黄苦寒，得附子、细辛之辛热，苦寒之性被制，泻下之功犹存。

【专科应用】急性阑尾炎、急性肠梗阻、胆绞痛、尿毒症、胆囊术后综合征、胰腺炎、肾结石、睾丸肿痛、坐骨神经痛等属胃肠寒积里实证者。

【宜忌】大黄用量一般不超过附子。

大黄牡丹汤

【出处】汉《金匮要略》。

【组成与用法】大黄四两，牡丹皮一两，桃仁五十个，冬瓜仁半升，芒硝熔化。

上药以水六升，煮取一升，去渣，纳芒硝，再煎沸，顿服之。

【功效】泄热破结，散结消肿。

【主治】肠痈初起，湿热瘀滞证。症见右下腹肿痛，疼痛拒按，小便自调，时时发热，自汗恶寒，或右足屈而不伸。

【方解】大黄泻火逐瘀，通便解毒；牡丹皮凉血清热，活血散瘀，二者合用，共泄肠腑湿热瘀结，为君药。芒硝软坚散结，协大黄荡涤实热，促其速下；桃仁性善破血，助君药以通瘀滞，均为臣药。冬瓜仁利湿，导肠腑垢浊，排脓消痈，为佐药。

【专科应用】急性胰腺炎、急性阑尾炎、急性胆囊炎等急腹症及腹腔脏器化脓性疾病。

【宜忌】凡肠痈溃后，老人、孕妇、产妇或体质过于虚弱者均慎用或忌用。

【现代研究】李爱明将因急腹症术后发生内毒素血症的89例患者随机分为对照组（45例）和研究组（44例）。对照组常规给予补液抗感染治疗，研究组在此基础上给予大黄牡丹汤中西医联合治疗。结果两组每日排便次数均增多（$P<0.05$），内皮素、TNF－α水平较前下降（$P<0.05$）。结论：大黄牡丹汤联合西药治疗急腹症ETM，可改善炎症介质释放，有效保护患者肠黏膜，提高患者预后。［李爱明．大黄牡丹汤治疗急腹症内毒素血症临床研究．新中医，2019，51（6）：62－64.］

大黄䗪虫丸

【出处】汉《金匮要略》。

【组成与用法】大黄（蒸）十两，黄芩二两，甘草二两，桃仁一升，杏仁一升，芍药四两，干地黄十两，干漆一两，虻虫一升，水蛭一百个，蛴螬一升，䗪虫半升。

上为末，炼蜜为丸，如小豆大。酒服五丸，日三服。

【功效】活血破瘀，通经消癥。

【主治】虚劳内有干血，形体羸瘦，腹满不能饮食，肌肤甲错，两目黯黑；亦治妇女经闭，腹中有块，或胁下癥瘕刺痛。

【方解】䗪虫咸寒入血，攻下积血，有破瘀血、消肿块、通经脉之功，合大黄通达三焦以逐干血，共为君药。桃仁、干漆、水蛭、虻虫、蛴螬活血通络，消散积聚，攻逐瘀血；黄芩配大黄，清上泻下，共逐瘀热；桃仁配杏仁降肺气，开大肠，与活血攻下药相配有利于祛瘀血；地黄、甘草、芍药滋阴补肾，养血濡脉，和中缓急；黄芩、杏仁清宣肺气而解郁热；用酒送服，以行药势。

【专科应用】胃肠道肿物，血瘀头痛，高血压，胸痹，脑血栓，脑栓塞恢复期，四肢麻木，慢性活动性肝炎，亚急性重症肝炎，肝硬化，闭经，卵巢囊肿，子宫肌瘤，盆腔炎性包块，结核性盆腔炎，盆腔腹膜炎，牛皮癣，颜面色素沉着等。

【宜忌】孕妇禁用。出现皮肤过敏者停服。

大建中汤

【出处】汉《金匮要略》。

【组成与用法】蜀椒（去汗）二合，干姜四两，人参二两。

上三味，以水四升，煮取二升，去渣，内饴糖，微火煮取一升半，分温再服。如一炊顷，可饮粥二升，后更服，当一日食糜，温覆之。现代用法：水煎服。

【功效】温中补虚，降逆止痛。

【主治】中阳衰弱、阴寒内盛之脘腹痛剧；心胸寒痛，呕不能食，腹中寒，上冲皮起，手足厥冷。

【方解】蜀椒温脾胃，助命火，散寒止痛，为君药。干姜辛热，温中散寒，助蜀椒散寒；饴糖温补中虚，缓急止痛，助蜀椒止痛之功，共为臣药。人参补脾益气，配合饴糖重建中脏，为佐药。

【专科应用】胃溃疡，肠粘连，胆绞痛，胰腺炎，慢性浅表性胃炎，功能性便秘与腹胀。日本将其作为治疗术后肠梗阻的主要药物。

【宜忌】本方辛甘温热之性较强，素体阴虚者慎用。寒凝气滞者不宜。

【现代研究】任涛将90例脾胃阳虚型胃溃疡患者均分为研究组和对照组。对照组采用常规西医治疗，研究组在此基础上加用大建中汤。结果研究组的总有效率为95.56%，显著高于对照组的77.78%（$P<0.05$）。结论：常规基础上联合大建中汤治疗，能够有效提高脾胃阳虚型胃溃疡患者的治疗效果。[任涛．大建中汤联合西医治疗胃溃疡（脾胃阳虚型）的临床观察．中国医药指南，2018，16（5）：196－197.]

大七气汤

【出处】明《医学入门》。

【组成与用法】京三棱（去白）一两半，蓬莪术（去白）一两半，青皮（去白）一两半，陈皮（去白）一两半，藿香叶一两半，香附（炒，去毛）一两半，益智仁一两半，桔梗一两半，生姜两片，大枣两枚，官桂（取心）一两半，甘草（炙）三钱。

上为散，每服五钱，水二盏，生姜二片，枣二枚，煎至一盏，食前温服。

【功效】行气散结，活血止痛。

【主治】气滞血阻型积证，兼有寒象者。腹部积块，固定不移，腹痛不适。

【方解】三棱破血中之气、莪术破气中之血，消瘀止痛；青皮、陈皮、藿香、桔梗、香附长于疏肝理气，消积化滞；益智仁、官桂温经通络；配以生姜、大枣、甘草调和胃气。诸药合用，理气散结，活血消症。

【专科应用】胃肠道肿物，痛经，不孕，子宫内膜异位症，急慢性盆腔炎，卵巢肿瘤。

【宜忌】体虚者慎用。

大陷胸汤

【出处】汉《伤寒论》。

【组成与用法】大黄（去皮）六两，芒硝一升，甘遂一钱匕。

上三味，以水六升，先煮大黄减二升，去滓；内芒硝，煮一两沸，内甘遂末，温服一升。得快利，止后服。现代用法：水煎服，先煮大黄，去滓后，纳芒硝，再纳甘遂末。

【功效】泄热逐水破结。

【主治】水热互结之结胸证，症见心下痛，或从心下至少腹硬满疼痛、拒按，按之石硬，伴见短气烦躁，日晡小有潮热，大便秘结。

【方解】甘遂味辛、苦，性寒，峻下逐水，善泻胸腹积水；大黄泄热荡实；芒硝泄热软坚破结。

【专科应用】急性胰腺炎、急性肠梗阻、肝脓肿、胆囊炎、胆石症等属水热互结者。

【宜忌】虚人慎用，当中病即止。

【现代研究】唐江岳等治疗重症胰腺炎患者共 32 例，在西医基础治疗包括禁食，吸氧，胃肠减压和肠外营养，维持水、电解质平衡，维持血容量，用生长抑素 250μg/h 静脉滴注等治疗下，另用大陷胸汤加干姜方。大黄（去皮）10g，芒硝 10g，甘遂 1g。血瘀甚者加红花 15g，桃仁 10g；积滞较重者加鸡内金 10g，乌药 8g；气虚加党参 15g。每日 3 次，每次 200mL，口服或鼻饲，12 日为 1 个疗程。观察发现，在西医常规治疗基础上，大陷胸汤加干姜治疗重症胰腺炎可改善脾胃升清降浊、运化功能，排除瘀浊，缩短病程，减少并发症。[唐江岳，姜彝，李娟，等．大陷胸汤加干姜治疗重症胰腺炎 32 例．实用中医药杂志，2019，35（4）：435.]

大营煎

【出处】明《景岳全书》。

【组成与用法】当归二钱、三钱或五钱，熟地黄三钱、五钱或七钱，枸杞子、杜仲各二钱，牛膝一钱半，肉桂、炙甘草各一钱或二钱。水二盅，煎七分，食远温服。如寒滞在经，气血不能流通，筋骨疼痛之甚者，必加制附子一二钱方效；如带浊腹痛者，加故纸一钱炒用；如气虚者，加人参、白术；中气虚寒呕恶者，加炒焦干姜一二钱。现代用法：水煎服。

【功效】补肾益阴，填精补血。

【主治】真阴精血亏损证，症见妇人经迟血少，腰膝筋骨疼痛，或气血虚寒，心腹疼痛。

【方解】精气虚则营血少，营血亏则精气衰。肾者，水火之宅，藏精之脏。熟地黄滋补肾阴，肉桂温肾助阳，杜仲强壮肾府，牛膝补肝肾强腰膝，枸杞子益养肝肾，当归补血活血，炙甘草健脾并调和诸药。

【专科应用】慢性结肠炎或消化道出血所致贫血属气血虚寒者。

【宜忌】月经后期属血虚有热者慎用。

丹参饮

【出处】清《时方歌括》。

【组成与用法】丹参一两，檀香、砂仁各一钱。水一盏半，煎七分服。现代用法：水煎服。

【功效】活血祛瘀，行气止痛。

【主治】心腹胃脘诸痛证，症见胸胁胀闷、走窜疼痛，胁下痞块，刺痛拒按。妇女急躁易怒、闭经或痛经。

【方解】丹参为君，重用以活血祛瘀。佐以辛温走窜之檀香、砂仁，温中散寒，行气止痛。

【专科应用】慢性胃炎、胃及十二指肠溃疡、胃神经官能症等属气滞血瘀者。

【宜忌】气滞血瘀属虚实夹杂者应配伍相应的补虚药。

丹栀逍遥散

【出处】宋《校注妇人良方》。

【组成与用法】逍遥散加牡丹皮、栀子。炙甘草、当归、芍药、茯苓、白术各一钱，柴胡、牡丹皮、山栀子各五分。

上为粗末。每服二钱，水一大盏，烧生姜一块切破，薄荷少许，同煎至七分，去渣热服，不拘时候。现代用法：水煎服。

【功效】疏肝清热，健脾养血。

【主治】肝郁脾虚血热证，症见遍身瘙痒，或口燥咽干，发热盗汗，食少嗜卧，小便涩滞。又治瘰疬流注，痈疽疔毒。

【方解】柴胡为君，疏肝解郁，升阳散热。臣以当归补血活血；芍药养血敛阴，助柴胡以平肝。“见肝之病，知肝传脾，当先实脾”，佐以甘淡之茯苓、甘温之白术健脾渗湿；湿郁化热，热入营血，佐以栀子泻三焦郁火、湿热，牡丹皮泻血中伏火。使以炙甘草，益气和中，调和诸药。

【专科应用】慢性胃炎、肝炎、肝硬化、胆石症等属肝郁脾虚血热者。

【宜忌】寒凝血瘀者慎用。

当归补血汤

【出处】元《内外伤辨惑论》。

【组成与用法】黄芪一两，当归（酒洗）二钱。

上㕮咀，以水二盏，煎至一盏，去滓，温服，空心食前服。现代用法：水煎服。

【功效】补气生血。

【主治】血虚发热证。肌热面红，烦渴欲饮，脉洪大而虚，重按无力；亦治妇人经期、产后血虚发热头痛，或疮疡溃后，久不愈合。

【方解】重用黄芪，大补肺脾元气，固护肌表。臣以当归，养血和营。二药一气一血，一阴一阳，补正气而摄浮阳，使气旺血生，阳生阴长，虚热自除。

【专科应用】消化道出血所致贫血、慢性便秘、慢性肝炎、炎症性肠病缓解期等属气血亏虚者。

【宜忌】阴虚内热证禁用。

当归芍药散

【出处】汉《金匮要略》。

【组成与用法】当归三两，芍药一斤，茯苓四两，白术四两，泽泻半斤，川芎半斤（一作三两）。

上六味，杵为散，取方寸匕，酒和，日三服。

【功效】养血调肝，健脾利湿。

【主治】肝郁脾虚证，妇人妊娠或经期肝脾两虚，腹中拘急、绵绵作痛，头晕心悸，或下肢浮肿，小便不利。

【方解】重用白芍，柔肝木而缓脾土，养血敛阴，柔肝缓急，以解腹中之痛；当归养血和血活血，川芎活血行气，两药合用，散寒止痛；白术、茯苓健运脾气，使气血生化有源；合泽泻以利湿，使气血流通，而无湿滞。

【专科应用】腹痛、胃痛、慢性便秘、慢性腹泻、慢性肝炎、炎症性肠病缓解期等属脾虚肝郁者。

【宜忌】本方只要见肝虚血滞、脾弱湿恋者均可用之。本方为散剂，水煎则失去挥发性成分。

【现代研究】甘文娟将80例肝气犯胃型慢性胃炎患者随机均分为对照组和观察组。对照组采用常规西医治疗，观察组采用当归芍药散联合西药治疗。结果观察组的临床总有效率显著高于对照组，症状缓解时间短于对照组（$P<0.05$）；治疗前两组的症状体征评分、胃电参数比较差异无统计学意义（$P>0.05$），治疗后观察组的症状体征评分、胃电参数均优于对照组（$P<0.05$）。结论：当归芍药散联合西药用于肝气犯胃型慢性胃炎效果较好，且对胃电参数有积极影响。[甘文娟．当归芍药散联合西药在肝气犯胃型慢性胃炎中的应用价值．中国医药科学，2020，10（14）：64－67.]

导赤散

【出处】宋《小儿药证直诀》。

【组成与用法】生地黄、木通、甘草梢各二钱。

上药为末，每服三钱。水一盏，入竹叶同煎至五分，食后温服。现代用法：水煎服。

【功效】清心利水养阴。

【主治】心经火热证，心胸烦热，口渴面赤，意欲冷饮，口糜舌疮；或心热移于小肠，小便赤涩刺痛。

【方解】木通味苦，性寒，入心、小肠经，上则清心降火，除心经蕴热；下则利水通淋，以泻小肠之火，用以为君。生地黄入心、肾经，甘凉而润，凉血滋阴以制心火，用以为臣，与木通配合，利水而不伤阴，补阴而不恋邪。竹叶甘淡，清心除烦，引热下行，使热从小便而出。甘草用梢，取其直达茎中而止淋痛，并可调和诸药，且可防木通、生地黄之寒凉伤胃，为佐使。

【专科应用】口腔溃疡、慢性便秘等属心经火热者。

【宜忌】脾胃虚弱者慎用。

导痰汤

【出处】宋《济生方》。

【组成与用法】制半夏二钱，橘红一钱，茯苓一钱，枳实（麸炒）一钱，南星一钱，甘草五分。半夏四两，汤泡七次；天南星（炮，去皮）、橘红、枳实去瓤，麸炒；茯苓（去皮）各一两，甘草半两（炙）。上㕮咀，每服四钱，水二盏，生姜十片，煎至八分，去滓，食后温服。现代用法：水煎服。

【功效】燥湿化痰，理气和中。

【主治】痰涎壅盛之胸膈痞塞，或咳嗽恶心，饮食少思；或肝风夹痰之呕不能食，头痛眩晕，甚或一切痰厥，头目眩晕。

【方解】本方乃二陈汤去乌梅，加制南星、枳实而成。主药南星燥湿化痰，祛风散结；枳实下气行痰；辅以半夏燥湿化痰，橘红利气降痰；佐以茯苓渗湿化痰，以杜生痰之源，生姜和胃止呕，制南星之毒；使以甘草益气和中止咳。

【专科应用】慢性胃炎，功能性消化不良，便秘，慢性肝炎，胃食管反流病等。

【宜忌】阴虚肺燥者忌用。

涤痰汤

【出处】明《证治准绳》。

【组成与用法】南星（姜制）二钱半，半夏二钱半，枳实（麸炒）一钱半，茯苓（去皮）一钱半，橘红一钱半，石菖蒲一钱，人参一钱，竹茹七分，甘草半钱。

将药研为细散状，用水煎时加入生姜5片同煎，饭后服用。

【功效】涤痰开窍。

【主治】中风痰迷心窍，舌强不能言。

【方解】胆南星清热化痰，枳实破气行痰，消积散痞，为君药。半夏燥湿化痰，降逆和胃；竹茹清热化痰，除烦止呕为臣药。佐以人参、大枣补气益脾；石菖蒲芳香开窍，和中辟浊。生姜降逆化痰，制半夏之毒为使。

【专科应用】慢性胃炎，功能性消化不良，慢性腹泻，慢性肝炎，胃食管反流病。

【宜忌】孕妇忌服。

地榆槐角丸

【出处】宋《太平惠民和剂局方》。

【组成与用法】槐角（去枝梗，炒）一斤，地榆、当归（酒浸一宿，焙）、防风（去芦）、黄芩、枳壳（去瓤，麸炒）各半斤。

上为末，酒糊为丸，如梧桐子大。每服三十丸，米饮送下，不拘时候，久服。现代用法：中成药口服。

【功效】清肠疏风，凉血止血。

【主治】肠风便血，痔疮肿痛。

【方解】槐角凉血止血，清肠疏风，为君药。地榆、黄芩清热燥湿，凉血止血，为臣药。枳壳炒用宽肠利气，当归活血养血，两药一气一血，气血得调，便血得止，均为佐药。使以防风祛风胜湿，通调肠胃。

【专科应用】痔疮出血、肛裂、慢性结肠炎、慢性细菌性痢疾、肠息肉出血、肛门直肠周围脓肿等属风热湿毒壅滞肠道者。

【宜忌】阳虚出血者忌用。

【现代研究】张平生运用浓缩槐角丸治疗 292 例痔出血，结果内痔总有效率Ⅰ期为 91.3%，Ⅱ期为 81.19%，Ⅲ期为 40%，未发现任何不良反应及毒副作用。结论：各种非手术治疗痔疮，浓缩槐角丸可作为首选药物之一。[张平生．浓缩槐角丸治疗痔出血的经验体会．甘肃中医，2001，14（5）：23－23.]

地榆散

【出处】宋《太平圣惠方》。

【组成与用法】地榆（锉）、黄连（去须微炒）、犀角屑、茜根、黄芩各一两，栀子仁半两。捣筛为散，每服四钱。以水一中盏，入薤白五寸，煎至六分，去滓，不计时候温服。现代用法：水煎服。

【功效】清热解毒，凉血止血。

【主治】便血、色红黏稠或伴脓血，里急后重，肛门灼热，或腹痛，口苦。

【方解】地榆苦酸涩，微寒，入肝、大肠经，凉血止血，解毒敛疮为君药。茜草、犀角加强清热凉血之力；苦寒之芩、连清热燥湿，厚肠止利；栀子清热泻火，共为臣药，火降血自止。薤白性温，具行气导滞、消胀止痛之功，配伍大剂量寒凉药中，去性存用，行血中之气，为佐药，使气调则血调。

【专科应用】溃疡性结肠炎、克罗恩病等炎性肠病，消化道出血、痔疮证属湿热邪毒、壅遏肠道、损伤脉络者。

【宜忌】便血属气血两虚、脾胃虚寒者不宜。

【现代研究】张磊等将78例上消化道出血患者随机分为治疗组41例，对照组37例。治疗组采用加味地榆散。地榆15g，茜草根15g，黄芩12g，黄连12g，栀子9g，茯苓9g，大黄15g。按制剂工艺制为棕色散剂（由院制剂科提供）。每包20g，1次1包，1天3次，并根据病情予扩容、抗休克等综合治疗。对照组采用西医常规治疗，卧床休息，使用止血芳酸、止血敏、立止血等止血及扩容、抗休克等综合治疗。结果治疗组总有效率为92.7%，高于对照组的83.8%（$P<0.05$）。[张磊，何中平，欧阳松山．加味地榆散治疗上消化道出血41例．中国中西医结合消化杂志，2007，15（5）：338－339.]

丁香柿蒂汤

【出处】明《症因脉治》。

【组成与用法】丁香、柿蒂、人参、生姜。现代用法：水煎服。

【功效】温中益气，降逆止呃。

【主治】胃气虚寒证。症见呃逆不止、胸痞脉迟。

【方解】丁香辛温芳香，为治疗胃寒呃逆之要药，为君。柿蒂味苦，性平，善降胃气；生姜味辛，性温，长于止呕，二药助君为臣。人参味甘，性温，补虚养胃，为佐。

【专科应用】神经性呃逆、膈肌痉挛、反流性食管炎、功能性消化不良等属胃中虚寒证者。

【宜忌】胃热呃逆者慎用。

【现代研究】张晓敏等将134例肿瘤致顽固性呃逆患者随机平均分为研究组和对照组。研究组采用丁香柿蒂汤治疗，对照组采用维生素B_6治疗。结果两组呃逆均得到改善，但研究组的治愈有效率为100%，高于对照组的97%（$P<0.05$）。结论：肿瘤致顽固性呃逆患者采用丁香柿蒂汤治疗，与维生素B_6相比，治疗效果更好。[张晓敏，肖健，杜倩楠．丁香柿蒂汤治疗肿瘤致顽固性呃逆的临床效果．中国肿瘤临床与康复，2015，22（11）：1397－1398.]

独参汤

【出处】元《十药神书》。

【组成与用法】人参（为粗末）一两。加大枣五枚。水煎，不拘时服。

【功效】益气固脱。

【主治】元气大亏，阳气暴脱，面色苍白，神情淡漠，肢冷汗出。近代用于大出血、创伤休克、心力衰竭等重症抢救。

【方解】人参味甘、微苦，性微温，归脾、肺经，具有大补元气、补脾益肺、生津止渴、安神增智之功。

【专科应用】消化道出血引起的周围循环衰竭。

【宜忌】肝阳上亢的高血压患者慎用（收缩压超过180mmHg者，无论何种类型的高血压病均不宜服用）。不宜与含藜芦的方药同用。

敦阜丸

【出处】明《景岳全书》。

【组成与用法】木香、山楂、麦芽、皂角、丁香、乌药、青皮、陈皮、泽泻各五钱，巴霜一钱。

上共为末，用生蒜头一两研烂，加熟水取汁，浸蒸饼捣丸，绿豆大。每服二三十丸，随便用汤引送下。如未愈，徐徐渐加用之。

【功效】行气消食。

【主治】坚顽食积停滞肠胃，痛剧不行。

【方解】巴霜攻逐泻下行其滞，山楂、麦芽消食导滞去其积；辅以木香、丁香、乌药、青皮、陈皮行气和中以止痛，芳香健胃，恢复运化功能；皂角、大蒜祛痰温中；泽泻运脾湿。

【专科应用】胃痛、腹痛等属饮食停滞者。

【宜忌】无。

二陈汤

【出处】宋《太平惠民和剂局方》。

【组成与用法】半夏（汤洗七次）、橘红各五两，白茯苓三两，甘草（炙）一两半。每服四钱。用水一钱，生姜七片，乌梅一个，同煎六分，去滓，热服，不拘时候。现代用法：加生姜七片，乌梅一个，水煎温服。

【功效】燥湿化痰，理气和中。

【主治】脾失健运所致湿痰证。咳嗽痰多、色白易咳，恶心呕吐，胸膈痞闷，肢体困重，或头眩心悸，舌苔白滑或腻，脉滑。

【方解】半夏辛温性燥，善燥湿化痰，兼和胃降逆，散结消痞，为君药。橘红辛苦温燥，既可理气醒脾，又能燥湿化痰，为臣药。君臣相配，一则等量合用，相辅相成，增强燥湿化痰之力，且体现治痰先理气、气顺则痰消之意；二则两者皆以陈久者良，无过燥之弊，故方名“二陈”。佐以茯苓健脾渗湿，渗湿以助化痰之力，健脾以杜生痰之源。鉴于橘红、茯苓针对痰因气滞和生痰之源而设，故二药为祛痰剂中理气化痰、健脾渗湿的常用组合。煎加生姜，既能制半夏之毒，又能协助半夏化痰降逆，和胃止呕。复用少许乌梅，收敛肺气，与半夏、橘红相伍，散中兼收，防其燥散伤正之虞，均为佐药。甘草调和诸药为使。

【专科应用】慢性胃炎，胃食管反流，恶心呕吐等。

【宜忌】本方性燥，燥痰者慎用。阴虚燥咳、痰中带血，或吐血、消渴、阴虚、血虚者忌用。

附子理中汤

【出处】宋《三因极一病证方论》。

【组成与用法】大附子（炮，去皮脐）、人参、干姜（炮）、甘草（炙）、白术各等份。

上锉散，每服四大钱。水一盏半，煎至七分，去滓服，不拘时候。口噤则斡开灌之。现代用法：水煎服。

【功效】补虚回阳，温中散寒。

【主治】五脏中寒，口噤肢厥，失声不语；下焦虚寒，火不生土，脘腹冷痛，呕逆泄泻，寒厥痼冷，霍乱脏毒，阴斑瘴毒，喉肿疮疡，口舌生疮，阴盛格阳，发热烦躁。

【方解】附子温补命门，人参补气益脾，白术健脾燥湿，干姜温胃散寒，炙甘草和中补土，调和诸药。

【专科应用】胃及十二指肠溃疡、低血压、窦性心动过缓、过敏性紫癜、复发性口腔溃疡等属脾肾阳虚者。

【宜忌】胃热实证及孕妇忌用。

复元活血汤

【出处】元《医学发明》。

【组成与用法】柴胡半两，瓜蒌根三钱，当归三钱，红花二钱，甘草二钱，穿山甲（炮）二钱，大黄（酒浸）一两，桃仁（酒浸，去皮尖，研如泥）五十个。除桃仁外，锉如麻豆大，每服一两。水一盏半、酒半盏，同煎至七分，去滓，大温服之，食前服。以利为度，得利痛减，不尽服。现代用法：共为粗末，每服30g，加黄酒30mL，水煎服。

【功效】活血祛瘀，疏肝通络。

【主治】跌打损伤，瘀血阻滞证；胁肋瘀肿，痛不可忍。

【方解】重用酒制大黄，荡涤凝瘀败血，导瘀下行，推陈致新；柴胡疏肝行气，并可引诸药入肝经。两药合用，一升一降，以攻散胁下之瘀滞，共为君药。桃仁、红花活血祛瘀，消肿止痛；穿山甲破瘀通络，消肿散结，共为臣药。当归补血活血；瓜蒌根“续绝伤”“消仆损瘀血”，既能入血分助诸药而消瘀散结，又可清热润燥，共为佐药。甘草缓急止痛，调和诸药，是为使药。大黄、桃仁酒制及原方加酒煎服，乃增强活血通络之意。

【专科应用】跌打损伤，慢性胃炎，肝炎，胆囊炎。以胁肋瘀肿疼痛为辨证要点。

【宜忌】服药“以利为度”。若虽“得利痛减”，而病未愈需继续服者，须更换方剂或调整原方剂量。孕妇忌服。

甘草泻心汤

【出处】汉《伤寒论》。

【组成与用法】甘草（炙）四两，黄芩、干姜各三两，半夏半升，大枣（擘）十二枚，黄连一两。以水一升，煮取六升，去滓，再煎取三升。温服一升，一日三次。

【功效】益气和胃，消痞止呕。

【主治】伤寒痞证，胃气虚弱，腹中雷鸣，下利，水谷不化，心下痞硬而满，干呕心烦不得安；狐惑病。现代临床常用于急性及慢性胃肠炎症、白塞综合征等。

【方解】本方乃半夏泻心汤加重甘草而成。甘草为君药，以补中缓急，使胃虚得补，急利得缓；半夏、干姜驱饮止呕；黄芩、黄连苦寒清上热，解痞止利；大枣助君药以补虚缓急之功。

【专科应用】慢性胃炎，腹泻，呕吐等症。

【宜忌】无。

【现代研究】李春颖将 80 例 Hp（幽门螺杆菌）相关性胃溃疡患者随机平均分为对照组和观察组。对照组采用泮托拉唑四联疗法治疗，观察组在对照组的基础上增加甘草泻心汤加减，观察两组的有效率、症状积分（腹胀、腹痛、嗳气）和 Hp 根除率。结果观察组的有效率、Hp 根除率均高于对照组（$P<0.05$）；治疗前两组腹胀、腹痛、嗳气症状积分比较差异均无统计学意义（$P>0.05$）；治疗后观察组腹胀、腹痛、嗳气症状积分均显著低于对照组（$P<0.05$）。治疗前两组干扰素－γ（IFN－γ）、白细胞介素－2（IL－2）、IL－4、IL－6、IL－12 测定结果比较差异均无统计学意义（$P>0.05$），治疗后观察组 IFN－γ、IL－2、IL－12 水平均较对照组低，IL－4、IL－6 水平均较对照组高（$P<0.05$）。结论：甘草泻心汤加减治疗 Hp 相关性胃溃疡可有效根除 Hp，改善患者的临床症状。［李春颖．甘草泻心汤加减治疗幽门螺杆菌相关性胃溃疡临床研究．现代医药卫生，2020，36（5）：734－736.］

甘露消毒丹

【出处】清《医效秘传》。

【组成与用法】飞滑石十五两，淡黄芩十两，绵茵陈十一两，石菖蒲六两，川贝母五两，木通五两，藿香、连翘、白蔻仁、薄荷、射干各四两。

以水一升，煮取六升，去滓，再煎取三升。温服一升，一日三次。

【功效】利湿化浊，清热解毒。

【主治】湿温时疫，邪在气分，湿热并重。症见发热倦怠，胸闷腹胀，肢酸咽痛，身目发黄，颐肿口渴，小便短赤，泄泻淋浊。

【方解】重用滑石、茵陈、黄芩，其中滑石利水渗湿，清热解暑；茵陈善清利湿热退黄；黄芩清热燥湿，泻火解毒。三药相合，正合湿热并重之病机，共为君药。臣以石菖蒲、藿香、白豆蔻行气化湿，醒脾和中，令气畅湿行；木通清热利湿通淋，导湿热从小便而去，以益其清热利湿之力。热毒上攻，颐肿咽痛，故佐以连翘、射干、贝母、薄荷，合用清热解毒，散结消肿而利咽止痛。

【专科应用】湿温时疫，湿热并重之证，为夏令暑湿季节常用方。临床以身热肢酸、口渴尿赤，或咽痛身黄、舌苔白腻或微黄为辨证要点。

【宜忌】湿热入营、谵语、舌绛者非本方所宜。

甘露饮

【出处】宋《太平惠民和剂局方》。

【组成与用法】枇杷叶（刷去毛）、干熟地黄（去土）、天冬（去心，焙）、枳壳（去瓤，麸炒）、山茵陈（去梗）、生干地黄、麦冬（去心，焙）、石斛（去芦）、甘草（炙）、黄芩各等份。每服6g，用水150mL，煎至100mL，去滓，食后临卧时温服。小儿一服分两服。

【功效】清热养阴，行气利湿。

【主治】胃中客热，牙宣口臭，齿龈肿烂，时出脓血；目睑垂重，常欲合闭；或饥饿心烦，不欲饮食；目赤肿痛，不任凉药；口舌生疮，咽喉肿痛；疮疹已发未发；脾胃受湿，瘀热在里，或醉饱房劳，湿热相搏，致生黄疸，身面皆黄，肢体微肿，胸闷气短，大便不调，小便黄涩，或时身热。

【方解】枇杷叶入胃经，清胃热而不伤阳，既止呕哕，又止衄血，为君；生地黄凉血养阴为臣；茵陈、黄芩清热泻火，利湿燥湿，天冬、麦冬、石斛养阴生津，可防胃热衄血耗损阴液；枳壳行气消积，既有助泄胃热，又可防养阴之品滋腻停着，均为佐药；炙甘草调药和中为使。

【专科应用】口腔炎，咽炎，齿龈肿痛，慢性扁桃体炎属阴虚而有湿热者；亦用于眼科工业性眼灼伤，角膜实质炎。

【宜忌】立夏后、立秋前宜用，余月不可。

膈下逐瘀汤

【出处】《医林改错》卷上。

【组成与用法】五灵脂（炒）二钱，当归三钱，川芎二钱，桃仁（研泥）三钱，牡丹皮二钱，赤芍二钱，乌药二钱，延胡索一钱，甘草三钱，香附一钱半，红花三钱，枳壳一钱半。水煎服。

【功效】活血逐瘀，破癥消结。

【主治】积块，小儿痞块，痛不移处，卧则腹坠，肾泻、久泻由瘀血所致者。

【方解】红花、桃仁、五灵脂、赤芍、牡丹皮、延胡索、川芎、当归活血通经，行瘀止痛；香附、乌药、枳壳调气疏肝。枳壳合桃仁，一走气分，一走血分，合用可通腑泻下，调和气血。与血府逐瘀汤相比，本方活血祛瘀之品较多，因而逐瘀之力较强，止痛之功更好。甘草所以用量较重，一则取其调和诸药，使攻中有制；二则协助主药缓急止痛，更好地发挥活血止痛之能。

【专科应用】急性胰腺炎，消化不良，痛经，子宫内膜异位症，慢性盆腔炎等。

【宜忌】气虚者慎用。

【现代研究】李松柏将 86 例急性胰腺炎患者随机均分为治疗组和对照组，结果采用膈下逐瘀汤合大承气汤加减的治疗组在腹痛缓解时间、血淀粉酶恢复时间和有效率等方面与对照组比较有显著性差异（$P<0.05$）。结论：采用膈下逐瘀汤合大承气汤加减治疗急性胰腺炎能够明显减少并发症，降低病死率，缩短住院时间，节省医疗费用。[李松柏．膈下逐瘀汤合大承气汤加减治疗急性胰腺炎．中国现代药物应用，2011，5（5）：107.]

葛根芩连汤

【出处】汉《伤寒论》。

【组成与用法】葛根半斤，甘草（炙）二两，黄芩三两，黄连三两。

上四味，以水八升，先煮葛根，减二升，内诸药，煮取二升，去滓，分温再服。

【功效】解表清里。

【主治】邪热入里，身热下利，胸脘烦热，口干作渴，喘而汗出。

【方解】葛根辛甘而凉，入脾、胃经，既能解表退热，又能升脾胃清阳之气而治下利，为君药。黄连、黄芩清热燥湿，厚肠止利，共为臣药。甘草甘缓和中，调和诸药，为佐使。

【专科应用】急、慢性肠炎，胃肠型感冒，轮状病毒感染，细菌性痢疾等。

【宜忌】虚寒者慎用。

【现代研究】杨蕾将 86 例小儿秋季腹泻患者随机均分为对照组和治疗组。对照组采用西医常规治疗，治疗组在此基础上加服葛根芩连汤治疗。结果治疗组总有效率为 93%，高于对照组的 81.4%（$P<0.05$）。结论：秋季腹泻患儿采用葛根芩连汤治疗疗效显著。[杨蕾．葛根芩连汤治疗小儿秋季腹泻临床观察．新中医，2011，11（11）：60.]

瓜蒌薤白半夏汤

【出处】汉《金匮要略》。

【组成与用法】栝蒌实（捣）一枚，薤白三两，半夏半升，白酒一斗。煮取四升，温服一升，日三服。

【功效】行气解郁，通阳散结，祛痰宽胸。

【主治】胸痹不得卧、心痛彻背者。

【方解】君以薤白滑利通阳；臣以瓜蒌实润下通阻；佐以白酒熟谷之气，上行药性，助通经活络而痹自开；瘀结中焦而心痛彻背，加半夏和胃而通阴阳。

【专科应用】胃食管反流，冠心病心绞痛，支气管炎，乳腺增生，慢性阻塞性肺疾病，胸部软组织损伤，渗出性胸膜炎，心包炎等。

【宜忌】气虚者慎用。

归脾汤

【出处】宋《济生方》。

【组成与用法】白术、茯神（去木）、黄芪（去芦）、龙眼肉、酸枣仁（炒，取壳）各一两，人参、木香（不见火）各半两，甘草（炙）二钱半，当归一钱，远志（蜜炙）一钱。

上㕮咀，每服四钱，水一盏半，加生姜五片、枣一枚，煎至七分，去滓温服，不拘时服。现代用法：加生姜、大枣，水煎服。

【功效】益气补血，健脾养心。

【主治】心脾气血两虚证，症见心悸怔忡，健忘失眠，盗汗虚热，食少体倦，面色萎黄。脾不统血证，症见便血，皮下紫癜，妇女崩漏，月经超前、量多色淡，或淋沥不止。

【方解】黄芪甘温，补脾益气；龙眼肉甘平，既补脾气，又养心血，共为君药。人参、白术皆为补脾益气之要药，与黄芪相伍，补脾益气之功显著；当归补血养心，酸枣仁宁心安神，二药与龙眼肉相伍，补心血、安神志之功更强，均为臣药。佐以茯神养心安神，远志宁神益智；更佐醒脾之木香，与诸补气养血药相伍，可使其补而不滞。炙甘草补益心脾之气，并调和诸药，用为佐使。引用生姜、大枣调和脾胃，以资化源。

【专科应用】胃及十二指肠溃疡出血、血小板减少性紫癜、再生障碍性贫血、阵发性心动过速、眩晕、便血、神经衰弱、痿证、更年期综合征、功能性子宫出血等属心脾两虚、气血不足者。

【宜忌】忌生冷饮食，阴虚内热者慎用。

【现代研究】欧洋等将80例心脾两虚型慢性疲劳综合征患者随机均分为对照组和观察组。对照组口服盐酸氟西汀胶囊，治疗组口服归脾汤加减。结果治疗组的总有效率为85%，高于对照组的67.5%。治疗后两组神疲乏力、心悸、气短、失眠、腹胀等症状积分均有所变化，但治疗组较对照组更为明显（$P<0.05$）。结论：归脾汤具有补益心脾、宁心安神之效，能有效缓解慢性疲劳综合征引起的神疲乏力、心悸、气短、失眠、腹胀等症状。[欧洋，肖蕾，李京，等. 归脾汤加减治疗心脾两虚型慢性疲劳综合征的临床研究. 中医药信息，2018，35（2）：87-90.]

桂附地黄丸

【出处】汉《金匮要略》。

【组成与用法】干地黄八两，薯蓣四两，山茱萸四两，泽泻三两，茯苓二两，牡丹皮三两，桂枝、附子（炮）各一两。

以上八味，末之，炼蜜和丸梧子大，酒下十五丸，加至二十五丸，日再服。现代用法：蜜丸，每服6g，日两次，白酒或淡盐汤送下；亦可作汤剂，水煎服。

【功效】补肾助阳，化生肾气。

【主治】肾阳不足，腰膝酸冷，肢体浮肿，小便不利或反多，痰饮喘咳，消渴。亦可用于肾阳不足症见消化不良者。

【方解】干地黄滋补肾阴，益精填髓，为君。山茱萸补肝肾，涩精气；薯蓣健脾气，固肾精，二药与地黄相配，补肾益精，谓之“三补”；附子、桂枝温肾助阳，升发少火，鼓舞肾气，共为臣。茯苓健脾益肾；泽泻、牡丹皮降相火，制虚阳浮动，且茯苓、泽泻有渗湿泄浊、通调水道之功，共为佐。三者配伍，谓之“三泻”，即补中有泻，泻清中之浊以纯清中之清，而益肾精，且补而不滞。诸药合用，非峻补元阳，乃阴中求阳，微微生火，鼓舞肾气，即“少火生气”之意。

【专科应用】消化不良，慢性肾炎，高血压，糖尿病，醛固酮增多症，甲状腺功能减退，神经衰弱，肾上腺皮质功能减退，慢性支气管哮喘，更年期综合征，高泌乳素血症等属肾阳不足者。

【宜忌】孕妇忌服；有口干舌燥、烦躁气急、便干尿黄症状的糖尿病、慢性肾炎、高血压、心脏病患者忌服。

桂附理中丸

【出处】清《饲鹤亭集方》。

【组成与用法】附子一两，肉桂五钱，人参一两，白术（炒）二两，干姜一两，炙甘草一两。上为末，炼蜜为丸。每服用三钱，开水送下。

【功效】温中散寒，理脾止痛。

【主治】脾胃虚寒，痰饮内停，中焦失运，呕吐食少，腹痛便溏。

【方解】人参益气健脾，温升清阳，以止下利；炮姜温中散寒，守而不走；更加肉桂、附子补阳助火，祛散寒凝；炒白术甘温健脾，燥湿止泻；炙甘草补中和胃，调和诸药。

【专科应用】慢性胃肠炎，胃及十二指肠溃疡，幽门梗阻，腹泻，血小板减少性紫癜等。

【宜忌】孕妇慎用。感冒发烧者不宜。

桂枝茯苓丸

【出处】汉《金匮要略》。

【组成与用法】桂枝、茯苓、牡丹皮（去心）、桃仁（去皮尖，熬）、芍药各等份。

上为末，炼蜜为丸，如兔屎大。每日一丸，食前服。不知，加至三丸。现代用法：制成蜜丸或水煎服。

【功效】活血化瘀，缓消癥块。

【主治】瘀阻胞宫证。妇人素有癥块，妊娠漏下不止，或胎动不安，腹痛拒按，或经闭腹痛，或产后恶露不尽。

【方解】桂枝辛甘而温，温通血脉，以行瘀滞，为君药。桃仁、牡丹皮凉血清瘀，亦含通因通用之意，牡丹皮又能凉血，清瘀久所化之热，共为臣药。芍药养血和血，破瘀不伤正，并能缓急止痛；茯苓甘淡渗利，渗湿健脾，以消痰利水，为佐药。白蜜为丸，取蜜糖之甘缓，“丸者缓也”，以缓和诸破癥药之力，为使药。

【专科应用】子宫肌瘤、子宫内膜炎、卵巢囊肿、前列腺肥大等属瘀血留阻胞宫者；肝囊肿、肝硬变、脂肪肝、慢性糜烂性胃炎等病在肝脾，病机为痰瘀互结的消化系统疾病；属痰瘀互结、寒凝心脉的冠心病、心绞痛、心肌缺血等心血管疾病。

【宜忌】孕妇确有瘀血癥块者，方可应用。

【现代研究】甄庆丰采用桂枝茯苓丸合左金丸加味治疗慢性糜烂性胃炎30例。对照组予奥美拉唑肠溶胶囊、胃必治口服，治疗组用黄连15g，茯苓15g，桃仁15g，桂枝10g，白芍10g，牡丹皮10g，吴茱萸4g。连服4周，评价治疗效果。结果治疗组的总有效率为90.00%，高于对照组的66.7%（$P<0.05$）。结论：左金丸合桂枝茯苓丸加味治疗慢性糜烂性胃炎疗效显著。[甄庆丰．左金丸合桂枝茯苓丸加味治疗慢性糜烂性胃炎30例．河北中医，2009，31（8）：1177－1178.]

河车大造丸

【出处】明《景岳全书·古方八阵》。

【组成与用法】紫河车（酒蒸捣膏，以山药末收，烘干，或洗净焙干）一具，败龟甲二两，黄柏、杜仲各一两半，牛膝、天冬、麦冬各一两二钱，熟地黄（用砂仁末六钱、茯苓二两同用绢包，入好酒煮七次，去茯苓不用）二两半。

上药除熟地黄另捣外，共为末，用酒煮米糊，同熟地黄膏捣丸，梧桐子大（或做蜜丸），每服八九十丸，空腹盐汤或姜汤送下（夏季加五味子七钱，冬季用酒送服）。现代用法：制蜜丸。

【功效】滋阴养血，补益肺肾。

【主治】阴虚血热，耳目失聪，须发早白，腰酸腿软，骨蒸潮热，更年期胃肠功能紊乱。

【方解】紫河车为血肉咸温之品，大补气血，补肾益精，为君药。重用熟地黄、龟甲，不但补血滋阴，而且益肾填精，有滋水制火之效，使阴盛阳自潜，水充火自息；更配黄柏苦寒降火而不耗阴，泻相火，补肾水，均为臣药。佐以天冬、麦冬，上能清滋肺金，下能滋阴壮水，合以杜仲、牛膝强筋壮骨，补肝肾不足。

【专科应用】禀赋羸弱、元气素亏或久病肝肾虚损等消化系统疾病，如炎症性肠病缓解期。

【宜忌】体虚便溏、食欲不振者不宜。

黑逍遥散

【出处】清《医宗已任编》。

【组成与用法】柴胡、白术、茯苓、甘草、熟地黄、白芍、当归。生姜、大枣为引，水煎服。

【功效】养血疏肝，健脾和胃，益肾填精。

【主治】肝郁血虚，胁痛头眩，或胃脘当心而痛，或肩肿痛，或时眼赤痛，连及太阳；妇人郁怒伤肝，致血妄行，赤白淫闭，砂淋崩浊等。

【方解】熟地黄、当归、白芍滋阴养血，柔肝缓急为君；白术、茯苓、生姜、大枣益气健脾和胃为臣；柴胡疏肝解郁为佐；甘草调和诸药为使。

【专科应用】反流性胃炎，妇科术后胃肠功能紊乱，肝转移癌，老年性痴呆等。

【宜忌】感冒发热者慎用。

【现代研究】黄晓青等将40例反流性胃炎患者随机均分为两组，对照组采用黑逍遥散治疗，治疗组采取黑逍遥散配合穴位温针灸治疗。结果治疗组总有效率为90.00%，显著高于对照组的75.00%（$P<0.05$）；治疗后两组胃黏膜炎症程度均得到减轻，但治疗组改善程度优于对照组（$P<0.05$）；治疗后两组中医证候积分均得到改善，但治疗组改善程度优于对照组（$P<0.05$）；治疗组复发率为5.00%，低于对照组20.00%（$P<0.05$）；两组均未出现严重不良反应。结论：黑逍遥散配合穴位温针灸治疗反流性胃炎疗效较好。[黄晓青，黎飞猛，梁兆球．温针灸配合黑逍遥散治疗反流性胃炎疗效观察．山西中医，2019，35（8）：44+46.]

厚朴三物汤

【出处】汉《金匮要略》。

【组成与用法】厚朴八两，大黄四两，枳实五枚。

上三味，以水一斗二升，先煮二味，取五升，内大黄，煮取三升，温服一升。以利为度。现代用法：水煎服。

【功效】行气除满，去积通便。

【主治】胃肠实热内积、腑气不通导致的腹部胀满疼痛、拒按，大便秘结等。

【方解】厚朴行气除满；枳实、大黄泄热导滞，去积通便。

【专科应用】呕吐，消化不良，肠麻痹，肠梗阻，肠功能紊乱，便秘等。

【宜忌】虚寒性便秘者忌用，体虚者慎服。

【现代研究】李慎贤等将68例胃及十二指肠术后患者随机分为治疗组（38例）和对照组（30例）。治疗组术后6小时开始将厚朴三物汤（厚朴12~18g，大黄9~12g，枳实9~12g，剂量根据患者性别、年龄、体重而定）颗粒剂冲溶200mL，分两次经硅胶管缓慢注入空肠，每次100mL，每次6小时。对照组术后不给特殊治疗，等待胃肠功能自然恢复。比较两组肛门排气情况、术后5天体重下降情况及平均住院时间。结果治疗者术后排气时间、术后5天体重下降情况均较对照组改善明显，术后平均住院时间短于对照组（P均<0.01）。结论：厚朴三物汤确有促进胃及十二指肠术后胃肠功能恢复、缩短排气时间作用，能够缩短住院时间。[李慎贤，王宝胜，王廷振．厚朴三物汤空肠给药促进胃及十二指肠术后胃肠功能恢复的临床观察．中国中西医结合急救杂志，2005（3）：162-164.]

厚朴温中汤

【出处】金《内外伤辨惑论》。

【组成与用法】厚朴（姜制）、陈皮（去白）各一两，甘草（炙）、茯苓（去皮）、草豆蔻、木香各五钱，干姜七分。

合为粗散，每服五钱匕，水二盏，生姜三片，煎至一盏，去滓温服。现代用法：按原方比例酌定用量，加姜三片，水煎服。

【功效】行气除满，温中燥湿。

【主治】脾胃寒湿气滞证。脘腹胀满或疼痛，不思饮食，四肢倦怠。

【方解】厚朴辛苦温燥，行气消胀，燥湿除满，为君药。草豆蔻辛温芳香，温中散寒，燥湿运脾，为臣药。陈皮、木香行气宽中，助厚朴消胀除满；干姜、生姜温脾暖胃，助草豆蔻散寒止痛；茯苓渗湿健脾，均为佐药。甘草益气和中，调和诸药，功兼佐使。

【专科应用】慢性肠炎、慢性胃炎、胃溃疡、妇女白带等属寒湿气滞者。

【宜忌】服药期间，忌一切冷物。

【现代研究】秦莉花等将134例寒湿泄泻患者随机分为治疗组（70例）和对照组（64例）。治疗组采用加味厚朴温中汤（厚朴、苍术、茯苓、陈皮、炙甘草、草豆蔻、木香、干姜、生姜、黄连）治疗，对照组采用藿香正气口服液治疗，均以7天为1个疗程。结果治疗组有效率为91.42%，高于对照组的85.93%。结论：加味厚朴温中汤对泄泻具有良好疗效。[秦莉花，李晟，陈晓阳．加味厚朴温中汤治疗寒湿泄泻70例．中医研究，2013，26（3）：15-17.]

化肝煎

【出处】明《景岳全书》。

【组成与用法】青皮、陈皮各二钱，芍药二钱，牡丹皮、栀子（炒）、泽泻（如血见下部以甘草代之）各钱半，土贝母二三钱。水一盅半，煎至七分，食远温服。现代用法：用水 220mL，煎至 160mL，空腹时温服。

【功效】疏肝泄热和胃。

【主治】怒气伤肝，气逆动火，胁痛胀满，烦热动血。

【方解】本方重在治肝，用白芍柔肝护肝阴；青皮、陈皮疏肝气；丹参、栀子、贝母清肝火，以治胸胁满痛、咳吐痰血等，并合泽泻以祛湿泄热。

【专科应用】慢性胃炎、功能性消化不良、胃食管反流病等属肝郁者。

【现代研究】曹静等将 66 例难治性胃食管反流病患者随机均分为治疗组和对照组。对照组采用兰索拉唑口服，治疗组在此基础上加化肝煎口服。观察两组治疗前、治疗 4 周后中医证候积分、胃食管反流病问卷（gastroesophageal reflux disease questionnaire，GERD－Q）积分变化。结果治疗后两组中医证候积分、GERD－Q 积分均显著减少（$P<0.05$），但治疗组均明显优于对照组（$P<0.05$）。两组中医证候疗效比较，差异有统计学意义（$P<0.05$）。结论：化肝煎联合兰索拉唑治疗难治性胃食管反流病疗效确切，不良反应少。[曹静，查安生．化肝煎治疗难治性胃食管反流病临床观察．安徽中医药大学学报，2020，39（2）：25－27.]

化积丸

【出处】清《杂病源流犀烛》。

【组成与用法】三棱、莪术、阿魏、海浮石、香附、雄黄、槟榔、苏木、瓦楞子、五灵脂。

上为末，水泛为丸，每次 3～6g，温开水送下。

【功效】活血祛瘀，化癥消积。

【主治】气血痰瘀，结成癥积证。症见积块渐大，按之觉痛，痛而不移，或时有寒热，形体日渐消瘦，体倦乏力，饮食减少，女子月事不下，面色无华；小儿疳积。

【方解】三棱、莪术、阿魏消癥化积；海浮石、瓦楞子软坚散结；雄黄燥湿杀虫，解毒消痰；苏木、五灵脂活血消瘀；香附、槟榔理气行滞。

【专科应用】胃肠道肿物，症见腹胀痛、痛处固定、不欲食。

【宜忌】块消及半须兼顾正气，与六君子汤间隔用。

【现代研究】葛琴将 118 例原发性胆汁性肝硬化患者随机均分为对照组和观察组。对照组采用熊去氧胆酸治疗，观察组采用八珍汤合化积丸加减联合熊去氧胆酸治疗。结果治疗后两组纳差、乏力、皮肤瘙痒、肝区不适、黄疸明显改善，肝功能指标

（AST、ALT、ALP、GGT、TBA、TBIL）、肝纤维化指标（LN、HA、PIIP、Ⅳ-C）、免疫学指标（IgA、IgM、IgG）显著降低，但观察组各指标改善情况均明显优于对照组（P 均 <0.05）。两组不良反应发生率比较差异无统计学意义（P >0.05）。结论：八珍汤合化积丸加减联合熊去氧胆酸治疗原发性胆汁性肝硬化可明显改善患者的临床症状及体征，临床疗效显著且安全性高。[葛琴．八珍汤合化积丸加减联合熊去氧胆酸治疗原发性胆汁性肝硬化疗效观察．现代中西医结合杂志，2016（2）：184-186.]

化血丹

【出处】 清《医学衷中参西录》。

【组成与用法】 花蕊石（煅）三钱，三七二钱，血余炭一钱。共研细末，分两次开水送服。现代用法：水煎服。

【功效】 止血化瘀。

【主治】 瘀血阻络，血不循经所致咯血、吐血、衄血、二便下血，出血量多或少、色暗有块。妇女闭经成癥瘕者。

【方解】 三七味甘、微苦，性温，能祛瘀止血；花蕊石味酸，性涩，涩敛止血，又能化瘀；血余炭味苦，性平，止血散瘀。三味药皆为化瘀止血之品，化瘀以止血，止血不留瘀。

【专科应用】 胃及十二指肠溃疡、胃黏膜脱垂、呕血、便血等各种出血证及瘀血阻络所致出血者。

【宜忌】 无出血或瘀血时慎用。

【现代研究】 赵文学将100例上消化道出血患者作为研究对象，其中轻度出血52例，中度出血32例，重度出血16例，采用张锡纯的化血丹加大黄治疗。结果89例临床症状及体征消失，5天内多次大便潜血试验检查转阴，为止血成功，其中轻度49例，中度30例，重度10例；大便潜血试验转阴时间平均3.1天，总有效性率89%。结论：化血丹加大黄治疗上消化道出血，临床疗效较满意。[赵文学．张锡纯的化血丹加大黄治疗上消化道出血100例．中国中西医结合急救杂志，2003（6）：345.]

化癥回生丹

【出处】 清《温病条辨》。

【组成与用法】 人参六两，安南桂二两，两头尖二两，麝香二两，片子姜黄二两，公丁香三两，川椒炭二两，虻虫二两，京三棱二两，蒲黄炭一两，藏红花二两，苏木三两，桃仁三两，苏子霜二两，五灵脂二两，降真香二两，干漆二两，当归尾四两，没药二两，白芍四两，杏仁三两，香附米二两，吴茱萸二两，延胡索二两，水蛭二两，阿魏二两，小茴香炭三两，川芎二两，乳香二两，良姜二两，艾炭二两，益母膏八两，熟地黄四两，鳖甲胶一斤，大黄八两（为细末，以高米醋一斤半熬浓，晒干为末，再加醋熬，如是三次，晒干，末之）。上为细末，以鳖甲、益母、大黄三胶和匀，再加炼蜜为丸，重一钱五分，蜡皮封护。用时温开水和，空心服；瘀甚之证，黄酒下。

【功效】活血化瘀，破积消坚。

【主治】癥瘕，血痹；妇女干血痨证之属实证；疟母左胁痛而寒热者；妇女痛经，经行腹痛，经闭，经来紫黑甚至成块；产后瘀血，少腹痛拒按；跌仆昏晕欲死；金疮棒疮瘀滞者。

【方解】参、桂、椒、姜通补阳气；白芍、熟地黄守补阴液；麝香、姜黄、蒲黄、延胡索、红花、苏木、桃仁、五灵脂、降真香、干漆、当归尾、川芎活血化瘀；杏仁、丁香、苏子霜、乳香、没药、小茴香、香附、吴茱萸理降气祛寒散结；三棱、阿魏、两头尖化痞消瘕。益母膏通补阴气而清水气，鳖甲胶通补肝气而消癥瘕，余俱芳香入络而化浊。食血之虫，虻虫走络中气分，水蛭走络中血分，可谓无微不入，无坚不破；大黄入病所，不伤他脏，久病坚结不散者，非此不可。

【专科应用】胃肠道肿物，痛经或经闭，经前腹痛，产后腹痛、腰痛，心绞痛，动脉粥样硬化等属血瘀证者。

【宜忌】燥气久伏下焦，不与血搏，老年八脉空虚者不可服。

槐花散

【出处】宋《普济本事方》。

【组成与用法】槐花（炒）、侧柏叶（烂杵，焙）、荆芥穗、枳壳（去瓤，细切，麸炒黄）。

上药经炮制后各等份，研为细末，用清米饮调下二钱，空心食前服。现代用法：为细末，每服6g，开水或米汤调下；亦可作汤剂，水煎服，用量按原方比例酌定。

【功效】清肠止血，疏风下气。

【主治】风热湿毒，壅遏肠道，损伤血络证。便前或便后出血，或粪中带血，痔疮出血、血色鲜红或晦暗。

【方解】槐花苦，微寒，善清大肠湿热，凉血止血，为君药。侧柏叶味苦，微寒，清热止血，可增强君药凉血止血之力，为臣药。荆芥穗辛散疏风，微温不燥，炒用入血分而止血；枳壳行气宽肠，“气调则血调”，共为佐药。本方寓行气于止血之中、寄疏风于清肠之内，具有相反相成的配伍特点。

【专科应用】痔疮出血或其他大便下血属血热者，结肠炎、肠癌便血亦可应用。

【宜忌】只宜暂用，不宜久服。便血日久，属气虚或阴虚者，及脾胃素虚者均不宜使用。

【现代研究】高峰等以本方加味治疗肛门下鲜血360例，其中便前下鲜血56例，便后下鲜血274例，便时带鲜血30例。每日1剂，3天为1个疗程。服药期间，忌辛辣煎炸、肥甘厚腻之品。结果总有效率达99.4%。[高峰，孙江，黄如华．槐花散加味

治疗肛门下鲜血360例．福建中医药，1997（6）：32－33.］

槐角丸

【出处】宋《太平惠民和剂局方》。

【组成与用法】槐角（去枝、梗，炒）一斤，枳壳（去瓤，麸炒）、黄芩、当归（酒浸一宿，焙）、防风（去芦）、地榆各八两。

上为末，糊丸如梧子大。空心米汤下二十丸。

【功效】清肠疏风，凉血止血。

【主治】血热所致肠风便血，痔疮肿痛。

【方解】槐角为君药，清肝凉血；地榆味苦性寒，凉血止血；配以清热止血的黄芩，能增强槐角清肝、凉血、止血功效；佐以升发阳气的防风、枳壳疏通气机，与黄芩共同泄热行气；当归活血，解除胃肠郁结，使止血不留瘀。

【专科应用】除用于痔疮、便血外，亦可治胃及十二指肠溃疡出血，幼儿肛裂，肛乳头炎，肛窦炎，急性精囊腺炎性血精证，痤疮，高血压，牙痛，慢性咽炎，鼻出血等。

【宜忌】服药期间忌烟酒及辛辣、油腻、刺激性食物，宜保持大便通畅。不宜长期服用。

【现代研究】

1. 那云朗等将62例Ⅰ期内痔出血患者随机均分为槐花散组和槐角丸组，疗程均为1周。结果槐花散组的总有效率为100.0%，明显高于槐角丸组的87.1%。槐角散组肠胃不适和肛门不适各1例，并发症发生率为6.5%，明显低于槐角丸组的19.4%（$P<0.05$）。结论：槐花散与槐角丸用于Ⅰ期内痔出血均有肯定疗效，但槐花散疗效更好，安全性高。［那云朗，富羽翔，苏震宇，等．槐花散与槐角丸治疗Ⅰ期内痔出血疗效对比探讨．中外医疗，2015（15）：152－153.］

2. 王攀红等将64例中老年慢性胃溃疡患者随机均分为对照组和治疗组。对照组采用口服西药治疗，治疗组采用槐角丸加减治疗。结果治疗组的疗效优于对照组，症状改善明显。结论：槐角丸加减治疗慢性胃溃疡具有较好疗效。［王攀红，王倩，范文涛．槐角丸加减治疗慢性胃溃疡的疗效观察．中西医结合心血管病杂志，2017，5（4）：77.］

黄连阿胶鸡子黄汤

【出处】汉《伤寒论》。

【组成与用法】黄连四两，黄芩二两，芍药二两，鸡子黄二枚，阿胶三两（一云三挺）。

上五味，以水六升，先煮三物，取二升，去滓，内胶烊尽；稍冷，内鸡子黄，搅令相得，温服七合，日三服。

【功效】滋阴降火，交通心肾。

【主治】阴虚火旺、心肾不交证。症见心烦失眠、口燥咽干。

【方解】黄连、黄芩苦寒，可泻心火，除上炎之热；阿胶、鸡子黄合用，滋养肾阴；味酸之芍药与黄连、黄芩配伍，酸苦可清火收敛；与阿胶、鸡子黄配伍，酸甘可化阴以补阴。

【专科应用】神经官能症、肠炎、痢疾、慢性口腔溃疡、更年期综合征、甲状腺功能亢进等属阴虚火旺者。

【宜忌】仅有心火上亢而无阴虚之心烦失眠不宜应用。

黄连阿胶汤

【出处】清《镐京直指》。

【组成与用法】黄连一钱，生地黄五钱，炙甘草八分，炒地榆三钱，阿胶珠三钱，炒黄芩二钱，当归六钱，生白芍五钱。水煎服。

【功效】清肠化湿，养阴和营。

【主治】春温内陷，赤痢伤阴。脐下急痛，里急后重，痢下脓血黏稠，虚坐努责，五心烦热。

【方解】黄芩、黄连清热燥湿、泻火解毒，阿胶补血滋阴、润燥止血，三药合用，清热坚阴止痢；芍药、甘草、当归合用，养血和营，缓急止痛；生地黄清热凉血，养阴生津；地榆凉血止血而除痢。全方坚阴养血而不腻滞，清热化湿而不伤阴，是治疗痢疾日久伤阴之良方。

【专科应用】慢性痢疾、溃疡性结肠炎等属湿热未除、久痢伤阴者。

【宜忌】虚寒或寒湿下痢者及湿热积滞、痢疾初起者忌用。

黄连解毒汤

【出处】东晋《肘后备急方》。

【组成与用法】黄连三两，黄柏、黄芩各二两，栀子十四枚。

上四味，切，以水六升，煮取两升，分二服。现代用法：水煎煮。

【功效】泻火解毒。

【主治】三焦火毒热盛证，大热烦躁，口燥咽干，错语不眠；或热病吐血、衄血；或热甚发斑，或身热下利，或湿热黄疸；或痈疡疔毒，小便黄赤。

【方解】黄连清泻心火，兼泻中焦之火，为君药。黄芩泻上焦之火，为臣药。黄柏泻下焦之火；栀子泻三焦之火，导热下行，引邪热从小便而出，二者为佐药。

【专科应用】败血症、脓毒血症、痢疾、肺炎、泌尿系感染、流行性脑脊髓膜炎、乙型脑炎及感染性疾病等属热毒为患者。

【宜忌】本方大苦大寒，不宜久服或过量服用，非火盛者不宜。

黄连汤

【出处】汉《伤寒论》。

【组成与用法】黄连三两，炙甘草三两，干姜三两，桂枝三两，人参二两，半夏半升，大枣十二枚。

上七味，以水一斗，煮取六升，去滓，温服一升，日三夜二服。

【功效】平调寒热，和胃降逆。

【主治】胃热脾寒证。腹中冷痛，大便溏泄，脘腹不舒或疼痛，胃脘灼热，或胃脘畏寒，或胸中烦热，口苦，欲呕吐。

【方解】黄连苦寒，上清胸中之热，干姜、桂枝辛温，下散胃中之寒，二者合用，辛开苦降，寒热并投，上下并治，以复中焦升降之职；更以半夏和胃降逆，人参、甘草、大枣益胃和中。合而用之，使寒散热消，中焦得和，阴阳升降复常。

【专科应用】慢性胃炎、胃食管反流病、口腔溃疡、慢性肠炎、消化性溃疡、急性胃肠炎、幽门螺杆菌感染、胆囊炎、肠系膜淋巴结炎等病属寒热错杂者。

【宜忌】脾胃阴虚证者慎用。

【现代研究】冯敏晓等将40例非糜烂性反流性食管炎患者随机均分为对照组和观察组，对照组采用西药雷贝拉唑治疗，观察组采用黄连汤加味治疗。结果观察组的总有效率显著高于对照组（$P<0.05$）；治疗前两组患者反酸、胸骨后疼痛或不适、嗳气反流的症状评分无明显差异（$P>0.05$），治疗后观察组主要症状评分明显优于对照组（$P<0.05$），且发生恶心、腹泻等不良反应的情况少于对照组，SF－36生活质量量表评分显著高于对照组（$P<0.05$）。结论：黄连汤加减治疗非糜烂性反流性食管炎疗效较理想，能够显著改善或缓解患者反酸、胸痛等症状，且不良反应较少，安全性高。［冯敏晓，陈妍．黄连汤加减治疗非糜烂性反流性食管炎的临床疗效与安全性评价．中国处方药，2019，17（12）：103－104.］

黄连温胆汤

【出处】清《六因条辨》。

【组成与用法】半夏、竹茹、枳实（麸炒）各二两，陈皮三两，炙甘草一两，茯苓一两半，黄连三两。为粗末，每服四钱，加生姜五片，水煎，食前服。现代用法：水煎服。

【功效】清热燥湿，理气化痰，和胃利胆。

【主治】痰热内扰证，虚烦不眠，惊悸不宁，眩晕，或呕吐呃逆，口苦。

【方解】黄连为君药，取其苦寒清热、燥湿泻火之功；半夏为臣药，辛温燥湿，化痰和胃；竹茹甘淡，清热化痰，除烦止呕；陈皮辛苦温，枳实辛苦微寒，两者配伍，共行化痰顺气和胃之效；佐以甘淡之茯苓健脾以利水；取生姜辛温和胃之性，使以甘草调和全方。诸药配伍，温凉并用，清热而不寒，化痰而不燥。

【专科应用】 神经衰弱、慢性胃炎、慢性支气管炎、脂肪肝、代谢综合征、高血压、心律失常、眩晕症等属痰热内扰者。

【宜忌】 脾胃虚寒者慎用。

【现代研究】 何成华等选取97例脾胃湿热型Hp阳性浅表性胃炎患者作为研究对象，随机分为试验组49例和对照组48例。两组患者均采用阿莫西林胶囊、甲硝唑片治疗。在此基础上，试验组患者加用黄连温胆汤，对照组患者加用果胶铋胶囊。结果：试验组患者治疗总有效率为95.92%，高于对照组的60.42%（$P<0.05$）。试验组患者治疗后组织炎症改善42例（85.71%），对照组组织炎症改善40例（83.33%），差异无显著性（$P>0.05$）。试验组患者治疗后Hp阴性33例（67.35%），对照组治疗后Hp阴性21例（43.75%，$P<0.05$）。结论：黄连温胆汤治疗脾胃湿热型Hp阳性浅表性胃炎效果较好，患者Hp根除效果好，治疗后充血、水肿、糜烂、出血点发生率少，临床应用价值较高。[何成华，刘皓月．黄连温胆汤治疗脾胃湿热型Hp阳性浅表性胃炎的疗效分析．光明中医，2016，31（19）：2770－2772.]

黄连香薷饮

【出处】 宋《类证活人书》。

【组成与用法】 香薷二钱，黄连（酒炒）半钱，厚朴（姜制）一钱。

上捣为粗末，每服三钱，水一盏，酒半盏，同煎至七分，去滓，用新汲水频频浸换，令极冷顿服之，药冷则效速也。仍煎服时不得犯铁器，慢火煎之。现代用法：水煎服。

【功效】 清热祛暑。

【主治】 伤暑，大热烦渴。

【方解】 香薷为君，辛温芳香，解表散寒，祛暑化湿；臣以苦辛而温之厚朴，行气除满，燥湿行滞；佐以苦寒之黄连，清热燥湿，泻火解毒。三药合用，清热祛暑，化湿和中。

【专科应用】 时疫感冒、夏月寒凉、暑湿感冒等属暑热夹湿者。

【宜忌】 外感风寒无夹暑湿者勿用。

黄龙汤

【出处】 明《伤寒六书》（又名《陶氏伤寒全书》）。

【组成与用法】 大黄、芒硝、枳实、厚朴、甘草、人参、当归。

水二盅，姜三片，大枣二枚，煎之后，再入桔梗一撮，热服为度。现代用法：上方加桔梗3g，姜3片，大枣2枚，水煎，芒硝溶服。

【功效】泄热通便，益气养血。

【主治】阳明热结，气血不足证。下利清水，或大便秘结，脘腹胀满，腹痛拒按，身热口渴，神倦少气，甚则循衣撮空，神昏肢厥。

【方解】大黄、芒硝、枳实、厚朴（即大承气汤）泄热通便，荡涤胃肠实热积滞；人参益气；当归补血，扶正以助祛邪，使攻下而不伤正。桔梗开宣肺气而助通肠腑，有开上通下之妙；生姜醒胃和中布津，大枣、甘草补益脾胃以助扶正，甘草兼调和诸药。诸药合用，既能攻下热结，又能补益气血。

【专科应用】流行性脑脊髓膜炎，流行性乙型脑炎，伤寒、副伤寒等证属阳明腑实，见气血不足者。

【宜忌】中病即止。孕妇忌用。

【现代研究】陈波等研究了黄龙汤对腹腔高压/腹腔间隔室综合征患者腹腔内压的影响。将60例患者随机分为治疗组28例与对照组32例。对照组予西医常规治疗，治疗组在常规治疗基础上加用黄龙汤加减，疗程7天。结果显示，治疗后第3天，治疗组腹腔内压下降明显优于对照组（$P<0.01$）。治疗后与治疗前相比，APACHEII评分治疗组明显低于对照组（$P<0.05$）。随访30天后，治疗组与对照组病死率组间比较无统计学差异。[陈波，肖斌，许钦，等．黄龙汤对腹腔高压/腹腔间隔室综合征患者腹腔内压的影响——附28例临床资料．江苏中医药，2020，52（2）：40－43.]

黄芪建中汤

【出处】汉《金匮要略》。

【组成与用法】黄芪一两半，桂枝、生姜各三两，芍药六两，炙甘草二两，大枣（擘）十二枚，饴糖一升。煎汤取汁，兑入饴糖，再以文火缓缓溶化，分两次温服。

【功效】温中补虚，缓急止痛。

【主治】中焦虚寒之虚劳里急证。症见腹中时时拘急疼痛，喜温喜按，少气懒言；或心中悸动，虚烦不宁，劳则愈甚，面色无华；或伴神疲乏力，肢体酸软，手足烦热，咽干口燥。

【方解】饴糖为君药，止痛缓急，中焦温补。桂枝辛温，祛风散邪，通经活络温阳；芍药酸甘，止腹痛，缓肝急，养营阴，共为臣药。甘草补中气益气，又能调和诸药；生姜驱寒温中；大枣补脾益气，共为佐使药。诸药合用，止腹痛，缓肝急，补脾虚，温中焦，强健中气，调和阴阳。

【专科应用】慢性胃炎、胃及十二指肠球部溃疡、神经衰弱、自汗、盗汗、功能性消化不良等属中焦虚寒者。

【宜忌】脾胃湿热证者慎用。

【现代研究】

1. 程国伦选用150例脾胃虚寒型胃痛患者作为研究对象，随机均分为观察组与对照组。对照组给予常规治疗，观察组采用黄芪建中汤进行治疗。结果观察组临床治疗效果明显优于对照组（$P<0.05$）；治疗干预前，两组临床症状评分无明显差异；经治疗干预后，观察组胃脘痛、上腹不适症状评分明显低于对照组（$P<0.05$）。结论：在脾胃虚寒型胃痛治疗中应用黄芪建中汤，能有效促进症状的改善。[程国伦．黄芪建中汤治疗脾胃虚寒型胃痛疗效观察．内蒙古中药，2020，39（5）：76-77.]

2. 张亮将40例十二指肠溃疡患者平均分为治疗组（黄芪建中汤加味）和对照组（奥美拉唑），结果治疗组总有效率为97.00%，高于对照组的78.00%，且较容易停药，能避免药物的不良刺激，减少并发症的发生，相对于单纯西医治疗，能够减少副作用。[张亮．中西医结合治疗脾胃虚寒型十二指肠球部溃疡临床疗效评估．光明中医，2011，26（12）：2505-2507.]

黄芪汤

【**出处**】清《金匮翼》。

【**组成与用法**】绵黄芪半两，陈皮（去白）半两，大麻仁一合，白蜜一大匙。

绵黄芪、陈皮为末；大麻仁一合研烂，以水投取浆水一盏，滤去滓，于银、石器内煎，后有乳起，即入白蜜一大匙，再煎令沸，调药末，每服三钱，空心食前服。闭甚者不过两服愈。现代用法：水煎服，或制成蜜丸服用。

【**功效**】益气润肠。

【**主治**】气虚性便秘，症见粪质并不干硬，虽有便意，但努挣乏力，难以排出，甚则汗出气短，便后乏力，面白神疲，肢倦懒言。

【**方解**】黄芪峻补肺脾之气，为君；麻仁、白蜜润肠通便为臣；陈皮理气为佐使。四药配伍，共奏益气润肠之功。

【**专科应用**】功能性便秘属气虚者。

【**宜忌**】气机郁滞属实证者慎用。

【**现代研究**】徐珊珊等选取产后42天内的76例便秘患者为研究对象，随机分成两组，观察组和对照组均为38例。观察组采用加味黄芪汤治疗，对照组采用培菲康口服治疗。结果观察组总有效率为94.7%，高于对照组的78.9%（$P<0.05$）。结论：加味黄芪汤对产后便秘疗效确切。[徐珊珊，汤卫春，王旭东．加味黄芪汤治疗产后便秘．内蒙古中医药，2015，34（5）：34-35.]

黄芩滑石汤

【**出处**】清《温病条辨》。

【**组成与用法**】黄芩三钱，滑石三钱，茯苓皮三钱，大腹皮二钱，白蔻仁一钱，通草一钱，猪苓三钱。

水六杯，煮取二杯，去渣，再煮取一杯，分温三服。

【功效】清热利湿。

【主治】脾胃湿热证。身痛，渴不多饮，或竟不渴，汗出热解，继而复热。

【方解】湿热为患，只清热则湿不退，只祛湿则热愈炽，唯宜湿热两清，分消其势，才可湿热尽退。黄芩、滑石清湿郁之热，通草、猪苓、茯苓淡渗利湿，白蔻芳香化湿，大腹皮疏畅三焦，清热利湿，宣通气分。

【专科应用】病毒性肠炎、肠伤寒等证属脾胃湿热者。

【宜忌】脾胃虚寒、食少便溏者禁服。此方偏凉，不可久服。

【现代研究】徐永德采用黄芩滑石汤治疗经肥达试验或血培养明确诊断的肠伤寒患者60例。辨证加减：高热口渴加生石膏、知母、党参；伴寒热往来，听觉障碍加柴胡、半夏、党参；合并肠出血加槐角、地榆；合并水肿、尿少者合越婢汤；腹泻加葛根、黄连：便秘加大黄、芒硝；气虚加党参；气脱合用生脉散或独参汤。西药停用抗菌素、激素及解热止痛类药物，给予补液，以补充体液损失者和维持生理需要量。纠正酸中毒，维持水电解质平衡。伴休克时静滴生脉针，并配合西药纠正休克；肠出血者加西药止血剂。结果60例患者均获痊愈，无1例改用其他疗疗法。体温恢复正常时间最短3天，最长半个月，一般用药当天体温开始下降，1周左右体温恢复正常。［徐永德．黄芩滑石汤治疗肠伤寒60例．实用中医药杂志，1998（2）：17.］

黄芩汤

【出处】汉《伤寒论》。

【组成与用法】黄芩三两，甘草、芍药各二两，大枣十二枚。

以水一斗，煮取三升，去滓，温服一升，日再服，夜一服。现代用法：水煎服。

【功效】清热止痢，和中止痛。

【主治】肠热下利。下利腹痛，身热口苦，或热痢腹痛。

【方解】黄芩苦寒清热，主肠澼下利，为君药。芍药、甘草、大枣治腹挛痛且缓急迫。诸药协力，治烦热下利、腹挛痛而急迫者。

【专科应用】细菌性痢疾、阿米巴痢疾、急性胃肠炎、慢性结肠炎等证属少阳邪热内迫的下利腹痛者。

【宜忌】脾胃虚寒、食少便溏者禁服。

【现代研究】韩性志等选择130例湿热痢疾患者为研究对象，分为治疗组66例和对照组64例。治疗组用黄芩汤加木香治疗。若呕吐者加半夏，出血多者加地榆，大便白冻多者加槟榔，发热者加葛根。对照组用抗生素、氟哌酸等西医常规治疗，失水者静脉或口服补液。以1周内症状消失、大便镜检正常为治愈标准。结果显示，治疗组总有效率为98.50%，平均治疗时间3.1天。对照组总有效率为85.90%，平均治疗时间4.8天。结论：黄芩汤加减治疗湿热痢疾临床疗效明显。［韩性志，王广超．黄芩汤加减治疗湿热痢疾66例．中医研究，2004，17（3）：45－45.］

黄土汤

【出处】汉《金匮要略》。

【组成与用法】灶心土半斤，炮附子、白术、甘草、阿胶、生地黄、黄芩各三两。

上七味，以水八升，煮取三升，分温二服。现代用法：先煎灶心土，取汁代水再煎余药，阿胶烊化冲服。

【功效】温阳健脾，养血止血。

【主治】脾阳不足，脾不统血证。大便下血，或吐血、衄血，妇人崩漏、血色黯淡，四肢不温，面色萎黄，舌淡苔白，脉沉细无力。

【方解】灶心土为君，辛温而涩，温脾阳且收涩止血。附子补火助阳，白术健脾益气，以复统摄之功，同为臣药，君臣相伍，可收标本兼顾之效。阿胶、生地黄滋养阴血而止血，既可补益已经耗损之阴血，又可制附子、白术之温燥伤血；黄芩苦寒，能“治诸失血”，其苦寒之性亦可制诸热药过于温热，以防动血，俱为佐药。甘草益气和中，调和诸药，兼为佐使。

【专科应用】上消化道出血、慢性溃疡性结肠炎、功能性子宫出血、痔疮出血等证属脾阳不足、脾不统血者。

【宜忌】实热证者勿用。

【现代研究】马剑海等将68例慢性非特异性溃疡性结肠炎患者随机分为治疗组35例和对照组33例。治疗组采用黄土汤加减口服，对照组采用水杨酸柳氮磺吡啶口服，1个月为1个疗程。以两组治疗前后临床症状、体征变化及内窥镜所见病变程度等为判断标准。结果显示，治疗组总有效率为94.20%，明显高于对照组的54.50%（$P<0.05$）。经6~18个月随访，治疗组复发率为9.60%，明显低于对照组的37.30%（$P<0.05$）。结论：黄土汤对慢性非特异性溃疡性结肠炎有较好疗效。[马剑海，杨晓丽．黄土汤治疗慢性溃疡性结肠炎疗效观察．中国中医药信息杂志，2006，13（8）：68-68.]

活络效灵丹

【出处】清《医学衷中参西录》。

【组成与用法】当归、丹参、乳香、没药各五钱。

上药研细末，备用，亦可水泛为丸。温酒送服。现代用法：水煎服；也可作散剂，温酒送服。

【功效】活血祛瘀，通络止痛。

【主治】各种瘀血阻滞之痛证，尤适合跌打损伤，症见伤处疼痛、伤筋动骨或麻木酸胀，或内伤血瘀、心腹疼痛、肢臂疼痛等症。

【方解】当归、丹参活血化瘀，通络止痛，兼以养血；配伍乳香、没药以增强活血行气、消肿定痛之效。四药合用，有活血通络、化瘀止痛之能，是骨伤科活血止痛常用的基础方剂。

【专科应用】慢性胃炎、冠心病、高脂血症、高血压、盆腔炎、痛经等属瘀血阻滞者。

【宜忌】伤科疾病非瘀血者慎用。孕妇忌用。

【现代研究】黄正扬等采用活络效灵丹治疗术后肠粘连患者36例，结果总有效率为91.60%。结论：活络效灵丹对术后肠粘连有显著疗效，未见不良反应。［黄正扬，何建业．活络效灵丹治疗术后肠粘连36例．四川中医，2007（3）：68.］

藿朴夏苓汤

【出处】清《医原》。

【组成与用法】藿香二钱，川朴一钱，姜半夏一钱半，赤苓三钱，杏仁三钱，生薏苡仁四钱，白蔻仁一钱，猪苓三钱，淡豆豉三钱，泽泻一钱半，通草一钱。水煎服。

【功效】解表化湿。

【主治】湿温初起，身热恶寒，肢体困倦，胸闷口腻。

【方解】豆豉、藿香芳化宣透以疏表湿，使阳不内郁；白蔻仁芳香化湿；厚朴、半夏燥湿运脾，使脾能运化水湿，不为湿邪所困；再用杏仁开泄肺气于上，使肺气宣降，则水道自调；茯苓、猪苓、泽泻、薏苡仁、通草淡渗利湿于下，使水道畅通，则湿有去路。

【专科应用】慢性萎缩性胃炎、慢性糜烂性胃炎、糖尿病、功能性消化不良、胃食管反流病等属湿热中阻者。

【宜忌】脾胃气虚者慎用。

【现代研究】杨丽娟等选取64例脾胃湿热型慢性浅表性胃炎患者作为研究对象，随机分为对照组和治疗组各32例。对照组采用单纯西药治疗，治疗组采用藿朴夏苓汤治疗。结果显示，观察组患者总有效率为96.9%，明显高于对照组的78.1%。结论：采用藿朴夏苓汤治疗脾胃湿热型慢性浅表性胃炎临床疗效优于常规西药疗法。［杨丽娟，胡珂．藿朴夏苓汤加减治疗脾胃湿热型慢性浅表性胃炎32例临床疗效观察．实用中西医结合临床，2011，11（3）：24－26.］

藿香正气散

【出处】宋《太平惠民和剂局方》。

【组成与用法】大腹皮、白芷、紫苏、茯苓（去皮）各一两，半夏曲、白术、陈皮（去白）、厚朴（去粗皮，姜汁炙）、苦桔梗各二两，藿香三两，炙甘草二两五钱。

上为细末，每服二钱，水一盏，姜三片，枣一枚，同煎至七分，热服，如欲出汗，盖衣被，再煎并服。现代用法：散剂，每服9g，生姜、大枣煎汤送服；或作汤剂，加生姜、大枣，水煎服，用量按原方比例酌定。

【功效】解表化湿，理气和中。

【主治】外感风寒，内伤湿滞证。恶寒发热，头痛，胸膈满闷，脘腹疼痛，恶心呕吐，肠鸣泄泻。

【方解】藿香为君，辛温解在表之风寒，其芳香之气可化在里之湿浊，且可辟秽和中而止呕。半夏曲、陈皮理气燥湿，和胃降逆以止呕；白术、茯苓健脾运湿以止泻，共助藿香内化湿浊而止吐泻，俱为臣药。佐以大腹皮、厚朴行气化湿，畅中行滞，且寓气行则湿化之义；紫苏、白芷辛温发散，助藿香外散风寒，紫苏尚可醒脾宽中，行气止呕，白芷兼能燥湿化浊；桔梗宣肺利膈，既益解表，又助化湿；兼用生姜、大枣，内调脾胃，外和营卫。使以炙甘草调和药性，并协生姜、大枣以和中。

【专科应用】胃肠功能紊乱，急性胃肠炎，四时感冒属湿滞脾胃、外感风寒者。

【宜忌】湿热霍乱吐泻禁用。

【现代研究】王靖云选取100例胃肠功能紊乱患者作为研究对象，随机分为对照组和观察组各50例。对照组采用单纯西药治疗，观察组采用藿香正气散治疗。结果显示，观察组患者总有效率为96.0%，明显高于对照组的82.0%。结论：采用藿香正气散治疗胃肠功能紊乱临床疗效优于常规西药疗法。[王靖云．藿香正气散加减治疗胃肠功能紊乱的临床效果分析．中国实用医药，2020，15（9）：154－156.]

鸡香散

【出处】唐《元和纪用经》。

【组成与用法】丁香100个，甘草半两，高良姜一两，白芍药二两。

上药为细末，每服方寸匕，空心、食前陈米饮调下。

【功效】温中散寒。

【主治】心腹猝痛，泄泻，不思饮食。

【方解】丁香为君，温中散寒。臣以白芍缓急止痛，辛温之高良姜加强温中散寒之力。使以甘草益气和中，调和诸药。

【专科应用】慢性胃炎、功能性消化不良、慢性腹泻、功能性腹泻属脾胃虚寒者。

【宜忌】中焦湿热者慎用。

己椒苈黄丸

【出处】汉《金匮要略》。

【组成与用法】防己、椒目、葶苈子（熬）、大黄各一两。

上四味，末之，蜜丸如梧子大，先食服一丸，日三服，稍增，口中有津液。渴者加芒硝半两。现代用法：上药为末，炼蜜为丸，每丸6g，每次1丸，食前温水送服，每日3次，酌情渐增。

【功效】攻逐水饮，利水通便。

【主治】水饮积聚脘腹，肠间有声，腹满便秘，小便不利，口干舌燥。

【方解】防己利水消肿，椒目行水消胀，两药相合，导水饮从小便而出。葶苈子下气行水，大黄荡涤肠胃积热，两药相合，逐水通下，使水饮从大便而去。

【专科应用】胃癌，肝硬化腹水，胃肠神经官能症。

【宜忌】孕妇忌用。

【现代研究】徐立军等将 96 例肝硬化腹水患者随机分为治疗组 54 例和对照组 42 例。对照组采用单纯西药治疗，观察组采用己椒苈黄丸加味治疗。结果治疗组患者总有效率为 92.59%，明显高于对照组的 64.28%（$P<0.05$）；治疗组腹围减少明显，与对照组相比差异有统计学意义（$P<0.05$）。结论：采用己椒苈黄丸治疗肝硬化腹水，临床疗效优于常规西药疗法。[徐立军，毛云龙．己椒苈黄丸加味治疗肝硬化腹水临床观察．四川中医，2012，30（11）：103－104.]

济川煎

【出处】明《景岳全书》。

【组成与用法】当归三至五钱，牛膝二钱，肉苁蓉（酒洗去咸）二至三钱，泽泻一钱半，升麻五分至七分或一钱，枳壳一钱。水一盅半，煎至七分，食前服。现代用法：作汤剂，水煎服。

【功效】温肾益精，润肠通便。

【主治】肾阳虚弱，精津不足证。大便秘结，小便清长，腰膝酸软，头目眩晕。

【方解】肉苁蓉味甘、咸，性温，温肾益精，暖腰润肠，为君药。当归补血和血，润肠通便；牛膝补肝肾，壮腰膝，性善下行，共为臣药。枳壳下气宽肠而助通便；泽泻渗利小便而泄肾浊，共为佐药。妙用升麻以升清阳，清阳升则浊阴自降，相反相成，配合诸药，以加强通便之效，为使药。

【专科应用】阳虚型便秘，老年慢性功能性便秘等。

【宜忌】凡热邪伤津及阴虚者忌用。

【现代研究】

1. 吴如雷应用加味济川煎治疗产后便秘 50 例。基本方肉苁蓉 15g，怀牛膝 10g，杏仁 10g，紫菀 10g，当归 10g，白芍 10g，何首乌 10g，木瓜 10g，山药 15g，枳壳 6g，升麻 3g。血虚甚者加阿胶 10g，黑芝麻 10g；气虚甚者加太子参 15g，黄芪 15g；燥热甚者加麦冬 10g，玉竹 10g；肾阳虚者加补骨脂 10g，桃仁 10g。每天 1 剂，水煎，分早、晚分服，15 天为 1 个疗程。结果显示，总有效率为 94.00%。[吴如雷．加味济川煎治疗产后便秘 50 例．吉林中医药，2005（11）：40.]

2. 李志明等将 70 例恶性肿瘤便秘患者随机均分为两组，治疗组予加味济川煎保留灌肠，对照组予开塞露保留灌肠，每天 1 次，10 天后通过询问及记录治疗前后便次、便质、排便耗时、便时费力情况等判断疗效。结果两组疗效比较，差异有显著性意义。结论：加味济川煎灌肠用于恶性肿瘤便秘患者，可缓解便秘情况，改善患者全身症状，提高其生存质量。［李志明，董琴晖，陈高峰，等．加味济川煎灌肠治疗恶性肿瘤患者便秘的临床观察．新中医，2011，43（2）：100－101.］

金匮肾气丸

【出处】汉《金匮要略》。

【组成与用法】干地黄八两，山药、山茱萸（酒炙）各四两，泽泻、茯苓、牡丹皮各三两，桂枝、附子（炮）各一两。

上八味，末之，炼蜜和丸，梧子大，酒下十五丸，日再服。现代用法：口服，1 次 20～25 粒，1 日 2 次。

【功效】补肾助阳。

【主治】肾阳不足证。腰痛脚软，身半以下常有冷感，少腹拘急，小便不利，或小便反多，入夜尤甚，阳痿早泄，痰饮，水肿，消渴，脚气，转胞等。

【方解】附子大辛大热，为温阳诸药之首；桂枝辛甘而温，乃温通阳气之要药；两药相合，补肾阳之虚，助气化之复，共为君药。重用干地黄滋阴补肾，配伍山茱萸、薯蓣补肝脾而益精血，共为臣药。君臣相伍，补肾填精，温肾助阳，补阳之品药少量轻而滋阴之药多量重，可见其立方之旨并非峻补元阳，乃在微微生火，鼓舞肾气，即取“少火生气”之义。再以泽泻、茯苓利水渗湿，配桂枝温化痰饮；牡丹皮苦辛而寒，擅入血分，合桂枝则可调血分之滞，三药寓泻于补，使邪去而补药得力，为制诸阴药可能助湿碍邪之虞。

【专科应用】慢性腹泻、肝硬化腹水、炎症性肠病缓解期等属肾阳亏虚或阳虚水泛者。

【现代研究】郑荣以本方加减治疗李某，男，68 岁，有多年胃病史，进食少，体弱贫血。两年前凌晨 4 时许，先是腹部作痛，继而肠鸣腹泻，泻后则安，肠镜等检查未发现器质性病变，经中西药治疗病情均无明显好转。患者面色苍白，形寒肢冷，消瘦，腰膝酸软，头晕耳鸣，诊断为肾阳虚衰型泄泻，治以温补肾阳，暖脾止泻，予金匮肾气丸原方加减。黄芪 20g，炮附子 12g（先煎），熟地黄 12g，山茱萸 12g，茯苓 12g，山药 12g，补骨脂 12g，肉豆蔻 10g，罂粟壳 6g，肉桂 5g（后下）。5 剂，日 1 剂。二诊黎明腹泻肠鸣减少，形寒肢冷、腰膝酸软、头晕、耳鸣症状改善，面色转红润，舌淡略胖无齿印，脉沉细有力。上方继守 7 剂。三诊黎明肠鸣腹泻痊愈，伴随症消失，舌脉正常。继续服用 1 个月，每日两丸，早晚两次淡盐水送服。随访半年，未见复发。［郑荣．金匮肾气丸临床应用举隅．辽宁中医药大学学报，2009（8）：205－206.］

金铃子散

【出处】宋《太平圣惠方》。

【组成与用法】金铃子、延胡索各一两。

上为末，每服二三钱，酒调下，温汤亦可。现代用法：为末，每服9g，酒或开水送下。

【功效】疏肝泄热，活血止痛。

【主治】肝郁化火证，症见心胸、胁肋、脘腹诸痛，时发时止。

【方解】金铃子味苦，性寒，入肝、胃、小肠经，疏肝行气，清泄肝火而止痛，为君药。延胡索味苦、辛，性温，行气活血，擅长止痛，为臣佐药。两药合用，疏肝泄热，行气活血止痛。服用酒下，行其药势，用以为使。

【专科应用】慢性肝炎、慢性胆囊炎及胆石症、慢性胃炎、消化性溃疡、妇女痛经等属肝郁化火者。

【宜忌】孕妇慎用。

【现代研究】

1. 杨小兰等将80例慢性萎缩性胃炎肝胃郁热型患者随机均分为治疗组和对照组。对照组采用常规西药治疗，治疗组在此基础上加丹栀逍遥散合金铃子散治疗。结果显示，在综合疗效与中医证候疗效方面，治疗组的总有效率分别为87.50%和90.00%，均高于对照组的72.50%和70.00%（$P<0.05$）。结论：丹栀逍遥散合金铃子散治疗慢性萎缩性胃炎肝胃郁热型有较好疗效，且安全，无毒副作用。[杨小兰，黄郁斌，温淑端. 丹栀逍遥散合金铃子散治疗慢性萎缩性胃炎40例临床观察. 湖南中医杂志，2015，31（6）：44-45.]

2. 蒋成友用金铃子散加减治疗238例消化性溃疡患者（胃溃疡患者97例，十二指肠溃疡患者141例），1天1剂，15天为1个疗程，经1~3个疗程后，总有效率达98.74%，治疗中及治疗后未发现任何毒副作用。结论：金铃子散加减治疗消化性溃疡疗效较好。[蒋成友. 金铃子散加减治疗消化性溃疡238例临床观察. 黔南民族医专学报，2004（4）：228.]

金水六君煎

【出处】明《景岳全书》。

【组成与用法】当归、半夏、茯苓各二钱，熟地黄三至五钱，陈皮一钱半，炙甘草一钱。水两盅，生姜三五七片，煎至七八分，食远温服。

【功效】滋补肺肾，祛湿化痰。

【主治】肺肾阴虚夹痰证，阴血不足，湿痰内阻，咳嗽喘逆，呕恶多痰。

【方解】本方即二陈汤去乌梅加当归、熟地黄而成。方中熟地黄滋养肺肾，半夏健脾燥湿，降逆化痰为君。臣以陈皮理气燥湿，当归养血和血。佐以茯苓健脾渗湿，生姜降逆化痰，制半夏之毒。使以甘草调和诸药，润肺和中。

【专科应用】便秘、慢性胃炎、慢性肝炎、慢性阻塞性肺病、咳嗽、支气管哮喘、慢性支气管炎、支气管扩张、肺气肿等属肺肾阴虚夹痰者。

【宜忌】痰热壅盛者慎用。

橘皮竹茹汤

【出处】汉《金匮要略》。

【组成与用法】橘皮二升，竹茹二升，大枣三十枚，生姜半斤，甘草五两，人参一两。以水一斗，煮取三升，温服一升，日三服。现代用法：水煎服。

【功效】降逆止呃，益气清热。

【主治】胃虚有热之呃逆或干呕，虚烦少气，口干。

【方解】橘皮辛苦而温，行气和胃；竹茹甘而微寒，清热和胃，两药相伍，既能降逆止呃，又可清热和胃，共为君药。生姜和胃止呕，为呕家之圣药，助君药以降逆止呃；人参益气补中，与橘皮相合，则行中有补，同为臣药。甘草、大枣益气补脾养胃，合人参补中以复胃气之虚，又大枣与生姜为伍，调和脾胃，安中和气，俱为佐药。甘草调和药性，兼作使药。诸药合用，降逆止呃，益气清热。

【专科应用】妊娠呕吐、幽门不全梗阻呕吐、腹部手术后呃逆不止等证属胃虚有热、气机上逆者。

【宜忌】呃逆、呕吐等证属虚寒或实热者不宜。

【现代研究】方昕将100例糖尿病胃轻瘫患者随机均分为观察组和对照组。对照组采用甲钴胺治疗，观察组在此基础上加用橘皮竹茹汤加减治疗。结果显示，观察组的总有效率为98.00%，高于对照组的72.00%（$P<0.01$）；观察组糖化血红蛋白、胃肠激素水平、胃排空时间等指标均优于对照组（$P<0.01$）。结论：橘皮竹茹汤加减联合甲钴胺治疗糖尿病胃轻瘫的临床效果显著。[方昕．橘皮竹茹汤加减联合甲钴胺治疗糖尿病胃轻瘫的临床效果观察．临床合理用药杂志，2019，12（32）：99+17.]

开噤散

【出处】清《医学心悟》。

【组成与用法】人参、川黄连（姜水炒）各五分，石菖蒲（不见铁）七分，丹参三钱，石莲子（去壳，即建莲中有黑壳者）、茯苓、陈皮、冬瓜仁（去壳）各一钱五分，陈仓米一撮，荷叶蒂二个。水煎服。

【功效】泄热和胃，化湿开噤。

【主治】噤口痢属湿热蕴结者。火盛气虚，下痢呕逆，食不得入。

【方解】黄连、石菖蒲、茯苓、冬瓜仁子苦辛通降，泄热化湿；陈皮、陈仓米、石莲子、荷叶蒂健脾化湿和胃，开噤升清；人参、丹参益气活血祛瘀。

【专科应用】临床常用于细菌性痢疾、阿米巴痢疾属湿热而饮食不进者。

【宜忌】脾胃虚寒者谨慎应用。

【现代研究】叶柏运用古方开噤散治疗功能性消化不良，取得显著效果。叶柏认为，本方苦寒之性较强，疾病初起，湿热内盛者用之较好。若用药时间较长，需注意苦燥耗阴及寒凉败胃，当中病即止，并注意调和脾胃，调节气机。[王中琪，叶柏．叶柏应用开噤散治疗功能性消化不良经验．光明中医，2019，34（1）：30－32.]

健脾丸

【出处】明《证治准绳·类方》。

【组成与用法】白术二两半，木香（另研）、黄连（酒炒）、甘草各七钱半，白茯苓二两，人参一两五钱，神曲（炒）、陈皮、砂仁、麦芽（炒，取面）、山楂（取肉）、山药、肉豆蔻（面裹煨熟，纸包捶去油）各一两。

上为细末，蒸饼为丸，如绿豆大。每服五十丸，空腹时陈米汤送下，一日两次。现代用法：水煎服。

【功效】健脾和胃，消食止泻。

【主治】脾虚食积证，食少难消，脘腹痞闷，大便溏薄，倦怠乏力。

【方解】重用白术、茯苓为君，健脾祛湿以止泻。神曲、麦芽消食和胃，除已停之积；人参、山药益气补脾，以助苓、术健脾之力，是为臣药。木香、砂仁、陈皮皆芳香之品，功能理气开胃，醒脾化湿，既可解除脘腹痞闷，又使全方补而不滞；肉豆蔻温涩，合山药以涩肠止泻；黄连清热燥湿，且可清解食积所化之热，皆为佐药。甘草补中和药，为佐使之用。

【专科应用】慢性胃炎、胃神经官能症、胃及十二指肠溃疡、慢性肠炎、消化不良等属脾虚食滞者。现代临床发现，健脾丸对肿瘤患者化疗后遗消化系统症状有良好的治疗作用，对患者化疗后体力的恢复也有明显的帮助。小儿因急性或慢性营养吸收紊乱、肠寄生虫病未及时治疗等原因导致食欲异常，吸收障碍，腹胀泄泻，面黄肌瘦，发育迟缓，甚则性情改变，青筋裸露，夜睡磨牙，肌肉萎缩等症状均可使用。

【宜忌】实热证者慎用；饮食不节而致食积不消、脾胃不虚者慎用。

【现代研究】崔杰采用健脾丸加减治疗胃痛患者132例，4周为1个疗程，1个疗程后判定疗效。结果总有效率为93.94%。结论：健脾丸加减治疗胃痛疗效显著。[崔杰．健脾丸加减治疗胃痛132例疗效观察．甘肃中医学院学报，2012，29（3）：43－44.]

开胸顺气丸

【出处】明《寿世保元》。

【组成与用法】槟榔六两，牵牛子（炒）八两，陈皮二两，木香一两五钱，姜厚朴二两，三棱（醋）二两，莪术（醋）二两，猪牙皂一两。

上为细末，过罗，用冷开水泛为小丸，滑石为衣。每服一至二钱，每日1～2次，温开水送下。现代用法：水丸，口服。1 次 3 ~9g，1 日 1 ~2 次。

【功效】消积化滞，行气止痛。

【主治】气郁食滞证，胸胁胀满，胃脘疼痛，嗳气呕恶，食少纳呆，嗳腐吞酸，不思饮食，或有恶心呕吐，吐后痛减，大便不爽。

【方解】槟榔、牵牛子消积导滞，行气利水，为君药。木香、陈皮健脾行气化湿，厚朴宽胸理气除满，增强君药行气除积之功，共为臣药。佐以三棱、莪术行气活血止痛，气行则血行，血行则无瘀；猪牙皂清热去痰，宽胸利膈。

【专科应用】饮食不节所致消化不良、慢性胃炎、急性胃肠炎、细菌性痢疾，以及腹腔镜术后肩部疼痛、骨科挫伤所致气滞胀痛等。

【宜忌】孕妇禁用。年老体弱者慎用。

开郁二陈汤

【出处】明《万氏女科》。

【组成与用法】陈皮、茯苓、苍术、香附、川芎各一钱，半夏、青皮、莪术、槟榔各七分，甘草、木香各五分。生姜为引，水煎服。兼服四制香附丸。

【功效】疏肝解郁行气，健脾燥湿化痰。

【主治】气郁痰阻证，情志不畅，两胁胀痛，胸脘痞闷，嗳气，恶呕，咽部异物感，不欲饮食。亦可治疗妇女气郁经闭、瘾病、乳腺增生等。

【方解】半夏、陈皮为君，燥湿健脾，理气化痰。苍术、茯苓助半夏燥湿化痰，木香、香附助陈皮健脾行气，气顺则痰消，健脾以杜绝生痰之源，共为臣药。莪术、川芎行气活血；青皮、槟榔增强行气之力，共为佐药。甘草为使，调和诸药。

【专科应用】慢性肝炎、慢性胆囊炎、慢性胃炎、功能性消化不良、胃肠神经官能症等属气郁痰阻者。

【宜忌】气弱阴虚者及孕妇慎用。

【现代研究】李文秀等将 120 例阳黄患者随机均分为两组，对照组用甘草酸苷、还原性谷胱甘肽、促肝细胞生长素、多烯磷脂酰胆碱等治疗，治疗组在此基础上加用茵陈蒿汤合开郁二陈汤加减。结果治疗组有效率达 97.00%。结论：茵陈蒿汤合开郁二陈汤联合西药对病毒性乙型肝炎中重度患者可明显缩短疗程，提高疗效，改善症状，且无明显毒副作用。[李文秀，刘志斌．茵陈蒿汤合开郁二陈汤加减治疗阳黄临床观察．湖北中医杂志，2013，35（5）：31.]

理冲汤

【出处】清《医学衷中参西录》。

【组成与用法】黄芪三钱，党参二钱，白术二钱，山药五钱，天花粉四钱，知母四钱，三棱三钱，莪术三钱，鸡内金（黄者）三钱。用水三盅，煎至将成，加好醋少许，滚数沸服。现代服法：水煎服。

【功效】益气行血，调经祛瘀。

【主治】妇女闭经不行，或产后恶露不尽、结为癥瘕，女子经闭血枯及一切脏腑癥瘕、积聚、气郁、脾弱、满闷、痞胀，不能饮食。

【方解】黄芪、党参为君药，益气补脾。白术、三棱、莪术为臣，白术增强补脾之功，三棱、莪术理气活血，参、芪得三棱、莪术之力，则补而不滞，而元气愈旺。山药、鸡内金、天花粉、知母为佐药，山药、鸡内金健脾和胃，消食化积；天花粉、知母益气生津养阴。醋为使药，增强行气止痛之功。

【专科应用】慢性萎缩性胃炎、消化不良、肝纤维化、非酒精性脂肪肝等辨证属脾虚夹瘀的消化系统疾病；子宫肌瘤、慢性盆腔炎、闭经、不孕症、卵巢早衰、多囊卵巢综合征等妇科疾病。

【宜忌】孕妇禁服。

【现代研究】李华东选取80例经胃镜检查确诊为慢性萎缩性胃炎患者为研究对象，用理冲汤加减治疗3个疗程后，总有效率达92.5%。理冲汤抓住慢性萎缩性胃炎以多虚多瘀的病机，使胃黏膜的病理变化获得逆转。[李华东．理冲汤治疗慢性萎缩性胃炎80例．医学信息，2012，25（3）：526.]

理阴煎

【出处】明《景岳全书》。

【组成与用法】熟地黄三五七钱或一二两，当归二三钱或五七钱，炙甘草一二钱，干姜（炒黄）一至三钱，或加肉桂一二钱。水二盅，煎至七八分，热服。

【功效】益肾健脾，活血调经。

【主治】真阴虚弱，痰饮内停。胀满呕哕，恶心吐泻，腹中疼痛，妇人经迟血滞等证。

【方解】此理中汤之变方也。方中熟地黄善滋阴补血，当归补血活血，二药相须，则精血互生，阴血易复；干姜辛热，善于温中散寒；肉桂辛甘大热，温中回阳；炙甘草益气和中，缓急止痛。全方甘润和阴，辛甘化阳，如此则使阴气渐充，汗从阴达，而寒邪不攻自散矣。

【专科应用】气虚外感、气虚发热及脾虚失运、清阳不升诸内伤杂症，如恶心、腹泻等。

理中汤

【出处】汉《伤寒论》。

【组成与用法】人参、干姜、甘草（炙）、白术各三两。

上药切碎。用水八升，煮取三升，去滓，每次温服一升，日三服。服汤后，如食顷，饮热粥一升许，微自温，勿揭衣被。

【功效】温中祛寒，补气健脾。

【主治】脾胃虚寒证，自利不渴，呕吐腹痛，腹满不食及中寒霍乱，阳虚失血，如吐血、便血或崩漏，胸痞虚证，胸痛彻背，倦怠少气，四肢不温。

【方解】干姜温运中焦，以散寒邪为君。人参补气健脾，协助干姜以振奋脾阳为臣。佐以白术健脾燥湿，以促进脾阳健运。使以炙甘草调和诸药，而兼补脾和中。以蜜和丸，取其甘缓之气调补脾胃。诸药合用，重振中焦，健运脾胃，恢复升清降浊之功。

【专科应用】急性、慢性胃炎，胃窦炎，溃疡病，胃下垂，慢性肝炎等属脾胃虚寒者。

【宜忌】阴虚火旺、实火内盛、肝郁化火者不适用本方。

【现代研究】秦文彪对58例慢性胃炎脾胃虚弱（寒）证患者采用理中汤加减治疗。结果治疗4周后，总有效率为94.83%，胃脘胀满、胃脘隐痛、大便稀溏、食少纳呆、恶心欲吐等症显著改善。结论：理中汤加减治疗慢性胃炎脾胃虚弱（寒）证疗效确切。[秦文彪．理中汤加减治疗慢性胃炎脾胃虚弱（寒）证的临床疗效阶段性评价．北京中医药大学，2014.]

连理汤

【出处】明《症因脉治》。

【组成与用法】黄连（姜汁炒）八分，人参一钱半，白术（炒）一钱半，干姜（炮）一钱半，炙甘草五分。水煎，去滓温服，亦可做丸剂；或水煎两次作两次服，一日服两剂。

【功效】温中祛寒止泻，兼清郁热。

【主治】脾胃虚寒兼郁热之泄泻。

【方解】干姜大辛大热，直入脾胃，温中散寒，振奋脾阳，升阳而止泻，为君药。人参甘温，大补元气，尤善入中焦以补益脾胃之气，为臣药。白术健脾燥湿，与人参相配，可增强健脾益气之功；黄连清热燥湿，除郁热，两者共为佐药。炙甘草缓中以益胃，兼调和诸药，为使药。

【专科应用】急性和慢性肠炎、急性和慢性胃炎等属脾胃虚寒兼湿热内蕴者。

【现代研究】王其进等将60例溃疡性结肠炎患者随机均分为两组，对照组采用美沙拉嗪治疗，治疗组采用连理汤治疗，12周后比较疗效。结果治疗组总有效率为83.33%，对照组为86.67%，两组治疗后主要症状均较前明显改善，NADPH氧化酶Nox_1和$Duox_2$ mRNA表达呈下降趋势（$P<0.05$），但组间比较差异无统计学意义（$P>0.05$）。结论：连理汤可通过阻断NADPH氧化酶Nox_1和$Duox_2$的表达，抑制炎症因子激活，发挥治疗溃疡性结肠炎的效用。[王其进，陈景利，杨小兰．连理汤调控溃疡性结肠炎 NADPH 氧化酶 Nox_1 和 $Duox_2$ 表达临床研究. 中国中西医结合消化杂志，2016，24（1）：32－35.］

连朴饮

【出处】清《霍乱论》。

【组成与用法】制厚朴二钱，黄连（姜汁炒）、石菖蒲、制半夏各一钱，香豉（炒）、焦栀各三钱，芦根二两。水煎，温服。

【功效】清热化湿，理气和中。

【主治】湿热霍乱。上吐下泻，胸脘痞闷，心烦躁扰，小便短赤。

【方解】黄连清热燥湿，厚朴行气化湿，共为君药。石菖蒲芳香化湿而悦脾；半夏燥湿降逆而和胃，增强君药化湿和胃止呕之力，是为臣药。山栀、豆豉清宣胸脘之郁热；芦根性甘寒质轻，清热和胃，除烦止呕，生津行水，皆为佐药。

【专科应用】急性胃肠炎、肠伤寒、副伤寒等证属湿热并重者。

【现代研究】翟艳丽等将 60 例功能性消化不良湿热中阻证患者随机均分为治疗组和对照组。治疗组口服连朴饮治疗，对照组采用多潘立酮口服治疗。结果显示，两组总有效率比较差异有显著性意义（$P<0.01$）。结论：连朴饮治疗功能性消化不良湿热中阻证疗效确切，优于西药对照组。［翟艳丽，黄福斌. 连朴饮治疗功能性消化不良湿热中阻证 30 例. 山东中医杂志，2015，34（5）：346－347.］

良附丸

【出处】清《良方集腋》。

【组成与用法】高良姜（酒洗七次）、香附子（醋洗七次）各等份。

上味各焙，各研，各贮，用时以米饮加生姜汁一匙、盐一撮为丸，服之立止。

【功效】行气疏肝，祛寒止痛。

【主治】气滞寒凝证。胃脘疼痛，胸胁胀闷，畏寒喜温，妇女痛经等。

【方解】高良姜味辛大热，温中暖胃，散寒止痛，且用酒洗，以增强其散寒之力。香附疏肝开郁，行气止痛，且用醋洗，加强入肝行气止痛之功。两药相配，一散寒凝，一行气滞。

【专科应用】慢性胃炎，溃疡病，胃肠神经官能症，肋间神经痛，痛经等。

【宜忌】虚寒型胃痛及火郁胃痛均不宜使用。

【现代研究】谢利利将 100 例胃溃疡患者随机均分为治疗组和对照组。治疗组采用加味良附丸进行治疗，对照组采用奥美拉唑胶囊进行治疗，治疗 4 周后评价效果。结果治疗组总有效率为 94.00%，高于对照组的 88.00%。结论：加味良附丸用于治疗胃溃疡，对促进溃疡面愈合、解除胃肠道痉挛、抑制或杀灭 Hp 等方面有肯定疗效，优于奥美拉唑胶囊，且无明显不良反应和胃肠道刺激症状表现。［谢利利. 加味良附丸治疗

胃溃疡疗效观察．中国中医基础医学杂志，2015，21（6）：756.］

凉膈散

【出处】宋《太平惠民和剂局方》。

【组成与用法】川大黄、朴硝、炙甘草各二十两，山栀子仁、薄荷（去梗）、黄芩各十两，连翘二斤半。

上药为粗末，每服二钱，水一盏。入竹叶七片、蜜少许，煎至七分，去滓，食后温服。小儿可服半钱，更随岁数加减服之。得利下，住服。现代用法：上药共粗末，每服6～12g，加竹叶3g、蜜少许，水煎服。亦可作汤剂煎服。

【功效】泻火通便，清上泻下。

【主治】上中二焦邪郁生热证。烦躁口渴，面赤唇焦，胸膈烦热，口舌生疮，睡卧不宁，谵语狂妄，或咽痛吐衄，便秘溲赤，或大便不畅。

【方解】重用连翘，以清热解毒为主，透散上焦无形之火，为君药。黄芩清心胸郁热；山栀通泻三焦之火，引火下行；芒硝、大黄通便泻火，荡涤中焦燥实，共为臣药。薄荷、竹叶外疏内清为佐药。白蜜、甘草既能缓和硝、黄峻泻之功，又可生津润燥，调和诸药为使药。

【专科应用】咽炎、口腔溃疡、胆道感染、急性胰腺炎、缺血性肠病等属上、中二焦燥实者。

【宜忌】气虚及阳虚者慎用。

【现代研究】杨益华等选取68例火热炽盛型口腔炎患者作为研究对象，随机分为观察组和对照组各34例。对照组采用西药治疗，观察组在对照组基础上联合凉膈散治疗。两组疗程均为7天。结果观察组总有效率为97.06%，显著高于对照组的76.47%（$P<0.05$），平均起效时间和治愈时间均显著快于对照组（$P<0.05$），症状积分显著低于对照组（$P<0.05$），复发率显著低于对照组（$P<0.05$）。治疗过程中两组均未发生明显不良反应。结论：凉膈散联合西药用于火热炽盛型口腔炎，可明显改善患者症状，不良反应少，复发率低。［杨益华，王仁飞，陈学英．凉膈散联合西药治疗火热炽盛型口腔炎疗效及复发情况观察．中华中医药学刊，2015（6）：1470－1472.］

凉血地黄汤

【出处】金《脾胃论》。

【组成与用法】黄柏（去皮，锉，炒）、知母（锉，炒）各一钱，青皮（不去皮瓤）、槐角（炒）、熟地黄、当归各五分。

上药㕮咀，作一服，用水一盏，煎至七分，去渣，温服。

【功效】清热燥湿，养血凉营。

【主治】肠风，血痔，血热阴虚，肠澼下血或肠癌下血，胸膈胀满闭塞，腹胀泄泻，或为飧泻。

【方解】黄柏、知母清热燥湿，治湿热泄泻、痢疾之本，为君药。熟地黄、当归养血和血，“行血则便脓自愈”，为臣药。佐以青皮理气行滞，以取“调气则后重自除”之效。加槐角入大肠血分，凉血为引，为使药。诸药合用，凉血和血，清热利湿。

【专科应用】炎症性肠病、肠癌、肝硬化等属阴虚血热、湿热蕴结者。

【宜忌】脾胃虚寒者慎用。

【现代研究】谢明君选取难治性溃疡性结肠炎患者60例进行四诊分析，分为湿热蕴肠证、寒湿滞肠证、脾阳气虚证、瘀血内阻证四组，分别治以芍药汤合凉血地黄汤、胃苓汤合升阳除湿防风汤、桃花汤合补中益气汤、膈下逐瘀汤合六君子汤。治疗后，对比四组患者治疗前后总体症状评分及血常规指标。结果四组患者的总体症状评分均低于治疗前（$P<0.05$）；四组患者治疗后的血红蛋白、血清蛋白、平均血小板体积水平均高于治疗前（$P<0.05$）。结论：依据《脾胃论》中“脾胃学说”学术思想治疗难治性溃疡性结肠炎临床疗效良好。[谢明君．挖掘《脾胃论》中“脾胃学说”学术思想治疗难治性溃疡性结肠炎临床研究．医药卫生，2019，9（2）：234－235.]

苓桂术甘汤

【出处】汉《金匮要略》。

【组成与用法】茯苓四两，桂枝（去皮）、白术各三两，甘草（炙）二两。

上四味，以水六升，煮取三升，去滓，分温三服。现代用法：水煎服。

【功效】温阳化饮，健脾利湿。

【主治】中阳不足之痰饮。胸胁支满，目眩心悸，短气而咳。

【方解】茯苓甘淡，重用健脾利水，渗湿化饮，既能消已聚之痰饮，又善平饮邪之上逆，为君药。桂枝温阳化气，平冲降逆，为臣药。苓、桂相合，为温阳化气、利水平冲之常用组合。白术为佐，健脾燥湿，苓、术相须，为健脾祛湿的常用组合，体现了治生痰之源以治本之意；桂、术同用，为温阳健脾的常用组合。炙甘草其用有三：一合桂枝辛甘化阳，襄助温补中阳之力；二合白术益气健脾，崇土以利制水；三可调和诸药，功兼佐使之用。四药合用，温阳健脾以助化饮，淡渗利湿以平冲逆。全方温而不燥，利而不峻，标本兼顾，配伍严谨，为治疗痰饮病之和剂。

【专科应用】慢性胃肠炎、消化性溃疡、胃潴留、慢性肝炎、脂肪肝、肝硬化腹水等属阳虚水泛、痰饮内阻者。

【宜忌】若饮邪化热、咳痰黏稠者非本方所宜。

【现代研究】薛晓轩等将100例非酒精性脂肪性肝炎患者随机分为对照组49例和观察组51例，对照组采用常规药物治疗，观察组采用茵陈苓桂术甘汤＋常规药物治疗，疗程12周。结果观察组的总有效率为92.2%，明显高于对照组的75.5%（$P=0.023$）。治疗后观察组天冬氨酸转氨酶、丙氨酸转氨酶、γ－谷氨酰转肽酶、总胆固醇、三酰甘油、低密度脂蛋白胆固醇水平明显低于对照组，高密度脂蛋白胆固醇水平明显高于对照组（$P<0.05$），丙二醛、空腹血糖、空腹胰岛素、胰岛素抵抗指数明显低于对照组，超氧化物歧化酶、谷胱甘肽过氧化物酶明显高于对照组（均 $P<0.05$），Nrf_2、血红素加氧酶 1、醌氧化还原酶 1 的 mRNA 表达水平明显高于对照组（均 $P<0.05$）。两组不良反应发生率差异无统计学意义（$P=0.708$）。结论：茵陈苓桂术甘汤治疗非酒精性脂肪性肝炎效果确切，可调节患者肝功能、血脂、血糖水平，并激活 Nrf_2/ARE 信号通路，改善机体氧化应激能力，从而保护受损肝细胞。[薛晓轩，谢春娥．茵陈苓桂术甘汤治疗非酒精性脂肪性肝炎的临床效果及作用机制．中国医药，2020，15（6）：907－911.]

六君子汤

【出处】宋《校注妇人良方》。

【组成与用法】陈皮一钱，半夏一钱，茯苓二钱，甘草一钱，人参二钱，白术二钱。现代用法：水煎服。

【功效】健脾补气，和中化痰。

【主治】脾虚兼痰，气短咳嗽，痰白清稀，或呕吐，食欲不振。

【方解】主药人参益气补中，健脾养胃；辅以白术健脾燥湿，陈皮祛痰平喘，半夏止咳镇吐；佐以茯苓甘淡渗湿健脾，茯苓、白术合用健脾除湿，促其运化；使以炙甘草甘温调中。

【专科应用】慢性胃炎、胃及十二指肠溃疡、慢性支气管炎、慢性胃肠炎属脾胃气虚兼痰湿者。

【宜忌】忌食生冷、辛辣刺激性食物。

六磨汤

【出处】元《世医得效方》。

【组成与用法】大槟榔、沉香、木香、乌药、大黄、枳壳各等份。

上六味，各用水磨取汁 75mL，和匀，温服。

【功效】行气散结，攻积导滞。

【主治】大便干结或不甚干结，欲便不得出，肠鸣失气，腹中胀痛，胸胁满闷，嗳气频作，食少纳呆。

【方解】木香味辛、苦，性温，气味芳香浓郁，可行气导滞，为调理诸气之要药；乌药味辛，香气走窜，有疏理气机、开散郁结之功；沉香味辛，性温，功擅降逆下气，三药合用，调降郁滞之气，通积下行；大黄泄热通便，为治疗便秘之要药；枳壳行气宽胸，除胀消滞；槟榔味辛苦，可降气行滞，三药合用，以行滞攻积。六药相配，郁气得疏，大便得通。

【专科应用】气滞腹痛、大便秘涩而有热者。

【宜忌】胃肠燥热者忌用。

六神丸

【出处】雷氏方，见《全国中成药处方集》。

【组成与用法】麝香、牛黄、珍珠（豆腐制）各一钱五分，冰片、蟾酥、雄黄各一钱。

上为细末，水泛为丸，百草霜为衣，每两作一万粒，每服十粒，噙化或温水送下；或取十粒用开水或米腊少许溶成糊状，外敷患处。

【功效】消肿解毒。

【主治】烂喉丹痧，咽喉肿痛，喉风喉痈，单双乳蛾，小儿热疖，痈疡疔疮，乳痈发背，无名肿毒。

【方解】牛黄能清心开窍，清热解毒；珍珠具有解毒生肌的作用，两药合用，清热解毒、化腐生肌作用增强，共为君药。臣以蟾酥、雄黄解毒除秽，散结止痛。佐以冰片、麝香芳香走窜，活血消肿止痛。

【专科应用】口腔溃疡、慢性咽炎、扁桃体炎、肺源性心脏病伴心衰、牙周炎症、中耳炎、慢性肝炎、急性肾炎、上消化道肿瘤、白血病等属热毒炽盛者。

【宜忌】孕妇及对本品过敏者禁用。

六味地黄丸

【出处】宋《小儿药证直诀》。

【组成与用法】熟地黄八钱，山萸肉、山药各四钱，泽泻、牡丹皮、茯苓各三钱。

上为末，炼蜜为丸，如梧桐子大，空心温水化下三圆，亦可以作汤剂。现代用法：水煎服或直接口服丸剂。

【功效】填精滋阴补肾。

【主治】肾阴精不足证。腰膝酸软，头晕目眩，视物昏花，耳鸣耳聋，盗汗，遗精，消渴，骨蒸潮热，手足心热，口燥咽干，牙齿动摇，足跟作痛，小便淋沥，小儿囟门不合。

【方解】重用熟地黄，性温味甘，主入肾经，滋阴补肾，填精益髓，为君药。山茱萸酸温，主入肝肾经，补养肝肾，并能涩精，取“肝肾同源”之意；山药甘平，主入脾经，补益脾阴，补后天而充先天，亦能固肾止遗，共为臣药。三药配合为“三补”，肾、肝、脾三阴并补，以补肾阴为主。肾为水脏，肾元虚弱多致湿浊内停，泽泻甘寒，利湿而泻肾浊，以防熟地黄滋腻恋邪；牡丹皮辛凉，清泄相火，并制约山药健运脾胃，与泽泻相伍又助泄肾浊，使真阴得复其位。三药共为佐药。三药相合，一者渗湿浊，清虚热；二者使全方补而不滞，滋而不腻，此为“三泻”。

【专科应用】消化不良，便秘，慢性肾炎，高血压，糖尿病，肺结核，肾结核，甲状腺功能亢进，中心性视网膜炎及无排卵性功能性子宫出血，更年期综合征等属肝肾阴虚证者。

【宜忌】脾虚泄泻者慎用。

龙胆泻肝汤

【出处】清《医方集解》。

【组成与用法】龙胆草（酒炒）6g，黄芩（酒炒）9g，山栀子（酒炒）9g，泽泻12g，木通9g，车前子9g，当归（酒炒）8g，生地黄20g，柴胡10g，生甘草6g。水煎服，亦可制成丸剂，每服6～9g，日两次，温开水送下。

【功效】清泻肝胆实火，清利肝经湿热。

【主治】肝胆实火上炎证之头痛目赤、胁痛、口苦、耳聋、耳肿。肝经湿热下注证之阴肿阴痒、筋痿、阴汗、小便淋浊，或妇女带下黄臭等。

【方解】龙胆草大苦大寒，既能清利肝胆实火，又能清利肝经湿热，故为君药。黄芩、栀子苦寒泻火，燥湿清热，共为臣药。泽泻、木通、车前子渗湿泄热，导热下行；实火所伤，损伤阴血，当归、生地黄养血滋阴，邪去而不伤阴血，共为佐药。柴胡舒畅肝经之气，引诸药归肝经；甘草调和诸药，共为佐使药。

【专科应用】急性或慢性肝炎，头痛目赤，胁痛，口苦，阴肿，阴痒，小便淋浊，或妇女带下黄臭。

【宜忌】本方药多苦寒，易伤脾胃，对脾胃虚寒和阴虚阳亢之证皆非所宜。

麻子仁丸

【出处】汉《伤寒论》。

【组成与用法】麻子仁二升，白芍半斤，枳实半斤，大黄一斤，厚朴一尺，杏仁一升。

上六味，蜜和丸，如梧桐子大，饮服十丸，日三服，渐加，以知为度。现代用法：上药为末，炼蜜为丸，每次9g，1～2次，温开水送服。亦可按原方用量比例酌减，改汤剂煎服。

【功效】润肠泄热，行气通便。

【主治】肠胃燥热，脾约便秘证，大便干结，小便频数。

【方解】麻子仁味甘，性平，质润多脂，功能润肠通便，是为君药。杏仁上肃肺气，下润大肠；白芍养血敛阴，缓急止痛为臣。大黄、枳实、厚朴即小承气汤，以清下热结，除胃肠燥热为佐。蜂蜜甘缓，既助麻子仁润肠通便，又可缓和小承气汤攻下之力，以为佐使。

【专科应用】胃肠燥热，脾约便秘证。临床应用以大便秘结、小便频数、舌苔微黄少津为辨证要点。

【宜忌】本方虽为润肠缓下之剂，但含有攻下破滞之品，津亏血少者不宜常服。孕妇慎用。

【现代研究】李镇宜将 80 例老年功能性便秘患者随机均分为研究 1 组和研究 2 组。研究 1 组采用常规西药西沙必利口服治疗，研究 2 组采用麻子仁丸加味治疗。结果研究 2 组的总有效率显著高于研究 1 组，每次排便时长及排便间隔时长均短于研究 1 组，便秘评分更低、SF－36 各项评分更高（$P<0.05$）。结论：老年功能性便秘采取麻子仁丸加味治疗，可显著降低便秘评分，缩短每次排便及排便间隔时长，有利于生活质量改善。［李镇宜．麻子仁丸加味治疗老年功能性便秘的临床观察．北方药学，2020，17（7）：116－117.］

麦冬汤

【出处】汉《金匮要略》。

【组成与用法】麦冬七升，半夏一升，甘草二两，人参三两，粳米三合，大枣十二枚。

上六味，以水一斗二升，煮取六升，温服一升，日三夜一服。现代用法：水煎服。

【功效】清养肺胃，降逆下气。

【主治】虚热肺痿。症见咳嗽气喘，咽喉不利，咳痰不爽，或咳唾涎沫，口干咽燥，手足心热。胃阴不足，症见呕吐、纳少、呃逆、口渴咽干。

【方解】重用麦冬为君，甘寒清润，既养肺胃之阴，又清肺胃虚热。人参益气生津为臣。佐以甘草、粳米、大枣益气养胃，合人参益胃生津，胃津充足，自能上归于肺，此正“培土生金”之法。肺胃阴虚，虚火上炎，不仅气机逆上，而且进一步灼津为涎，故又佐以半夏降逆下气，化其痰涎，虽属温燥之品，但用量很轻，与大剂麦冬配伍，则其燥性减而降逆之用存，且能开胃行津以润肺，又使麦冬滋而不腻，相反相成。甘草并能润肺利咽，调和诸药，兼作使药。

【专科应用】治疗肺胃阴虚、气机上逆所致咳嗽或呕吐之常用方。以咳唾涎沫、短气喘促，或口干呕逆、舌干红、少苔、脉虚数为辨证要点。

【宜忌】无。

【现代研究】张芳选取 54 例晚期肺癌气阴两虚型患者作为研究对象，根据入院编号的单双数分为对照组（单数）和观察组（双数），每组 27 例。对照组接受常规治疗，观察组在常规治疗的基础上采用沙参麦冬汤加减进行治疗，对比两组患者治疗前后生活质量及免疫力指标。结果观察组的生活质量评分优于对照组（$P<0.05$），免疫指标优于对照组（$P<0.05$）。结论：沙参麦冬汤加减治疗晚期肺癌气阴两虚型，有助于提高患者生活质量及身体免疫力。［张芳．分析沙参麦冬汤加减治疗晚期肺癌气阴两虚型的临床应用效果．医学食疗与健康，2020，18（17）：26－27.］

麦味地黄丸

【出处】清《疡科心得集·方汇》。

【组成与用法】麦冬、牡丹皮、茯苓、泽泻、五味子、熟地黄、山茱萸（制）、山药。

上八味，粉碎成细粉，过筛，混匀。每100g粉末用炼蜜35~50g，加适量的水泛丸，干燥，制成水蜜丸；或加炼蜜80~110g，制成小蜜丸或大蜜丸。

【功效】滋肾养肺。

【主治】肺肾阴亏所致的潮热盗汗，咽干咯血，眩晕耳鸣，腰膝酸软，消渴；因咳久伤阴，或消耗性疾病（如肺结核）所致的咽干、口渴、咳喘、痰中带血等。

【方解】本方以六味地黄丸为基础，滋补肾阴，使亏虚的肾阴得以恢复；再配以麦冬清养肺阴，解热除烦，滋养强壮，润滑消炎；配以五味子滋肾，敛收肺气。8种药物配伍组合，共奏滋肾养肺之功。

【专科应用】糖尿病、结核、消化不良等。

【宜忌】无。

梅花点舌丹

【出处】清《疡医大全》。

【组成与用法】熊胆、冰片、雄黄、硼砂、血竭、葶苈子、沉香、乳香、没药各一钱，珍珠三钱，牛黄、麝香、蟾酥、朱砂各二钱。蟾酥用人乳化开，余药为细末，药汁为丸，绿豆大，金箔为衣，每服一丸，入葱白打碎，陈酒送服；或用醋化开外敷。

【功效】清热解毒，消肿止痛。

【主治】疔毒恶疮，无名肿毒，红肿痈疖，乳蛾，咽喉肿痛。

【方解】此丹主以白梅花之酸平，解疔疮毒，除痰热壅滞；蟾酥之温，散热消肿，解疔疮之毒；配乳香、没药、血竭行瘀活血止痛；冰片、朱砂、雄黄清热解毒消肿；石决明镇肝，散血热；硼砂散瘀，解疮毒；沉香行气化结；葶苈子利水泄热；牛黄、熊胆清心肝烦热，凉血解毒；麝香、珍珠止疔毒疼痛，托里消肿。

【专科应用】疔毒恶疮，无名肿痛，红肿痈疖，乳蛾，咽喉肿痛，口腔溃疡。

【宜忌】忌辛辣油腻。孕妇忌服。

【现代研究】张梅将172例复发性口腔溃疡患者随机均分为治疗组和对照组。治疗组采用梅花点舌丹治疗，对照组采用10%硝酸银、维生素B_2、维生素C治疗。结果治疗组的痊愈率、显效率、有效率均明显高于对照组（$P<0.05$），均未见不良反应发生。结论：梅花点舌丹能迅速减轻和消除疼痛，消除黏膜水肿，促进溃疡愈合，明显缩短溃疡愈合期，延长复发周期，未见明显不良反应，使用方便。[张梅. 梅花点舌丹治疗复发性口腔溃疡临床观察. 河北医药，2010，32（4）：456-457.]

木香槟榔丸

【出处】金《儒门事亲》。

【组成与用法】木香、槟榔、青皮、陈皮、莪术（烧）、枳壳、黄连、黄柏各一两，大黄半两，香附子（炒）、牵牛各二两。

上为细末，水泛为丸，如小豆大，每服三十丸，食后生姜汤送下。现代用法：为细末，水泛小丸，每服3~6g，食后生姜汤或温开水送下，日两次。

【功效】行气导滞，攻积泄热。

【主治】积滞内停，湿蕴生热证。脘腹痞满胀痛，赤白痢疾、里急后重，或大便秘结。

【方解】木香、槟榔行气导滞，调中止痛，消脘腹胀满，除里急后重，为君药。大黄、牵牛攻积导滞，泄热通便；青皮、香附疏肝理气，消积止痛，助木香、槟榔行气导滞，共为臣药。莪术、枳壳祛瘀行气，散结止痛；陈皮理气和胃，健脾燥湿；黄连、黄柏清热燥湿而止痢，均为佐药。

【专科应用】急性细菌性痢疾，胃结石，肠炎。

【宜忌】孕妇忌用。虚胀及津亏大便秘结者不宜。年老、体弱者慎用。

木香顺气散

【出处】明《证治准绳·类方》。

【组成与用法】木香、香附、槟榔、青皮、陈皮、枳壳、砂仁、厚朴（制）、苍术各一钱，炙甘草五分。水二盅，加生姜汁，煎汤，食前服。现代用法：用水400mL，加生姜3片，煎至320mL，空腹时服。

【功效】行气解郁，和中燥湿。

【主治】气滞腹痛、胁痛。气厥醒后，肝胃不和，脘胁不舒，胸闷食少。

【方解】木香气芳香而辛散温通，擅长调中宣滞，行气止痛；香附辛味甚烈，香气颇浓，善治气结为病，疏肝解郁，行气止痛，共为君药。青皮、陈皮、苍术、厚朴皆为辛甘温之品，理气疏肝，散结破积，为臣药。枳壳、槟榔苦泄辛散，破气除胀，消积导滞；砂仁善化湿行气，为醒脾和胃之良品；生姜降气和胃，共为佐药。甘草调和诸药，为使药。

【专科应用】湿浊中阻、脾胃不和所致的胸膈痞闷、脘腹胀痛、呕吐恶心、嗳气纳呆。

【宜忌】无。

【现代研究】陈玲等将90例萎缩性胃炎患者随机分为对照组和观察组，每组45例。对照组口服雷贝拉唑，每次20mg，早7点与晚9点服用；阿莫西林1次1g；克拉霉1次0.5g，均早餐与晚餐1小时后服用。观察组在对照组基础上采取木香顺气散与恒温雷火灸治疗。木香顺气散 1 次 8g，三餐前开水冲服；恒温雷火灸取双侧足三里、神阙、中脘四穴，1 天 1 次，1 次 10～20 分钟。连续治疗两周，比较两组中医证候积分、临床疗效及幽门螺杆菌转阴率，检测治疗前后的 G－17、PGⅠ、PGⅡ、PGⅠ/PGⅡ比值水平。结果观察组的总有效率为 95.56%，明显高于对照组的 77.78%（$P<0.05$）。两组中医证候积分均较治疗前下降，但观察组显著低于对照组（$P<0.01$）；两组 G－17、PGⅠ、PGⅡ、PGⅠ/PGⅡ比值水平均较前升高，但观察组高于对照组（$P<0.01$）；观察组 Hp 根除率高于对照组（$P<0.01$）。结论：木香顺气散联合恒温雷火灸治疗萎缩性胃炎，可促进患者血清 G－17 及 PG 水平提高，避免胃黏膜进一步萎缩，综合疗效明显。[陈玲，唐雷，徐派的，等．木香顺气散联合恒温雷火灸对萎缩性胃炎血清胃泌素－17 及胃蛋白酶原的影响．湖南中医药大学学报，2019，39（9）：1133－1137.]

暖肝煎

【出处】明《景岳全书》。

【组成与用法】当归二三钱，枸杞子三钱，茯苓二钱，小茴香二钱，肉桂一二钱，乌药二钱，沉香（或木香）一钱。水一盅半，加生姜三五片，煎至七分，食远温服。现代用法：水煎服。

【功效】温补肝肾，行气止痛。

【主治】肝肾不足，寒滞肝脉证。肠炎，腹泻型肠易激综合征，睾丸冷痛，或小腹疼痛，疝气痛，畏寒喜暖。

【方解】肉桂辛甘性热，温肾暖肝，祛寒止痛；小茴香味辛性温，暖肝散寒，理气止痛。二药合用，温肾暖肝散寒，共为君药。当归辛甘性温，养血补肝；枸杞子味甘，性平，补肝益肾，二药补肝肾之不足治其本；乌药、沉香辛温散寒，行气止痛，以去阴寒冷痛之标，同为臣药。茯苓甘淡渗湿健脾；生姜辛温散寒和胃，扶脾暖胃，顾护后天，皆为佐药。

【专科应用】精索静脉曲张、睾丸炎、附睾炎、鞘膜积液、腹股沟疝等属肝肾不足、寒凝气滞者。

【宜忌】湿热下注、阴囊红肿热痛者，切不可误用。

【现代研究】陈金红等将 55 例直肠癌术后化疗患者随机分为对照组（27 例）和试验组（28 例），对照组予以单纯化疗，试验组予以暖肝煎联合化疗，共治疗 5 个疗程。结果试验组的总有效率为 96.43%，高于对照组的 55.56%；生活质量评分为（85.31±7.92）分，高于对照组的（75.24±8.07）分（$P<0.05$）。结论：暖肝煎加减联合化疗对于改善直肠癌术后患者气虚血瘀症状、减轻化疗后骨髓抑制、提升生活质量具有一定效果。[陈金红，周洁．暖肝煎联合化疗治疗直肠癌术后患者的临床观察．中国中医药现代远程教育，2018，16（10）：112－114.]

排气饮

【出处】明《景岳全书》。

【组成与用法】陈皮一钱五分，木香七分或一钱，藿香一钱五分，香附二钱，枳壳一钱五分，泽泻二钱，乌药二钱，厚朴一钱。水一盅半，煎至七分，热服。

【功效】行气散滞。

【主治】气逆，食滞腹胀，疼痛，癫狂。

【方解】木香性温芳香，通理三焦，尤善行脾胃气滞，为行气止痛之要药，为君。“凡心胃痛甚，须用下利药是为捷法”，故臣以厚朴、枳壳理气通下，消胀除痞。香附芳香走窜；乌药散寒止痛；陈皮理气燥湿，和胃止痛；藿香醒脾开胃，以消食积，去臭气，均为佐药。泽泻性寒，既能制全方辛温太过，又能使内郁之热从小便而利，是为佐使。

【专科应用】气滞腹胀之证。以脘腹胀满、得嗳气或矢气则舒为辨证要点。

【宜忌】方中芳香辛燥药较多，易于伤津耗气，应适可而止，勿使过剂，尤其是年老体弱、孕妇或素有崩漏、吐衄者应慎用。

【现代研究】赵坤将358例腹部手术后胀气患者按入院顺序均分为观察组和对照组。对照组采用常规+莫沙必利片治疗，观察组采用常规+排气饮治疗，结果观察组平均排气时间为（8.63±4.28）小时，短于对照组的（12.95±5.44）小时；观察组不良反应总发生率为0.56%，低于对照组的3.91%（$P<0.05$）。观察组的治疗有效率为97.2%，高于对照组的85.47%（$P<0.05$）。结论：排气饮可促进腹部术后患者排气，改善胀气程度，安全性高。[赵坤．排气饮对腹部术后胀气的影响．首都食品与医药，2018，25（1）：91－93.]

平胃地榆汤

【出处】元《卫生宝鉴》。

【组成与用法】苍术、升麻、炮附子各一钱，地榆七分，陈皮、厚朴、白术、干姜、茯苓、葛根各五分，炙甘草、益智仁、人参、当归、炒神曲、白芍药各三分，生姜三片，大枣一枚。

上作一服，水二盏，煎至一盏，去滓，食前温服。

【功效】温中散寒，除湿和胃。

【主治】结阴便血。

【方解】此方乃平胃散、异功散、附子理中汤、升麻葛根汤四方合成，加地榆、当归、神曲、益智等品，使脾胃纳受相合，升降相因，并辅以调和气血。全方温、通、运、和四法兼备。

【专科应用】急性或慢性上消化道出血等属结阴证者。

【宜忌】慎言语，节饮食。

平胃散

【出处】宋《太平惠民和剂局方》。

【组成与用法】苍术（去粗皮，米泔浸）五斤，厚朴（去粗皮，姜汁制，炒香）、陈皮（去白）各三斤二两，甘草（炒）三十两。

共为细末，每次二钱，以水二盏，入生姜二片、大枣二枚，同煎至七分，去姜、枣，带热服，空心，食前。入盐一捻，沸汤点服亦得。现代用法：共为细末，每服4～6g，姜、枣煎汤送下；或作汤剂，水煎服，用量按原方比例酌减。

【功效】燥湿运脾，行气和胃。

【主治】湿滞脾胃证。脘腹胀满，不思饮食，口淡无味，呕吐恶心，嗳气吞酸，常多泄泻，肢体沉重，怠惰嗜卧。

【方解】重用苍术燥湿运脾为君；厚朴行气化湿，消胀除满为臣；陈皮行气化滞为佐；炙甘草健脾和中，调和诸药为使。诸药合用，共奏燥湿运脾、行气和胃之功。

【专科应用】慢性胃炎、消化道功能紊乱、胃及十二指肠溃疡等属湿滞脾胃者。

【宜忌】阴虚气滞、脾胃虚弱者不宜使用。

【现代研究】李进东将70例胃脘痛伴幽门螺杆菌感染患者随机均分为治疗组和对照组。治疗组予平胃散加味合三联疗法，对照组采用三联疗法。结果胃脘痛临床疗效，治疗组总有效率为90.00%，对照组总有效率为71.00%（$P<0.05$）；Hp根除率治疗组为94.00%，对照组为80.00%（$P<0.05$）；复发率治疗组明显低于对照组。结论：平胃散加味合用三联疗法治疗胃脘痛伴幽门螺杆菌感染疗效显著。[李进东．平胃散加味治疗胃脘痛伴幽门螺旋杆菌感染70例的临床观察．中医临床研究，2019，11（25）：101－104.]

七味白术散

【出处】宋《小儿药证直诀》。

【组成与用法】人参二钱，茯苓四钱，炒白术四钱，炙甘草一钱，藿香叶四钱，木香二钱，葛根五钱。为粗末，每服二钱，水煎服。

【功效】健脾益气，和胃生津。

【主治】脾胃虚弱，津虚内热证。呕吐泄泻，肌热烦渴。

【方解】人参甘温益气，健脾养胃，为君药。白术苦温，健脾燥湿，加强益气助运之力，为臣药。茯苓甘淡，健脾渗湿；葛根升阳生津；藿香化温止呕；木香调理中焦气机，共为佐药。炙甘草甘温，益气和中，调和诸药，为使药。

【专科应用】慢性消化不良，婴幼儿腹泻，小儿疳证，小儿多尿、遗尿、流涎，肾病水肿等属脾胃虚弱者。

【现代研究】赵林香选取132例脾虚泄泻患儿作为研究对象，随机均分为两组。对照组采用七味白术散治疗，观察组在此基础上加用捏脊疗法，连续治疗5天后比较两组临床疗效、中医证候积分及止泻时间。结果对照组有效率较观察组低（$P<0.05$）；治疗前，两组中医证候积分对比，差异无统计学意义；治疗后，两组中医证候积分均降低，但观察组更低（$P<0.05$）；观察组止泻时间较对照组短（$P<0.05$）。结论：小儿脾虚泄泻患儿采用七味白术散配合捏脊疗法治疗可有效提升临床疗效，改善患儿中医证候，缩短止泻时间。[赵林香．七味白术散配合捏脊疗法治疗小儿脾虚泄泻66例．中医药临床杂志，2019，31（4）：745－747.]

启膈散

【出处】清《医学心悟》。

【组成与用法】沙参三钱，丹参一钱，茯苓一钱，川贝母一钱五分，郁金五分，砂仁壳四分，荷蒂两个，杵头糠五分。水煎服。

【功效】理气开郁，润燥化痰。

【主治】噎膈，吞咽梗阻，胸膈痞胀隐痛，嗳气则舒，干呕或泛吐痰涎，或伴大便艰涩，口干咽燥，形体逐渐消瘦。

【方解】主药沙参润肺止咳，养胃生津；辅以贝母养阴化痰解凝，砂仁壳行气散结；佐以荷蒂醒胃，茯苓渗湿健脾，共促脾胃运化，布散水津，郁金、丹参活血化瘀；使以杵头糠引药通咽达胃，化浊和胃降逆。

【专科应用】食管瘘、胃贲门癌、胃食管反流病、贲门失弛缓症、食管功能性疾病、梅核气、胸痹等属气结痰凝所致者。

【现代研究】张玉双等将食管鳞状细胞癌根治术后332例患者分为对照组204例和中药组128例。对照组根治术后辅助化疗完成后不施加中药干预措施，只定期随访；中药组Ⅰ期患者于食管癌根治术后3周，Ⅱ期、Ⅲ期患者于完成辅助化疗后3周开始服用加味启膈散。比较两组患者的无病生存时间（DFS），1年、两年复发转移率，生存质量核心调查量表（QLQ－C30）、食管癌子量表（QLQ－OES18）评分，卡氏评分（KPS）、体质量变化。结果中药组无病生存期长于对照组，1年复发转移率低于对照组（$P<0.05$）；两组两年复发转移率比较，差异无统计学意义（$P>0.05$）。治疗前两组患者总体健康状态、躯体功能、角色功能、认知功能、情绪功能、社会功能、恶心呕吐、疼痛、疲倦、气促、失眠、便秘、腹泻、吞咽困难、梗阻、食欲减退、咳嗽、言语功能评分比较，差异无统计学意义（$P>0.05$）；治疗后中药组反流评分高于对照组，吞咽困难评分低于对照组，两组患者食欲丧失、口干评分比较，差异有统计学意义（$P<0.05$）。治疗3个月后两组患者角色功能、认知功能、情绪功能、社会功能、疼痛、食欲丧失、气促、失眠、便秘、腹泻、吞咽困难、口干、食欲减退、咳嗽、言语功能等评分比较，差异无统计学意义（$P>0.05$）；中药组总体健康状态、躯体功能评分高于对照组，恶心呕吐、疲倦、反流、梗阻评分低于对照组（$P<0.05$）。中药组卡氏评分分级优于对照组（$P<0.05$）。两组患者体质量变化比较差异无统计学意义（$P>0.05$）。结论：加味启膈散可降低食管癌根治术后患者的复发转移率，延长无病生存期，提高生存质量。[张玉双，高静，史会娟，等. 加味启膈散对食管癌根治术后患者复发转移及生存质量的影响 [J]. 中国全科医学，2018，21（10）：1239－1243.]

温脾汤

【出处】唐《备急千金要方》。

【组成与用法】大黄五两，当归、干姜各三两，附子、人参、芒硝、甘草各二两。

上七味，㕮咀，以水七升，煮取三升，分服，一日三次，临熟下大黄。现代用法：水煎服，大黄后下。

【功效】温补脾阳，攻下冷积。

【主治】脾阳不足，冷积便秘，或久痢赤白，腹痛，手足不温。

【方解】附子配大黄为君，用附子之大辛大热温壮脾阳，解散寒凝，配大黄泻下已成之冷积。芒硝润肠软坚，助大黄泻下攻积；干姜温中助阳，助附子温中散寒，均为臣药。人参、当归益气养血，使下不伤正为佐。甘草既助人参益气，又可调和诸药为使。诸药协力，使寒邪去，积滞行，脾阳复。综观本方，由温补脾阳药配伍寒下攻积药组成，温通、泻下与补益三法兼备，寓温补于攻下之中，具有温阳以祛寒、攻下不伤正之特点。

【专科应用】急性单纯性肠梗阻或不全梗阻、蛔虫性腹痛、慢性结肠炎、肝硬化腹水、慢性肾炎、尿毒症等属中阳虚寒、冷积内停者。

【宜忌】温脾汤属温下之剂，里实热证不宜用。

【现代研究】刘志勇等将60例急性重症胰腺炎患者随机均分为空白组、对照组和治疗组。3组均予以常规治疗，空白组加用莫沙必利，对照组加用莫沙必利联合生大黄灌肠，治疗组加用莫沙必利联合温脾汤灌肠。结果治疗前3组APACHEⅡ评分、胃肠功能评分、腹压监测值比较差异未见统计学意义（$P>0.05$）；治疗后3组APACHEⅡ评分、胃肠功能评分、腹压监测值均较治疗前降低，然治疗组改善幅度最优，空白组最差（$P<0.05$）。治疗前3组胃动素、胃泌素比较差异未见统计学意义（$P>0.05$），治疗后3组胃动素水平下降，胃泌素水平提高，且治疗组上述指标改善效果优于空白组与对照组（$P<0.05$）。结论：应用温脾汤灌肠联合莫沙必利治疗急性重症胰腺炎，有利于提高患者胃肠功能，改善其生理状态和实验室指标。[刘志勇，陈焕新，蒋建强，等. 温脾汤灌肠对急性重症胰腺炎患者胃肠功能的影响 [J]. 中国实用医刊，2020，47（13）：111－113.]

茜根散

【出处】朝鲜《医方类聚》。

【组成与用法】茜根、阿胶、黄芩、侧柏叶、生地黄各一两，甘草（炙）半两。

上㕮咀。每服四钱，水一盏半，加生姜三片，煎至八分，去滓温服，不拘时候。现代用法：水煎服。

【功效】滋阴降火，宁络止血。

【主治】阴虚火旺，心烦神闷，迫血妄行所致上为吐血、衄血，下为便血、溺血；妇女月经不止。

【方解】茜根凉血去瘀；侧柏叶、黄芩清热凉血止血；生地黄、阿胶滋阴养血止血；甘草和中解毒。诸药合用，共奏清热滋阴降火、宁络止血之功。

【专科应用】消化道出血、过敏性紫癜、IgA 肾病血尿等属阴虚火旺者。

【宜忌】阳虚气弱者忌用。

芩连温胆汤

【出处】宋《三因极一病证方论》。

【组成与用法】半夏二两，竹茹二两，枳实二两，甘草一两，茯苓一两半，陈皮三两，生姜五片，大枣一枚，黄连一两，黄芩一两。

上锉为散，每服四大钱，水一盏半，加生姜五片、枣一枚，煎至七分，去滓，食前服。

【功效】理气化痰，清胆和胃。

【主治】胆胃不和，痰热内扰，虚烦不眠，或呕吐呃逆，惊悸不宁，癫痫等。

【方解】半夏为君，燥湿化痰，降逆和胃。臣以竹茹清化热痰，除烦止呕。治痰当理气，气顺则痰消，故佐以枳实，苦辛微寒，破气消痰，使痰随气下，以通痞塞，枳实与半夏相配，则气顺痰消，气滞得畅，胆胃得和；陈皮辛苦而温，燥湿化痰；茯苓健脾渗湿，以杜生痰之源，且有宁心安神之效；黄芩、黄连清热化痰，宁心安神，以上均为佐药。使以甘草，益脾和中，协调诸药。煎加生姜，既可助君臣祛痰止呕，又可解半夏之毒；大枣一者与甘草、茯苓为伍，健脾补土以治湿，二者与生姜相配，调和脾胃，使中州健运。

【专科应用】神经官能症、急性或慢性胃炎、慢性支气管炎、美尼埃综合征、妊娠呕吐等属痰热内扰与胆胃不和者。

清骨散

【出处】明《证治准绳》。

【组成与用法】银柴胡一钱五分，胡黄连、秦艽、鳖甲醋炙、地骨皮、青蒿、知母各一钱，甘草五分。水二盅，煎至八分，食远服。

【功效】清虚热，退骨蒸。

【主治】骨蒸潮热，或低热日久不退，形体消瘦，唇红颧赤，困倦盗汗，或口渴心烦。

【方解】银柴胡甘苦微寒，直入阴分，清热凉血，善退虚热而无苦泄之弊，《本草正义》言其“退热而不苦泄，理阴而不升腾，固虚热之良药”，“热在骨髓，非银柴胡莫疗”，为君药。胡黄连入血分而清虚热；知母滋阴泻火；地骨皮清肝肾虚火，凉血退蒸，三药俱清虚火，共助银柴胡退骨蒸潮热，为臣药。秦艽苦辛微寒，退虚热而除骨蒸；青蒿苦辛寒而芳香，善透伏热而退骨蒸；鳖甲咸寒，既能滋阴潜阳，又可引药直入阴分以清虚热，共为佐药。甘草调和诸药，并防苦寒之药损伤胃气，为佐使药。本方重在退热除蒸，兼以滋养阴津，故名清骨散。

【专科应用】结核病、创伤性持续发热及其他慢性消耗性疾病，症见发热属于阴虚骨蒸者，如肿瘤性发热；消化道肿瘤及肝硬化腹水等属于阴虚内热证。

【宜忌】青蒿宜用沸汤泡服。阴虚无骨蒸者不宜。本方退热作用较强，滋阴之力不足，阴虚较重者不宜。

清化饮

【出处】明《景岳全书》。

【组成与用法】芍药、麦冬各二钱，牡丹皮、茯苓、黄芩、生地黄各二三钱，石斛一钱。水一盅半，煎至七分，食远温服。现代用法：水煎服。

【功效】清热凉血，养阴生津。

【主治】阴亏火热证。妇人产后因火发热、血热妄行、阴亏诸火不清。

【方解】生地黄为君，甘寒清热凉血，养阴生津。臣以苦酸凉之白芍养血柔肝敛阴，味甘微寒之麦冬养阴生津，以加强养阴之力；佐以苦凉之牡丹皮、苦寒之黄芩清热凉血泻火，则泻火之功益著。使以石斛生津益胃，茯苓健脾调中，以防养阴之药滋腻碍胃。

【专科应用】产后发热、月经早期、慢性胃炎、酒精性肝炎、胃溃疡证属阴亏火热证。

【宜忌】阴虚无火热者慎用。

清凉甘露饮

【出处】明《外科正宗》。

【组成与用法】犀角、银柴胡、茵陈、石斛、枳壳、麦冬、生地黄、黄芩、知母、枇杷叶、炙甘草各一钱，淡竹叶二十片，灯心草二十根。

上以水两盅，加淡竹叶、灯心各二十件，煎至八分，食后服。现代用法：水煎服。

【功效】清热养阴。

【主治】情志不遂，过食膏粱厚味，痰火内蕴，致患茧唇，唇部高凸坚硬，或损破流血。

【方解】犀角为君，咸寒清热解毒凉血。臣以甘寒之生地黄清热养阴生津，加强清热凉血之力。佐以麦冬、石斛、知母养阴生津；银柴胡、黄芩清热；枇杷叶清肺和胃；茵陈、淡竹叶、灯心草清热利湿，导热下行；枳壳理气。使以炙甘草益气和中，调和诸药。

【专科应用】唇炎、口腔炎、口腔溃疡、鼻黏膜出血、牙龈出血等属脾胃火热蕴结者。

【宜忌】阴虚无火热者慎用。

清胃散

【出处】金《脾胃论》。

【组成与用法】真生地、当归身各三分，牡丹皮半钱，黄连六分（如黄连不好，更加二分；如夏月倍之，大抵黄连临时，增减无定），升麻一钱。

上为细末，都作一服，水一盏半，煎至七分，去渣，放冷服之。

【功效】清胃凉血。

【主治】胃火上攻证，牙痛牵引头脑，面颊发热，其齿恶热喜冷；或牙宣出血，或牙龈肿痛溃烂；或唇舌颊腮肿痛；口气热臭，口干舌燥。

【方解】黄连苦寒直泻胃中实火，为君药。升麻辛甘微寒，入胃与大肠经，清热解毒，升而能散，可宣达郁遏之火，有"火郁发之"之意，为臣药。君臣相伍，苦降与升散并用，黄连得升麻则泻火而无凉遏之弊；升麻得黄连则散火而无升焰之虞。胃中积热势必耗损阴血，故用生地黄凉血滋阴，兼以止血；当归养血和血，以助消肿；牡丹皮入血，凉血清热，共为佐药。又升麻入阳明经，兼为使药。

【专科应用】牙周炎、口腔炎、三叉神经痛等证属胃有积热、循经上攻者。

【宜忌】风寒牙痛或肾虚牙痛、牙宣者不宜。

清胃泻火汤

【出处】明《寿世保元》。

【组成与用法】连翘、桔梗、黄连、黄芩、栀子、干葛各七分，元参、升麻、生地黄各一钱，薄荷五分，甘草三分。

上锉，水煎，频频温服。

【功效】清胃泻火。

【主治】脾胃蕴热证，口舌生疮，或牙龈肿痛溃烂；口气热臭，口干舌燥，舌红苔黄，脉滑数。

【方解】黄连苦寒直泻胃中实火，为君药。升麻辛甘微寒，入胃与大肠经，清热解毒，升而能散，可宣达郁遏之火，有"火郁发之"之意，为臣药。君臣相伍，苦降与升散并用，黄连得升麻则泻火而无凉遏之弊；升麻得黄连则散火而无升焰之虞。胃中积热势必耗损阴血，故用生地黄凉血滋阴；连翘、黄芩、玄参、栀子清热解毒消肿，桔梗苦平主口舌生疮，葛根升阳助升麻散火；薄荷疏风散热解毒，共为佐药。升麻入阳明经，兼为使药；甘草调和诸药，亦为使药。诸药合用，共奏清胃泻火之效，使火降热清肿消，诸症可愈。

【专科应用】牙周炎、口腔炎、口腔溃疡等证属脾胃有积热、循经上攻者。

【宜忌】风寒牙痛或肾虚牙痛者不宜。

清胃饮

【出处】明《古今医统大全》。

【组成与用法】当归、生地黄、黄芩、石膏、栀子仁、苍术各一钱，升麻五分，白芍、青皮、黄连各八分，甘草、牡丹皮各四分，细辛、藿香、荆芥穗各六分。以水二盅，煎至八分，食后缓缓含呷之。现代用法：水煎服。

【功效】疏风清热，燥湿化痰。

【主治】牙龈肿痛，出血动摇，因风湿热痰而成者。

【方解】方中苦寒泻火之黄连、黄芩为君，直折胃腑之热。臣以甘辛微寒之升麻，一取其清热解毒，以治胃火牙痛；一取其轻清升散透发，可宣达郁遏之伏火，有“火郁发之”之意。臣以甘寒之生地黄，胃热盛已侵及血分，进而耗伤阴血，故以生地黄凉血滋阴；牡丹皮凉血清热；栀子清热利湿，凉血解毒；生石膏寒凉清热泻火，皆为臣药。当归养血活血，以助消肿止痛；苍术燥湿健脾，且辛温以防苦寒伤胃；细辛联合石膏通窍止痛，最宜治疗齿痛；白芍养血敛阴止痛；甘草调和诸药，与白芍合用，敛阴止痛，共为佐药。升麻兼以引经为使；藿香祛湿；荆芥穗祛风止痛，共为使药。

【专科应用】急性牙周炎等。

【现代研究】谷粉荣等选取200例Hp感染患者作为研究对象，随机分为对照组和观察组各100例。对照组给予“四联”疗法治疗，观察组在对照组治疗的基础上给予清胃饮治疗，两组治疗均以1个月为疗程。结果治疗后观察组的总有效率为98.0%，显著高于对照组的79.0%（$P<0.05$）。结论：清胃饮联合“四联”疗法治疗Hp感染具有很高的安全性，可提高治疗效果。[谷粉荣，李正．清胃饮联合“四联”疗法治疗幽门螺杆菌感染100例．中外女性健康研究，2018，17（8）：79－80.]

清脏汤

【出处】明《万病回春》。

【组成与用法】当归（酒洗）八分，川芎五分，生地黄二钱，白芍（炒）、黄连（炒）各六分，黄芩（炒）、栀子（炒黑）、黄柏（炒）各七分，地榆八分，槐角（炒）五分，柏叶（炒）、阿胶（炒）各六分。

上锉一剂。水煎，空心服。

【功效】清热凉血，活血止血。

【主治】大便下血并肠风下血。

【方解】当归养血活血，地榆清热凉血，二者共为君药。臣以黄连、黄芩、栀子、黄柏清热燥湿，柏叶炒用凉血止血，槐角、生地黄清热凉血；佐以川芎、阿胶、白芍养血活血。诸药合用，共奏清热凉血、活血止血之功。

【专科应用】慢性胃炎、功能性消化不良、慢性腹泻或便秘、功能性腹泻、慢性肝炎、炎症性肠病缓解期等属脾胃气虚者。

【宜忌】气虚血溢者慎用。

曲麦枳术丸

【出处】金《内外伤辨》。

【组成与用法】白术二两，枳实、麦芽、神曲各一两。

上为细末，另用鲜荷叶数片煮汤取汁，入老仓米煮饭，荷叶铺盖，乘热捣烂，以细绢绞精华汁，揉拌药末，成剂为丸，如梧桐子大。

【功效】健脾消食导滞。

【主治】食滞气阻所致脘腹脾闷，胀满不舒，嘈杂不食，大便不爽。

【方解】本方由枳术丸加神曲、麦芽而组成。病机乃脾胃虚弱，食积气滞。主药白术健脾燥湿，助脾之运化；辅以枳实下气化滞，消痞除满；佐以神曲、麦芽消食化积，和中健脾，以消食积；更以荷叶烧饭为丸，升脾胃之清气，以疏肝醒脾。

【专科应用】慢性胃炎、功能性消化不良、慢性腹泻或便秘、功能性腹泻、慢性肝炎、炎症性肠病缓解期等属食滞气阻者。

【宜忌】服药期间，忌食生冷、油腻、辛辣食物。

全真一气汤

【出处】清《冯氏锦囊药按》。

【组成与用法】熟地黄八钱，制麦冬三钱，白术三钱（脾虚甚，用至四五钱），牛膝（去芦）由二钱加至三钱，五味子由八分至一钱五分，制附子由一钱加至二钱余。水煎，冲参汤服。人参由二三钱加至四五钱，虚极者一二两，随症任用，另煎冲入前药。如肺脉洪大，元气未虚，竟用前药，不必冲参。现代用法：水煎服。

【功效】滋阴救火。

【主治】阴分焦燥，上实下虚，上热下寒，阴竭于内，阳越于外，斑疹热极烦躁，上喘下泻，中风大病阴虚发热，吐血喘咳，一切虚劳重症。

【方解】白术、熟地黄分补脾肾，一燥一润，以麦冬之和，俾土生津，补益脾肺之阴；再入牛膝、五味子，更得纳气藏源，澄净降浊；借附子温肾助阳，使真阳交于下，真阴布于上；用人参资助元气，助化阴分。诸药合用，温阳而无上浮之弊，育阴兼有化气之效。

【专科应用】便秘、慢性阻塞性肺疾病、慢性心力衰竭、冠心病心绞痛、五官科疾病、甲状腺功能减退等属脾肾阴阳俱虚者。

【宜忌】气机郁滞属实证者慎用。

燃照汤

【出处】清《随息居重订霍乱论》。

【组成与用法】草果仁一钱，淡豆豉三钱，炒山栀二钱，佩兰一钱五分，制厚朴一钱，醋炒半夏一钱，酒黄芩一钱五分，滑石四钱。水煎，凉服。

【功效】清热化湿，辟秽泄浊。

【主治】暑秽夹湿，霍乱吐下，脘痞烦渴，外显恶寒肢冷者。

【方解】“燃照”即点燃犀烛以照之。古人称犀牛为“灵兽”，谓燃其角可以烛幽。王孟英在《王氏医案》中云：“暑湿内蕴，未化也，须具燃犀之照，庶不为病所蒙，因制燃照汤予之。”方中草果仁燥湿温中除痰；栀子合豆豉清热除烦，宣发郁热；半夏、厚朴降逆祛湿；黄芩、滑石清热利湿；佩兰芳香化湿，醒脾开胃，发表解暑。诸药合用，辟秽泄浊之功甚著。

【专科应用】慢性胃炎，功能性消化不良，慢性腹泻或便秘，功能性腹泻，慢性肝炎，炎症性肠病缓解期等属脾胃气虚者。

【宜忌】气机郁滞属实证者慎用。

人参归脾汤（丸）

【出处】宋《济生方》。

【组成与用法】人参一钱，酸枣仁（炒）、黄芪（炒）、白术、茯苓、龙眼肉各一钱，炙甘草三分，木香五分，当归、远志各一钱。加生姜、大枣，水煎服。水蜜丸每次6g，小蜜丸每次9g，大蜜丸每次1丸，每日3次。

【功效】益气补血，健脾养心。

【主治】心脾两虚和脾不统血所致心悸怔忡，失眠健忘，面色萎黄，头昏头晕，肢倦乏力，食欲不振，崩漏便血等症。

【方解】人参、黄芪甘微温，补脾养气；龙眼肉甘平，补心安神，益脾补血，共为君药。白术味苦、甘，性温，助参、芪补脾益气；枣仁、茯苓甘平，助龙眼养心安神；当归味甘、辛、苦，性温，滋养营血，与参、芪配伍，补血之力更甚，共为臣药。远志味苦、辛，性温，交通心肾，安神宁心；木香味苦、辛，性温，理气利脾，使诸益气养血之品补而不滞，共为佐药。生姜、大枣调和营卫；炙甘草甘温益气，调和诸药，共为使药。诸药合用，养心与健脾并用，健脾不离补气，养心不离补血，气血充足则心神安而脾运健。

【专科应用】神经衰弱，脑外伤综合征，功能性子宫出血，十二指肠溃疡出血，血小板减少性紫癜，贫血及再生障碍性贫血，胃溃疡，更年期综合征，月经不调，闭经，阳痿，脑震荡后遗症，红斑狼疮等。

【宜忌】有痰湿、瘀血、外邪者，或热邪内伏、阴虚脉数者忌用。忌生冷食物；忌思虑过度及过劳。

【现代研究】张涛选取本院收治的134例溃疡性结肠炎患者，按照不同治疗方法分为对照组（67例，应用康复新液治疗方法）和试验组（67例，在对照组基础上加用人参归脾丸）。结果试验组的总有效率高于对照组（$P<0.05$）。结论：口服人参归脾丸治疗溃疡性结肠炎疗效显著。[张涛．口服人参归脾丸治疗溃疡性结肠炎的疗效探讨．中国保健营养，2020，30（13）：309－310.]

人参健脾丸

【出处】清《饲鹤亭集方》。

【组成与用法】党参、白术、神曲、麦芽各四两，枳实六两，陈皮二两，山楂三两。

上为末，水泛为丸，口服。

【功效】健补脾胃。

【主治】脾胃虚弱所致的饮食不化，胸膈饱闷，便溏泄泻，内热体倦，伤酒吞酸，反胃呕吐。

【方解】重用党参、白术补气健脾，为君药。配神曲、麦芽、陈皮理气和胃，助运消痞，使诸药补而不滞，为臣药。山楂、枳实消食化积，为佐药。

【专科应用】厌食症、消化不良性腹泻、慢性胃肠炎、胃肠功能紊乱等属脾胃气虚者。

【宜忌】服本药时不宜同时服用藜芦、五灵脂、皂荚或其制剂。宜饭前服用或进食同时服。不宜喝茶和吃萝卜，以免影响药效。

【现代研究】郭鑫选取52例脾虚型慢性腹泻患者，观察病例均停用其他治疗腹泻的药物，给予人参健脾丸合复方阿胶浆治疗。结果观察组的治疗总有效率为94.00%，高于对照组（$P<0.05$）。[郭鑫．人参健脾丸合复方阿胶浆治疗脾虚型慢性腹泻52例．中国民间疗法，2009，17（12）：38.]

润肠丸

【出处】金元《脾胃论》。

【组成与用法】大黄（去皮）、当归梢、羌活各五钱，桃仁（汤浸，去皮尖）一两，麻子仁（去皮，取仁）一两二钱五分。

上除麻仁另研如泥外，余为细末，炼蜜为丸，如梧桐子大。每服五十丸，空心用白汤送下。

【功效】润肠通便，活血祛风。

【主治】风热内伏，血液瘀结，肠道干燥，大便秘涩，全不思食。

【方解】麻仁润燥滑肠通便，兼能补虚，为君药。桃仁助君药润肠通便，又能活血祛瘀；大黄泻肠胃伏火燥热，通便逐瘀；当归梢养血活血，润肠通便，共为臣药。羌活疏散风邪，为佐药。

【专科应用】习惯性便秘，老年便秘，糖尿病便秘。

【宜忌】孕妇忌用。儿童、老年人、体虚者不宜长期服用。

【现代研究】林海燕等进行了润肠丸延缓衰老的实验研究，结果显示，润肠丸有助于增加胃肠蠕动，促进消化道内废物及毒素排出，使肠道保持通畅，减少肠道毛细血管压力，增加血流量，改善局部微循环，帮助炎症吸收，调整肠壁毛细血管通透性和水电解质平衡，具有抗感染、清热利胆、解痉止痛等功效，并具有明显的延缓衰老作用。[林海燕，于佳宁．润肠丸延缓衰老的实验研究．河北中医，2006，28（2）：137－138.]

三黄泻心汤

【出处】汉《金匮要略》。

【组成与用法】大黄二两，黄连一两，黄芩一两。

上三味，以水三升，煮取一升，顿服之。

【功效】泻火解毒，燥湿泄痞。

【主治】邪火内炽、迫血妄行所致之吐血、衄血等；或湿热内蕴之黄疸，见胸痞烦热；或积热上冲而致目赤且肿，口舌生疮；或外科疮疡，心胸烦热，大便干结等。

【方解】“三黄”均可泄热化湿，又能清热降火，使气火下降，血行亦趋宁静。大黄具有导热下行、釜底抽薪、加强泻火泄热之功，“以泻代清”。

【专科应用】急性上消化道出血，胃炎，急性脑出血，高血压，急性肺出血，神经分裂症，局部急性炎症。

【宜忌】适用于火热迫血妄行之出血，虚性出血者勿服。孕妇忌服。

三加减正气散

【出处】清《温病条辨》。

【组成与用法】藿香（连梗叶）三钱，茯苓皮三钱，厚朴二钱，广陈皮一钱五分，杏仁三钱，滑石五钱。水五杯，煮取两杯，再服。现代用法：水煎服。

【功效】芳香化浊，清热利湿。

【主治】秽湿着里，舌黄脘闷，气机不宣，久则酿热。

【方解】带叶藿香梗宣气透邪，理气和中，芳化湿浊，和胃悦脾，为君药。辅以厚朴行气化湿，宽胸除满；陈皮理气和中，两药辛开苦降，疏理中焦气机而为臣药。以杏仁利肺与大肠之气，且宣利上焦肺气，气化则湿亦化；滑石、茯苓皮渗湿泄热，此三味为佐使之品。

【专科应用】泄泻、急性或慢性胃炎、肠炎等证属三加减正气散证者，亦用于冠心病，症见心前区胀闷感，腹胀，纳食少，舌苔白腻，属湿热阻滞中焦者。

【宜忌】无。

三仁汤

【出处】清《温病条辨》。

【组成与用法】杏仁五钱，白蔻仁二钱，生薏苡仁六钱，厚朴二钱，半夏五钱，白通草二钱，飞滑石六钱，竹叶二钱。

上八味药，用甘澜水八碗，煮取三碗，每次服一碗，日三服。

【功效】清利湿热，宣畅气机。

【主治】湿温初起及暑温夹湿，邪在气分证。症见头痛恶寒，身重疼痛，面色淡黄，胸闷不饥，午后身热。

【方解】杏仁宣利上焦肺气；白蔻仁芳香化湿，行气宽中，以畅中焦气机；生薏苡仁甘淡寒，利湿清热而健脾，导湿热从小便而去，三仁相合，宣上畅中渗下，共为君药。滑石、通草、竹叶甘寒淡渗，利湿清热，共为臣药。佐以半夏、厚朴行气化湿，消痞除满。

【专科应用】肠伤寒、胃肠炎、肾盂肾炎、布氏杆菌病、肾小球肾炎及关节炎等属湿重于热者。

【宜忌】湿温初起，湿重热轻者。本证禁汗、禁下、禁滋阴。

【现代研究】郭金聚等将120例湿热中阻型慢性胃炎患者随机均分为治疗组和对照组。对照组予西医常规治疗，治疗组予三仁汤加味治疗。两组在疗程均为4周。结果治疗组临床有效率为96.7%，高于对照组的73.3%（$P<0.05$）；两组在症状积分改善方面，差异有统计学意义（$P<0.05$）。结论：三仁汤加味治疗湿热中阻型慢性胃炎效果显著。[郭金聚，郭金华．三仁汤治疗湿热中阻型慢性胃炎临床观察．光明中医，2020，35（2）：178－180.]

三物备急丸

【出处】汉《金匮要略》。

【组成与用法】大黄、干姜、巴豆各一两。

先将大黄、干姜研末，再研巴豆，与上末和匀共捣为散；或炼蜜为丸，瓷器密贮。每服3～4丸，温开水送下。现代用法：水煎服。

【功效】攻逐寒积。

【主治】寒实冷积内停，心腹猝暴胀痛，痛如锥刺，气急口噤，大便不通。

【方解】巴豆辛热峻下，开通闭塞；干姜辛热，温中暖脾；大黄苦泄通降，一制巴豆辛热之毒，二协巴豆泻下通腑，且大黄之寒得巴豆、干姜之热，则其性大减。

【专科应用】便秘，腹胀，腹痛。

【宜忌】孕妇、年老体虚者，温暑热邪所致的暴急腹痛均不能使用。

【现代研究】赵平等运用三物备急丸治疗24例危重症胃肠功能衰竭患者，有效18例，无效6例，治愈缓解率为75.00%。16例饲入1剂后即出现肠鸣音、肠蠕动恢复，继而排便；两例用药1剂后，观察两天无肠鸣音及肠蠕动恢复，加用1剂后恢复；6例用同药未能恢复肠道功能。治疗后患者血浆MTL含量升高、SS含量降低（$P<0.01$）。[赵平，张秋才，郭连澍，等．三物备急丸治疗危重症胃肠功能衰竭患者24例．中医杂志，2010，51（5）：452.]

三仙饮

【出处】清《慈禧光绪医方选议》。

【组成与用法】焦三仙各六钱，橘红（老树）两片。以滚汤调匀，频服。现代用法：水煎服。

【功效】消食化痰。

【主治】食积，伤酒。

【方解】山楂的鲜品外形滚圆，红似玛瑙，入口酸甜，回味无穷。干品炒焦，即焦山楂，具有消食、止泻、收敛化瘀之功，是夏令饮凉消食之良品。麦芽具有消食之功，并能助胃而资健运，使浊气下降而除胀。神曲功能消食化积，健脾和中，炒焦消食的效力更强。橘红有化痰消食、理中宽中之功，芳香又可开胃，更可助前三味药的效力。神曲、麦芽、山楂三药炒焦，合称“焦三仙”，合用后能增强消食导滞的功效。

【专科应用】慢性胃炎、功能性消化不良、慢性腹泻或便秘、功能性腹泻、慢性肝炎、炎症性肠病缓解期等属脾胃气虚者。

【宜忌】气机郁滞属实证者慎用。

砂半理中汤

【出处】宋《太平惠民和剂局方》。

【组成与用法】清半夏三钱，制香附三钱，高良姜三钱，炒枳壳（或炒枳实）三钱，砂仁（打碎）三钱。

用砂锅加水至浸没药材，水面超出药材5分。砂仁打碎后下，每剂煎两次，日服一剂，分两次温服。

【功效】理气散寒，和胃止痛。

【主治】胃脘近心窝处疼痛，泛酸嗳气，或吐涎沫，脘腹胀满，痛引胁背或胸中。

【方解】半夏燥湿化痰，降逆止呕，和中健脾；砂仁健胃理气止痛，化食积；枳壳（或枳实）能消心下痞塞之痰，泄腹中滞塞之气，推胃中隔宿之食，消腹内连年之积；香附疏肝理气。

【专科应用】慢性胃炎、消化性溃疡、胃食管反流病证属寒凝气滞者。

【现代研究】王鹏等将124例胃食管反流性患者随机均分为治疗组和对照组。治疗组采用砂半理中汤合小陷胸汤加减治疗，对照组采用泰胃美和吗丁啉治疗，共治疗8周。结果治疗组的症状问卷平均积分较对照组显著下降（$P<0.01$），烧心、泛酸、反食程度及频度改善方面与对照组比较有明显差异（$P<0.05$）；两组治疗后内镜评分均明显下降（$P<0.05$）。结论：砂半理中汤合小陷胸汤治疗胃食管反流性疾病有较理想的近期疗效，能有效改善烧心、反胃等主要症状和内镜下病变程度。[王鹏，潘俊辉.砂半理中汤合小陷胸汤治疗胃食管反流疾病62例.上海中医药杂志，2006（12）：30－32.]

沙参麦冬汤

【出处】清《温病条辨》。

【组成与用法】沙参三钱，玉竹二钱，生甘草一钱，冬桑叶一钱五分，麦冬三钱，生扁豆一钱五分，天花粉一钱五分。

上药以水五杯，煮取两杯，每日服两次。现代用法：水煎服。

【功效】甘寒生津，清养肺胃。

【主治】燥伤肺胃或肺胃阴津不足，咽干口渴，或热，或干咳少痰。气管炎、肺结核、胸膜炎、慢性咽炎等属肺胃阴伤者。

【方解】沙参、麦冬清养肺胃；玉竹、天花粉生津解渴；生扁豆、生甘草益气培中，甘缓和胃；配以桑叶，轻宣燥热。

【专科应用】气管炎、肺结核、胸膜炎、慢性咽炎等属肺胃阴伤者。

【宜忌】外感咳嗽及脾胃虚寒者忌用。

芍药甘草汤

【出处】汉《伤寒论》。

【组成与用法】芍药、炙甘草各四两。

上两味，㕮咀，以水三升，煮取一升半，去滓，分温再服。现代用法：水煎服。

【功效】调和肝脾，缓急止痛。

【主治】伤寒伤阴，筋脉失濡，腿脚挛急。

【方解】芍药酸寒，养血敛阴，柔肝止痛；甘草甘温，健脾益气，缓急止痛。两药相伍，酸甘化阴，调和肝脾，缓急止痛。

【专科应用】心烦，微恶寒，肝脾不和，脘腹疼痛。

芍药汤

【出处】金《素问病机气宜保命集》。

【组成与用法】芍药一两，当归、黄连各五钱，槟榔、木香、甘草各二钱，大黄三钱，黄芩五分，肉桂一钱五分。每服半两，水二盏，煎至一盏，食后温服。现代用法：水煎服。

【功效】清脏腑热，清热燥湿，调气和血。

【主治】腹痛，便脓血、赤白相兼、里急后重，肛门灼热，小便短赤。

【方解】黄芩、黄连味苦性寒，入大肠经，功擅清热燥湿解毒，为君药。重用芍药养血和营，缓急止痛；配以当归养血活血，体现了“行血则便脓自愈”之义，且可兼顾湿热邪毒熏灼肠络，伤耗阴血之虑；木香、槟榔行气导滞，“调气则后重自除”，四药相配，调和气血，是为臣药。大黄苦寒沉降，合芩则清热燥湿之功著；合归、芍则活血行气之力彰。其泻下通腑作用可导湿热积滞从大便而去，体现了“通因通用”之法。方以少量肉桂，其辛热温通之性，既可助归、芍行血和营，又可防呕逆拒药，属佐助兼反佐之用。炙甘草和中调药，与芍药相配，又能缓急止痛，亦为佐使。

【专科应用】细菌性痢疾、过敏性结肠炎、急性肠炎属湿热者。

【宜忌】寒湿痢疾忌用。

【现代研究】谭高展等选取 68 例中重度溃疡性结肠炎患者作为研究对象，随机分为对照组和观察组各 34 例。对照组采用单纯西药（英夫利昔单抗）治疗，观察组在对照组基础上予芍药汤治疗。结果观察组总有效率为 94.12%，高于对照组的 76.47%（$P < 0.05$）；两组腹痛、腹泻、黏液脓血便积分，Mayo 和 Baron 评分均明显降低，但治疗组均明显低于对照组（均 $P < 0.05$）；两组患者治疗后血小板计数、D－二聚体、肿瘤坏死因子－α、白细胞介素－6 水平等参数均显著降低（$P < 0.05$），凝血酶原时间、白细胞介素－10 水平均明显升高，且观察组改善均优于对照组（均 $P < 0.05$）。结论：芍药汤联合英夫利昔单抗治疗中重度溃疡性结肠炎疗效肯定，能够显著改善患者症状，提高临床疗效，促进肠黏膜的恢复，可能与降低炎性反应并抑制高凝状态有关。[谭高展，孙俊，屈银宗，等. 芍药汤联合英夫利昔单抗治疗中重度溃疡性结肠炎临床观察. 山西中医，2020，36（7）：23－26.]

少腹逐瘀汤

【出处】清《医林改错》。

【组成与用法】小茴香七粒，干姜二分，延胡索一钱，没药一钱，当归三钱，川芎一钱，肉桂一钱，赤芍药二钱，生蒲黄三钱五分，五灵脂二钱（炒）。现代用法：水煎服。

【功效】活血祛瘀，温经止痛。

【主治】 少腹血瘀证。症见少腹积块疼痛，或单有积块而无疼痛，或疼痛而无积块，或少腹胀满，或经期腰酸少腹胀，月经不调、色或紫或暗或有瘀块，或崩漏兼少腹疼痛等。

【方解】 小茴香、干姜、官桂温经散寒，通达下焦；延胡索、没药理气散瘀，消肿止痛；失笑散（蒲黄、五灵脂）活血通瘀，散结止痛，其中蒲黄生用，重在活血祛瘀，五灵脂用炒，重在止痛而不损胃气；当归、川芎乃阴中之阳药，血中之气药，配合赤芍用于活血行气，散滞调经。全方气血兼顾，温通兼行，共奏活血祛瘀、温经止痛之效。

【专科应用】 肠粘连，肠套叠，崩漏，不孕症，慢性盆腔炎，子宫内膜异位症，卵巢囊肿，子宫肌瘤，阳痿，血精，阴茎内缩，精液不液化等。

【宜忌】 实热伤阴、阴虚血燥者忌用。

参附生脉散

【出处】 金《医学启源》。

【组成与用法】 人参四钱（另煎），炮附子三钱（先煎 1 小时），麦冬三钱，五味子二钱，生姜三片，大枣三枚。水煎服。

【功效】 益气回阳固脱，生津敛阴止汗。

【主治】 阳气暴脱证。四肢厥逆，冷汗淋漓，呼吸微弱，脉微欲绝。温热、暑热，耗气伤津证。汗多神疲，体倦乏力，气短懒言，咽干口渴。久咳伤肺，气阴两虚证。干咳少痰，短气自汗。

【方解】 参附汤为回阳救逆、益气固脱之要方。人参大补元气，益气固脱；附子回阳救逆，补火助阳，散寒止痛。参附配伍，能上助心阳，下补肾阳，中健脾气，气阳同救，起到性温和而兼润、补而能固的功效，可峻补阳气以救暴脱之效。麦冬甘寒养阴清热，润肺生津。人参、麦冬合用，则益气养阴之功益彰。五味子酸温，敛肺止汗，生津止渴。人参、麦冬、五味子合用，一补一润一敛，益气养阴，生津止渴，敛阴止汗，使气复津生，汗止阴存，气充脉复。

【专科应用】 消化道出血、大病虚极欲脱、产后或月经暴崩，或痈疡久溃、血脱亡阳等均可用本方救治。但一俟阳气来复，病情稳定，便当辨证论治，不可多服，免纯阳之品过剂，反致助火伤阴耗血。

【宜忌】 若属外邪未解，或暑病热盛，气阴未伤者，均不宜用。

参附汤

【出处】 宋《圣济总录》。

【组成与用法】 人参半两，附子（炮，去皮，脐）一两。

上㕮咀，分作三服。水二盏，加生姜十片，煎至八分，去滓，食前温服。现代用法：水煎服。附子久煎。

【功效】回阳，益气，固脱。

【主治】阳气暴脱证。手足厥逆，冷汗淋漓，呼吸微弱，或上气喘急，脉微欲绝等。

【方解】人参甘而微温，大补元气以固脱，益脾肺之气，以固后天之本，使脾肺之气旺则五脏之气皆旺；附子大辛大热，温壮元阳，大补先天之本，使先天之阳生则一身之阳生。两药相配，上助心阳，下补肾命，中补脾土。

【专科应用】消化道大出血、产后失血、创伤性休克、心力衰竭、病窦综合征等属阳气暴脱者。

【宜忌】病情危重者，应加大参、附用量，连续使用。

参苓白术散

【出处】宋《太平惠民和剂局方》。

【组成与用法】莲子肉（去皮）、薏苡仁、缩砂仁、桔梗（炒令深黄色）各一斤，白扁豆（姜汁浸，去皮，微炒）一斤半，白茯苓、人参（去芦）、甘草（炒）、白术、山药各二斤。

上为细末，每服二钱，枣汤调下。小儿量岁数加减。现代用法：水煎服。

【功效】益气健脾，祛湿理气。

【主治】脾虚夹湿证。症见面色萎黄，四肢乏力，形体消瘦，胸脘痞闷，纳差食少，或吐或泄，或咳嗽痰多色白。

【方解】人参、白术、茯苓、甘草为四君子汤，益气健脾以补虚。人参、白术益气健脾燥湿，茯苓健脾利水渗湿，共为君药。山药益气补脾；莲子肉补脾涩肠；白扁豆健脾化湿；薏苡仁健脾利湿，共为臣药。砂仁化湿醒脾，行气和胃；桔梗宣开肺气，通利水道，并载诸药上行而成培土生金之功，为佐药。炙甘草益气和中，调和诸药，为佐使。大枣煎汤调药，亦助补益脾胃之功。

【专科应用】慢性胃肠炎等属脾胃气虚夹湿者。

【现代研究】王效芳将110例慢性肠炎患者随机均分为观察组和对照组。观察组采用口服参苓白术散加减治疗，对照组采用口服诺氟沙星治疗。结果观察组的总有效率为92.72%，明显高于对照组的61.81%（$P<0.05$）；观察组各项症状积分及复发率方面均显著优于对照组（$P<0.05$）。结论：慢性肠炎患者采用参苓白术散加减治疗，可明显改善临床症状，有效降低复发率，且安全性高。[王效芳. 参苓白术散加减治疗慢性肠炎55例疗效观察. 中国肛肠病杂志，2019，39（1）：29－30.]

参赭培气汤

【出处】清《医学衷中参西录》。

【组成与用法】潞党参六钱，天冬四钱，生赭石八钱，清半夏三钱，淡苁蓉四钱，知母五钱，当归身三钱，柿霜饼五钱（服药后含化徐徐咽之）。水煎服。

【功效】补气养血，滋阴降逆。

【主治】中气不旺，胃气不降，乘虚上干，致痰涎并随逆气上并，以壅塞贲门，而生噎膈反胃者。

【方解】党参大补中气，为主药。赭石、半夏、柿霜降逆安冲，清痰理气。知母、天冬、当归、柿霜清热润燥，生津生血。苁蓉补肾敛冲，使胃气下降，与当归、赭石并用，润便通结之功甚效。

【专科应用】噎膈、反胃、呃逆等。

【宜忌】忌生冷油腻食物。

【现代研究】任江观察参赭石培气汤治疗贲门失弛缓症的临床疗效，纳入86例贲门失弛缓症患者作为治疗组，给予参赭石培气汤治疗；并选择同期的贲门失弛缓症患者82例作为对照组，给予硝苯地平治疗。观察治疗后两组患者梗阻、胸痛等临床症状改善情况。结果：经过两个疗程的治疗后，两组贲门失弛缓症患者的临床症状均得到明显改善，治疗组各项临床症状评分改善情况优于对照组（$P<0.05$）。两组食管梗阻症状均得到明显改善，治疗组改善情况优于对照组（$P<0.05$）。结论：参赭石培气汤对于贲门失弛缓症具有良好的临床疗效，且标本兼治。[任江.参赭石培气汤治疗贲门失弛缓症临床观察.辽宁中医药大学学报，2015，17（12）：146-148.]

生化汤

【出处】清《傅青主女科》。

【组成与用法】全当归八钱，川芎三钱，桃仁（去皮尖，研）二钱，干姜（炮黑）、甘草（炙）各七分。黄酒、童便各半煎服。现代用法：水煎服，或酌加黄酒同煎。

【功效】养血祛瘀，温经止痛。

【主治】血虚寒凝，瘀血阻滞证。产后恶露不行，小腹冷痛。

【方解】重用全当归补血活血，化瘀生新，行滞止痛，为君药。川芎活血行气；桃仁活血祛瘀，均为臣药。炮姜入血散寒，温经止痛；黄酒温通血脉以助药力，共为佐药。炙甘草和中缓急，调和诸药，用以为使。

【专科应用】产后便秘，产后腹痛。

【宜忌】产后血热有瘀滞者不宜。恶露过多、出血不止，甚则汗出气短神疲者禁用。

生脉饮

【出处】金《医学启源》。

【组成与用法】人参三钱，麦冬三钱，五味子二钱。长流水煎，不拘时服。现代用法：水煎服。

【功效】益气生津，敛阴止汗。

【主治】温热、暑热、耗气伤阴证，症见汗多神疲，体倦乏力，气短懒言，咽干口渴。久咳伤肺、气阴两虚证，症见干咳少痰，短气自汗，口干舌燥。

【方解】人参甘温，益元气，补肺气，生津液，为君药。麦冬甘寒，养阴清热，润肺生津，为臣药。两者合用，益气养阴之功益彰。五味子酸温，敛肺止汗，生津止渴，为佐药。三药一补一润一敛，益气养阴，生津止渴，敛阴止汗，使气复津生，汗止阴存，气充脉复，故名“生脉”。

【专科应用】上消化道出血，便秘。

【宜忌】若属外邪未解，或暑病热盛，气阴未伤者均不宜用。久咳肺虚，为阴伤气耗、纯虚无邪者，方可使用。

【现代研究】谢进芝等将 80 例肝硬化上消化道出血患者随机均分为对照组和试验组。对照组采用奥曲肽治疗，试验组采用止血生脉散联合奥曲肽治疗，结果试验组吐血色红或紫暗、脘腹胀闷、大便色黑等症状评分较对照组低（$P<0.05$）；两组门静脉内径、脾静脉内径、门静脉血流量、脾静脉血流量比较差异有统计学意义（$P<0.05$）；试验组输血量及止血、持续便血、住院时间均较对照组短（$P<0.05$）。结论：对于肝硬化上消化道出血，采用止血生脉散联合奥曲肽治疗，有助于改善症状和血流动力学指标，减少输血量，缩短止血和病情缓解时间。［谢进芝，熊宇，丁祥武，等．止血生脉散联合奥曲肽治疗肝硬化上消化道出血疗效观察．湖北中医药大学学报，2020，22（4）：58－60.］

升阳益胃汤

【出处】元《内外伤辨惑论》。

【组成与用法】黄芪一两，半夏五钱，人参五钱，炙甘草五钱，独活三钱，防风三钱，白芍三钱，羌活三钱，陈皮三钱，茯苓一钱七分，柴胡一钱七分，泽泻一钱七分，白术一钱七分，黄连五分。

上为粗末。每服九克，加生姜五片、大枣两枚，用水 450mL，煎至 150mL，去滓，早饭、午饭之间温服。

【功效】升阳益胃，健脾化湿。

【主治】脾虚湿盛、中焦湿热所致的神疲倦怠、肢体乏力、身体沉重酸痛、脘腹胀满、嗳气反酸、口苦口干、大便秘结、小便短赤等。

【方解】升阳益胃汤重用黄芪，并配伍人参、白术、甘草补气养胃；柴胡、防风、羌活、独活升举清阳，祛风除湿；半夏、陈皮、茯苓、泽泻、黄连清热除湿；白芍养血和营。

【专科应用】慢性胃炎、功能性消化不良、慢性腹泻或便秘、功能性腹泻、慢性肝炎、炎症性肠病缓解期等属脾胃气虚者。

【宜忌】体瘦精亏、内郁湿热、阴虚火旺之人忌用。

圣愈汤

【出处】金《兰室秘藏》。

【组成与用法】熟地黄20g，白芍15g，川芎8g，潞党参20g，当归15g，黄芪18g。水煎，1日1剂，半饿时分3次温服。

【功效】益气养血活血。

【主治】气虚血虚血瘀证。症见头晕目花，心悸失眠，面色萎黄，疼痛如刺，固定不移，或有血瘀积块之体征。舌质多淡，有瘀斑或瘀点，脉细涩。

【方解】党参、黄芪益气生血活血；熟地黄、白芍养血滋阴；川芎、当归养血祛瘀。六味药体现了益气养血活血的法度。

【专科应用】产后便秘。

【现代研究】高宏振等观察了120例产后便秘患者采用圣愈汤加减治疗的效果，结果总有效率为99.2%。提示圣愈汤加减治疗产后便秘疗效显著。[高宏振，谷淑美．圣愈汤加减治疗产后便秘120例．内蒙古中医，2010，29（18）：6.]

失笑散

【出处】唐《近效方》。

【组成与用法】五灵脂（酒研，淘去沙土）、蒲黄（炒香）各二钱。先用酽醋调二钱，熬成膏，入水一盏，煎至七分，食前热服。现代用法：共为细末，每服6g，用黄酒或醋冲服，亦可每日取8～12g，用纱布包煎，作汤剂服。

【功效】活血祛瘀，散结止痛。

【主治】瘀血停滞证。心腹刺痛，或产后恶露不行，或月经不调，少腹急痛等。

【方解】五灵脂苦咸甘温，入肝经血分，功擅通利血脉，散瘀止痛；蒲黄甘平，行血消瘀，炒用并能止血，二者相须为用，为化瘀散结止痛的常用组合。调以酽醋，或用黄酒冲服，乃取其活血脉、行药力、化瘀血，以加强五灵脂、蒲黄活血止痛之功，且制五灵脂气味之腥臊。

【专科应用】慢性胃炎、功能性消化不良、慢性腹泻或便秘、功能性腹泻、慢性肝炎、炎症性肠病缓解期等属脾胃气虚者。

【宜忌】孕妇禁用。脾胃虚弱及妇女月经期慎用。含有五灵脂，不能与人参以及含有人参的制剂同用。

【现代研究】

1. 姜伟峰等观察了奥美拉唑联合新加失笑散汤剂治疗胃溃疡的临床效果，选取90

例胃溃疡患者随机均分为两组，对照组采用奥美拉唑治疗，观察组采用奥美拉唑联合新加失笑散汤剂治疗。结果观察组患者溃疡直径明显短于对照组患者（$P<0.05$），两组患者不良反应发生率、复发率比较，差异均具有统计学意义（$P<0.05$）。结论：奥美拉唑联合新加失笑散汤剂治疗胃溃疡效果理想，可改善患者病情，减少复发。[姜伟峰，陈英英，李姣．奥美拉唑联合新加失笑散治疗胃溃疡的效果观察．深圳中西医结合杂志，2019，29（23）：37－39.]

2. 全建峰等观察了四君子汤联合失笑散治疗气虚血瘀证中晚期胃癌患者的临床疗效，将60例胃癌患者随机均分为两组，对照组单纯采用FOLFOX4方案化疗，治疗组在此基础上，配合四君子汤合失笑散加减治疗，结果两组肿瘤客观缓解率无明显差异；但症状缓解、KPS评分比较治疗组均优于对照组；治疗组化疗不良反应亦小于对照组（$P<0.05$）。结论：四君子汤合失笑散治疗气虚血瘀证中晚期胃癌，可明显减轻患者化疗引起的毒副反应，改善临床症状，提高生存质量。[全建峰，张亚密，王立坤等．四君子汤合失笑散治疗气虚血瘀证胃癌的临床研究．河北中医药学报，2018，33（5）：21－24.]

十八味丁沉透膈散

【出处】宋《太平惠民和剂局方》。

【组成与用法】白术二两，香附（炒）、人参、缩砂仁各一两，丁香（炙）、麦芽、肉豆蔻（煨）、白豆蔻、木香、青皮各半两，甘草（炙）一两半，半夏（汤泡七次）、神曲（炒）、草果各二钱半，藿香、厚朴（姜炒）、沉香、陈皮各七钱半。

上锉，每四钱，水二大盏，加生姜三片、大枣一个，煎至八分，去滓，热服。

【功效】降逆和中，健脾燥湿。

【主治】脾胃不和，中寒上气，胁肋胀满，心腹绞痛，痰逆恶心；或时呕吐，饮食减少，痞塞不通，噫气吞酸，口苦失味。

【方解】丁香、沉香、半夏、藿香理气降逆，温中散寒，为君药。厚朴、砂仁、草果、白豆蔻、肉豆蔻化湿行气；香附、木香、青皮、陈皮行气散满，共为臣药。人参、白术、炙甘草、大枣健脾和中；神曲、麦芽、生姜消食和胃，共为佐药。甘草调和诸药，兼为使药。

【专科应用】化疗延迟性呕吐、不完全性肠梗阻等属胃气不和者。

【宜忌】本方药多苦温香燥，易伤津耗气，对久吐伤津、气阴两虚者，不宜单独使用。

【现代研究】陈鹏飞等将136例化疗所致延迟呕吐的患者随机分为试验组和对照组，在化疗周期中试验组以中药丁沉透膈散汤剂口服，对照组予甲氧氯普胺＋地塞米松，比较两组的临床效果与药物不良反应。结果试验组在治疗食欲不振，抑制恶心、呕吐等方面明显优于对照组（$P<0.05$）。结论：中药丁沉透膈散防治化疗药物所致消

化道反应综合疗效较好。[陈鹏飞，陈红侠．丁沉透膈散治疗化疗延迟呕吐临床观察．世界中医药，2013，8（8）：900－902.]

十灰散

【出处】元《十药神书》。

【组成与用法】大蓟、小蓟、荷叶、侧柏叶、白茅根、茜根、山栀、大黄、牡丹皮、棕榈皮各等份。

上药各烧灰存性，研极细末，用纸包，碗盖于地上一夕，出火毒，用时先将白藕捣汁或萝卜汁磨京墨半碗，调服五钱，食后服下。现代用法：各药烧炭存性，为末，藕汁或萝卜汁磨京墨适量，调服9～15g；亦可作汤剂，水煎服，用量按原方比例酌定。

【功效】凉血止血。

【主治】血热妄行之上部出血证。呕血、吐血、咯血、嗽血、衄血等，血色鲜红，来势急暴。

【方解】大蓟、小蓟性味甘凉，长于凉血止血，且能祛瘀，是为君药。荷叶、侧柏叶、白茅根、茜根皆能凉血止血；棕榈皮收涩止血，与君药相配，既能增强澄本清源之力，又有塞流止血之功，皆为臣药。血之所以上溢，是由于气盛火旺，故用栀子、大黄清热泻火，挫其鸱张之势，使邪热从大小便而去，使气火降而助血止，是为佐药。重用凉降涩止之品，恐致留瘀，故以牡丹皮配大黄凉血祛瘀，使止血而不留瘀，亦为佐药。用藕汁或萝卜汁磨京墨调服，藕汁能清热凉血散瘀，萝卜汁降气清热以助止血，京墨有收涩止血之功，皆属佐药之用。诸药炒炭存性，亦可加强收敛止血之力。

【专科应用】轻度上消化道出血，溃疡性结肠炎、放射性肠炎等属血热者。

【宜忌】虚寒性出血不宜。

【现代研究】罗淑红等将56例放射性肠炎患者随机均分为治疗组和对照组，治疗组给予十灰散保留灌肠，对照组给予生理盐水、地塞米松及思密达保留灌肠。结果治疗组总有效率为86.00%，明显高于对照组的56.00%（$P<0.05$）。结论：十灰散治疗急性放射性肠炎疗效甚佳。[罗淑红，袁征，陈晓婷．十灰散灌肠治疗急性放射性肠炎28例．河南中医，2014，34（6）：1182－1183.]

十全大补汤

【出处】宋《太平惠民和剂局方》。

【组成与用法】人参、肉桂（去粗皮，不见火）、川芎、地黄（酒洗，蒸，焙）、茯苓（焙）、白术（焙）、甘草（炙）、黄芪（去芦）、川芎、当归（洗，去芦）、白芍药各等份。

上十一味，为粗末，每服二钱，加生姜两片、大枣两枚，水煎服。现代用法：水煎服。

【功效】温补气血。

【主治】气血不足，虚劳咳喘，面色苍白，心悸气短，体虚乏力，脚膝无力，手足不温，遗精，崩漏，经候不调，疮疡不收。

【方解】人参大补元气，熟地黄味厚养血，合用气血双补；白术、茯苓健脾渗湿，协助人参益气补脾；黄芪助人参大补肺脾之气；当归、白芍养血和营，助熟地黄补益阴血；川芎活血行气，使补而不滞；肉桂温肾散寒，扶助元气；甘草调和诸药。加入姜、枣为引，调和脾胃。

【专科应用】急性上消化道出血后贫血，结直肠癌、胃癌、食管癌术后属气血两虚者。

【现代研究】李献良将100例急性上消化道出血后期贫血（气血两虚）患者随机均分为对照组和治疗组。对照组采用促红素75100IU/（kg·周），给药剂量根据贫血程度、年龄等调整，皮下注射；维生素B_{12}1次14片，1天1次；叶酸1次510mg，1天3次；生长抑素0.25mg/h（微量注射泵）；泮托拉唑钠40mg+0.9%氯化钠注射液100mL，1天2次，静滴，1小时内滴完。治疗组采用十全大补汤（人参6g，肉桂3g，川芎6g，熟地黄12g，茯苓、白术各9g，炒甘草3g，黄芪12g，当归、白芍各9g），水煎200mL，早晚分服，水肿加泽泻15g；脾胃弱加鸡内金10g，山楂15g；气虚加黄芪30g；西药治疗同对照组。连续治疗10天为1个疗程。观察两组临床症状、网织红细胞、血小板、白细胞、血红蛋白、不良反应。结果网织红细胞、血小板、白细胞、血红蛋白两组均有所增加（$P<0.01$），但治疗组多于对照组（$P<0.01$）；不良反应方面治疗组少于对照组（$P<0.01$）。结论：十全大补汤联合西药治疗急性上消化道出血后期贫血（气血两虚），可明显改善生化指标，降低不良反应。[李献良. 十全大补汤联合西药治疗急性上消化道出血后期贫血（气血两虚）随机平行对照研究. 实用中医内科杂志，2018，32（5）：46-49.]

实脾饮

【出处】宋《济生方》。

【组成与用法】厚朴（去皮，姜制，炒）、白术、木瓜（去瓤）、木香（不见火）、草果仁、槟榔、附子（炮，去皮脐）、茯苓（去皮）、干姜（炮）各一两，甘草半两（㕮咀）。

水一盏半，加生姜五片、枣子一枚，煎至七分，去滓，温服。每服四钱，不拘时候。现代用法：水煎服。

【功效】温阳健脾，行气利水。

【主治】脾肾阳虚，水气内停之阴水。半身以下肿甚，手足不温，口中不渴，胸腹胀满，大便溏。

【方解】附子、干姜为君，附子善于温肾阳而助气化以行水；干姜偏于温脾阳而助运化以制水，二药相合，温肾暖脾，扶阳抑阴。臣以茯苓、白术渗湿健脾，使水湿从小便而去。佐以木瓜除湿醒脾和中；厚朴、木香、槟榔、草果行气导滞，令气化则湿化，气顺则胀消，且草果、厚朴兼可燥湿，槟榔且能利水。甘草、生姜、大枣益脾和中，生姜兼能温散水气，甘草还可调和诸药，同为佐使之用。

【专科应用】慢性浅表性胃炎、溃疡性结肠炎、抗生素相关性腹泻等属脾胃阳虚者。

【宜忌】属阳水者不宜。

【现代研究】张志明对90例抗生素相关性腹泻患者采用加味实脾饮治疗，7天为1个疗程。结果总有效率为96.00%。结论：采用加味实脾饮治疗抗生素相关性腹泻临床疗效较好。[张志明．加味实脾饮治疗抗生素相关性腹泻90例临床观察．卫生职业教育，2009，27（15）：138－139.]

手拈散

【出处】宋《是斋百一选方》。

【组成与用法】草果、延胡索、五灵脂、没药各等份。

上为细末，每服三钱，温酒调下。现代用法：水煎服。

【功效】温中燥湿，活血行瘀。

【主治】中焦寒凝，血瘀湿阻，脘腹疼痛，反复发作，喜食热物。

【方解】草果辛温燥烈，善治太阴独胜之寒，善化中焦凝结之湿，久痛入络，又宜活血化瘀，延胡索、五灵脂、没药即为血滞而设。

【专科应用】慢性胃炎、胆汁反流性胃炎、胃食管反流病、消化性溃疡、胃癌疼痛等属气滞血瘀者。

【宜忌】血虚无瘀及孕妇慎用。

【现代研究】刘存保选取60例胃食管反流病患者为研究对象，采用西药西沙比利和手拈散加味（延胡索、枳壳、五灵脂、香附、丹参等）进行13个月的治疗，总有效率为96.67%。结论：手拈散加味具有解除平滑肌痉挛、促进胃肠蠕动、调节幽门括约肌功能的作用，可减少胆汁淤积，控制胆汁反流。[刘存保．手拈散加味配合西药治疗胃食管反流病60例．陕西中医，2007（9）：1142－1143.]

四君子汤

【出处】宋《太平惠民和剂局方》。

【组成与用法】人参、白术、茯苓各三钱，炙甘草二钱。

上为细末，水一盏，煎至七分，每服二钱，不拘时候；入盐少许，白汤点亦得。现代用法：水煎服。

【功效】益气健脾。

【主治】脾胃气虚证，面色萎黄，语声低微，气短乏力，食少便溏。

【方解】人参为君，甘温益气，健脾养胃。臣以苦温之白术，健脾燥湿，加强益气助运之力。佐以甘淡茯苓，健脾渗湿，苓术相配，则健脾祛湿之功益著。使以炙甘草，益气和中，调和诸药。

【专科应用】慢性胃炎、功能性消化不良、慢性腹泻或便秘、慢性肝炎、炎症性肠病缓解期等属脾胃气虚者。

【宜忌】气机郁滞属实证者慎用。

【现代研究】周语平等将 84 例慢性萎缩性胃炎患者随机均分为对照组和观察组。对照组单纯西药治疗，观察组采用四君子汤治疗。结果观察组的总有效率为 92.9%，明显高于对照组的 80.9%（$P<0.05$）；观察组的不良反应发生率显著低于对照组（$P<0.05$）。结论：四君子汤治疗慢性萎缩性胃炎疗效优于常规西药疗法，使用方便，不良反应发生率低。［周语平，沙伟，刘光炜，等．四君子汤加减治疗慢性萎缩性胃炎 42 例临床研究．亚太传统医药，2015，11（8）：123－124.］

四逆散

【出处】汉《伤寒论》。

【组成与用法】柴胡、白芍、枳实、甘草各二钱。

上四味，捣筛，白饮和，服方寸匕，日三服。现代用法：水煎服。

【功效】透邪解郁，疏肝理脾。

【主治】阳郁厥逆证，症见手足不温，或腹痛，或泄利下重。肝脾不和证，症见胁肋胀闷，脘腹疼痛。

【方解】柴胡为君，疏解肝郁，升阳透邪。臣以白芍养血敛阴，与柴胡配合，一升一敛，使郁热透解而不伤阴。佐以枳实行气散结，与柴胡为伍，一升一降，增强疏畅气机之效，与白芍相配，又能理气和血，使气血调和。使以炙甘草，缓急和中，调和诸药。

【专科应用】慢性肝炎、胆囊炎、胆石症、胆道蛔虫症、肋间神经痛、胃溃疡、胃炎、胃肠神经官能症等属肝胆气郁、肝脾（或胆胃）不和者。

【宜忌】中气虚寒、肝阴虚或寒厥四肢不温者（厥逆上过于肘、下过于膝）不宜用。

【现代研究】周小芳将 58 例功能性消化不良患者随机均分为常规组和研究组。常规组给予常规西药治疗，研究组在此基础上给予四逆散加味治疗。结果研究组的总有效率为 93.1%，高于常规组的 82.76%（$P<0.05$）。结论：采用四逆散加味联合西药治疗功能性消化不良临床疗效显著，不良反应发生率低。［周小芳．四逆散加味联合西药治疗功能性消化不良的临床疗效研究．心理月刊，2020，15（9）：219.］

四逆汤

【出处】汉《伤寒论》。

【组成与用法】生附子五钱，干姜、炙甘草各二钱。

上三味，以水三升，煮取一升二合，去滓，分温再服。强人可大附子一枚，干姜三两。现代用法：水煎服。

【功效】回阳救逆。

【主治】少阴病，心肾阳衰寒厥证，四肢厥逆，恶寒蜷卧，神衰欲寐，面色苍白，腹痛下利，呕吐不渴。太阳病误汗亡阳者。

【方解】大辛大热之附子为君，温壮元阳，破散阴寒，回阳救逆；臣以辛热之干姜，既与附子相须为用，加强温里回阳之力，又温中散寒，助阳通脉；炙甘草一药三用：一则益气补中，以治虚寒之本；二则缓和干姜、附子峻烈之性；三则调和药性，使药力持久，为佐使药。

【专科应用】急性或慢性胃肠炎、食管痉挛、胃下垂、功能性便秘等属阳衰阴盛者。

【宜忌】服药后出现呕吐拒药者，可将药液置凉后服用。本方乃辛热之品，手足温和即止，不可久服。真热假寒者禁用。

【现代研究】穆云等将90例老年阳虚型功能性便秘患者随机均分为对照组和观察组。对照组采用单纯西药治疗，观察组采用四逆汤治疗。结果观察组的总有效率为88.89%，明显高于对照组的57.78%（$P<0.05$）；观察组的不良反应发生率显著低于对照组（$P<0.05$）。结论：采用四逆汤治疗老年阳虚型功能性便秘临床疗效确切，不良反应发生率低。[穆云，陈勇，崔欢．四逆汤加味治疗老年阳虚型功能性便秘临床疗效观察．中医临床研究，2019，11（10）：112－113.]

四物汤

【出处】唐《仙授理伤续断秘方》。

【组成与用法】熟地黄五钱，当归、白芍各三钱，川芎二钱。

上为粗末，每服三钱。水一盏半，煎至七分，空心热服。现代用法：水煎服。

【功效】补血和血。

【主治】营血虚滞证。头晕目眩，心悸失眠，月经不调，或经闭不行，脐腹疼痛，面色、唇爪无华。

【方解】熟地黄为君，甘温滋腻，滋补营血。臣以辛温之当归，补血行血，体现“和血”之功。佐以酸寒之白芍，养血敛阴，柔肝和营。使以川芎，辛温走窜，行气活血，祛瘀止痛。四药以熟地黄、白芍阴柔补血之品（血中血药）与辛香的当归、川芎（血中气药）相配，动静相宜，补血而不滞血，活血而不伤血。

【专科应用】慢性胃炎、胃下垂、胃轻瘫、慢性便秘等属气血虚损者。

【宜忌】热性体质或阴虚内热者慎用。

【现代研究】梁瑞俊将320例慢性便秘患者随机分为治疗组（196例）和对照组（114例），治疗组以四物汤为主方辨证加减治疗，对照组采用麻仁润肠丸治疗。结果治疗组的总有效率为95.4%，明显高于对照组的69.2%（$P<0.05$）；治疗期间两组均未出现不良反应。结论：中药四物汤治疗慢性便秘效果比较满意。[梁瑞俊．四物汤治疗慢性便秘320例疗效观察．内蒙古中医药，2014，33（19）：2.]

四七调气汤

【出处】明《古今医鉴》。

【组成与用法】紫苏一钱五分，厚朴（姜汁炒）一钱五分，茯苓一钱五分，半夏一钱五分，枳实（炒）一钱五分，砂仁一钱五分，苏子（炒）一钱五分，陈皮一钱五分，甘草五分。加生姜三片，水煎服。

【功效】降逆和胃。

【主治】胃气上逆，情志不遂所致噎膈反胃。

【方解】紫苏辛甘微温，行气和胃，为君药。厚朴苦辛温，燥湿消痰，下气除满，助紫苏行气而止呕噫，为臣药。半夏辛温，燥湿化痰，降逆和胃，协助君臣药，增强降逆止呕之功。茯苓、甘草益气补中以疗脾虚；枳实、砂仁、陈皮、苏子行气消胀，加强降气之功。

【专科应用】慢性胃炎、功能性消化不良、糖尿病并发症等属胃气上逆者。

【现代研究】何海波将61例糖尿病胃轻瘫患者随机分为对照组（29例）和治疗组（32例），两组均采用常规糖尿病治疗，对照组加用吗丁啉，治疗组加用四七调气汤。结果治疗组总有效率为93.75%，明显高于对照组的67.85%（$P<0.05$）。结论：采用四七调气汤治疗糖尿病胃轻瘫，临床疗效优于常规西药疗法，副作用较少，对改善患者生活质量方面有一定作用。[何海波．四七调气汤加减治疗糖尿病胃轻瘫32例．江西中医药，2007（7）：33.]

四神丸

【出处】明《证治准绳》。

【组成与用法】肉豆蔻二两，补骨脂四两，五味子二两，吴茱萸（浸炒）一两。

上为末，加生姜八两、红枣一百枚煮熟，取枣肉和末丸，如桐子大，每服五七十丸，空心或食前白汤送下。现代用法：丸剂，每服6～9g，日两次，用淡盐汤或温开水送服；亦作汤剂，加姜6g、枣10枚，水煎服。

【功效】温肾散寒，涩肠止泻。

【主治】脾肾阳虚之五更泄泻，不思饮食，食不消化，或久泻不愈，腹痛喜温，腰酸肢冷，神疲乏力。

【方解】补骨脂补命火，散寒邪，为君药。吴茱萸温中散寒；肉豆蔻温暖脾胃，涩肠止泻，均为臣药。五味子收敛固涩，是为佐药。生姜暖胃散寒，大枣补益脾胃，同为使药。

【专科应用】慢性腹泻、非特异性结肠炎、肠易激综合征、肠结核、糖尿病合并顽固性腹泻、虚寒便秘等属脾肾虚寒之久泻或五更泄泻者。

【宜忌】忌食生冷、油腻。

【现代研究】周大蕴将120例慢性结肠炎患者随机均分为Ⅰ组和Ⅱ组，Ⅰ组采用常规西药柳氮磺吡啶肠溶片治疗，Ⅱ组在此基础上加用四神丸治疗。结果Ⅱ组的总有效率为95.00%，明显高于Ⅰ组的76.70%（$P<0.05$）。结论：常规西药加四神丸治疗慢性结肠炎，临床疗效优于单纯常规西药疗法。[周大蕴．分析四神丸在治疗慢性结肠炎中的作用．世界最新医学信息文摘，2016，16（81）：139，147.]

四生丸

【出处】宋《妇人大全良方》。

【组成与用法】生荷叶、生艾叶、生柏叶、生地黄各等份。

上研，丸如鸡子大，每服一丸（12g），水煎服。

【功效】凉血止血。

【主治】血热妄行证。吐血、衄血，血色鲜红，口干咽燥。

【方解】生柏叶凉血止血；生地黄清热凉血，养阴生津；生荷叶清热止血散瘀；生艾叶性温而止血，有制约寒凉、防止留瘀之效。

【专科应用】消化道出血等属血热妄行者。

【宜忌】本方对内热暴作之吐血、衄血疗效较好，然只可暂用，中病即止。若多服、久服，寒凉太过，则可使血凝成瘀，造成不良后果。

苏子降气汤

【出处】宋《太平惠民和剂局方》。

【组成与用法】紫苏子、半夏各二两半，川当归半两，甘草二两，前胡、厚朴各一两，肉桂一两半。

上为细末，每服二大钱，水一盏半，入生姜二片、枣子一个、紫苏五叶，同煎至八分，去滓，热服，不拘时候。现代用法：加生姜3g、大枣1枚、苏叶2g，水煎服。

【功效】降气平喘，祛痰止咳。

【主治】上实下虚之喘咳证。喘咳痰多，短气，胸膈满闷，呼多吸少，或腰疼脚软，或肢体浮肿。

【方解】紫苏子温而不燥，质润而降，善降上逆之肺气，消壅滞之痰涎，为治痰逆咳喘之要药，为君药。半夏燥湿化痰降逆，为臣药。厚朴降逆平喘，宽胸除满；前胡降气祛痰；肉桂温肾助阳纳气；当归辛甘温润，既可止咳逆上气，又可养血补虚，以助肉桂温补下元，共为佐药。生姜、大枣调和脾胃；苏叶宣肺散寒，与诸药相伍，降逆化痰之中兼宣肺气；甘草和中益气，调和药性，为佐使药。诸药合用，标本兼治，治上顾下，使气降痰消。

【专科应用】便秘、慢性支气管炎、肺气肿、支气管哮喘等属上实下虚者。

【宜忌】本方药性偏温燥，以降气祛痰为主，肺肾阴虚的喘咳及肺热痰喘之证均不宜。

桃花汤

【出处】汉《伤寒论》。

【组成与用法】赤石脂（一半全用，一半筛末）一斤，干姜一两，粳米一升。

上三味，以水七升，煮米令熟，去滓，温服七合，内赤石脂末方寸匕，日三服。若一服愈，余勿服。

【功效】温中涩肠止痢。

【主治】虚寒血痢证。下痢日久不愈，便脓血、色黯不鲜，腹痛喜温喜按，小便不利。

【方解】赤石脂温涩固脱以止痢，为君药。干姜大辛大热，温中祛寒，合赤石脂温中涩肠，止血止痢，为臣药。粳米养胃和中，助赤石脂、干姜以厚肠胃，为佐药。

【专科应用】细菌性痢疾、溃疡性结肠炎、直肠脱垂、慢性肾炎、带下病等属脾肾虚寒者。

【宜忌】热痢便脓血、里急后重、肛门灼热者禁用。

桃核承气汤

【出处】汉《伤寒论》。

【组成与用法】桃仁（去皮尖）五十个，大黄四两，桂枝（去皮）二两，甘草（炙）二两，芒硝二两。

上四味，以水七升，煮取二升半，去滓，内芒硝，更上火，微沸，下火，先食，温服五合，日三服，当微利。现代用法：作汤剂，水煎前四味，芒硝冲服。

【功效】逐瘀泄热，破血下瘀。

【主治】下焦蓄血证。少腹急结，小便自利，神志如狂，甚则烦躁谵语，至夜发热，血瘀经闭、痛经。

【方解】桃仁苦、甘，平，活血破瘀；大黄苦寒，下瘀泄热，二者瘀热并治，共为君药。芒硝咸、苦，寒，泄热软坚，助大黄下瘀泄热；桂枝辛、甘，温，通行血脉，既助桃仁活血祛瘀，又防硝、黄寒凉凝血之弊，共为臣药。桂枝与硝、黄同用，相反相成，桂枝得硝、黄则温通而不助热；硝、黄得桂枝则寒下又不凉遏。炙甘草护胃安中，并缓诸药之峻烈，为佐使药。

【专科应用】便秘、急腹症，以及妇产科疾病、心血管疾病、急性感染性疾患、泌尿系统疾病、骨伤科疾病等属瘀热蓄于下焦者。

【宜忌】表证未解者，当先解表后用。孕妇禁用。

【现代研究】

1. 杨芳将54例帕金森病便秘患者随机均分为对照组和观察组，均常规加针灸治疗。观察组在此基础上联合温胆汤合桃核承气汤治疗，结果观察组4周内复发率低于对照组（$P<0.05$）。［杨芳．温胆汤合桃核承气汤联合针灸治疗帕金森病便秘疗效分析．海峡药学，2017，29（9）：149－151.］

2. 李少松等采用桃核承气汤合保和丸治疗脂肪肝48例，水煎300mL，同时冲服保和丸1粒，1个月为1个疗程，结果总有效率为89.50%。［李少松，刘蔚．桃核承气汤辅助西药综合保守治疗对重症胰腺炎炎症因子水平及肝肾功能的影响．四川中医，2018，36（9）：98－100.］

天台乌药散

【出处】宋《圣济总录》。

【组成与用法】乌药、木香、茴香、青皮、高良姜各半两，槟榔两个，川楝子十个，巴豆七十粒。

上八味，先将巴豆微打破，同川楝子用麸炒黑，去巴豆及麸皮不用，合余药共研为末，和匀，每服一钱，温酒送下。现代用法：巴豆与川楝子同炒黑，去巴豆。水煎取汁，冲入适量黄酒服。

【功效】行气疏肝，散寒止痛。

【主治】寒凝气滞证。小肠疝气，少腹痛引睾丸，亦治妇女痛经、瘕聚。

【方解】乌药辛温，行气疏肝，散寒止痛，为君药。配入青皮疏肝理气、茴香暖肝散寒、高良姜散寒止痛、木香行气止痛，一派辛温芳香之品，助行气散结、祛寒止痛之力，共为臣药。又以槟榔直达下焦，行气化滞而破坚；取苦寒之川楝子与辛热之巴豆同炒，既可减川楝子之寒，又能增强其行气散结之效，共为佐使药。

【专科应用】小肠疝气、慢性阑尾炎、慢性前列腺炎、慢性睾丸炎、妇科炎症及盆腔疼痛综合征等属寒凝气滞者。

【宜忌】无。

【现代研究】谢永侠等将79例慢性阑尾炎患者随机分为治疗组40例和对照组39例，治疗组采用天台乌药散加减，对照组采用常规抗感染治疗。结果治疗组的治愈率为85.00%，总有效率为95.00%，分别高于对照组的28.21%和69.23%（$P<0.05$）。结论：天台乌药散化裁治疗慢性阑尾炎效果显著。［谢永侠，张素梅，王福玲．天台乌

药散治疗慢性阑尾炎40例．陕西中医，2005（6）：515－516.］

调胃承气汤

【出处】汉《伤寒论》。

【组成与用法】大黄（去皮，清酒洗）四钱，甘草（炙）二钱，芒硝三钱。

上三味，以水600mL，煮取200mL，去滓，再入芒硝，再煮两沸，食前服，1次温服50～60mL。现代用法：水煎服。

【功效】缓下热结。

【主治】阳明病胃肠燥热证。大便不通，肠梗阻，口渴心烦，蒸蒸发热，或腹中胀满，或为谵语；胃肠热盛而致发斑吐衄，口齿、咽喉肿痛等。

【方解】大黄苦寒，泻火通结为君；芒硝咸寒，软坚润燥为臣；甘草甘缓和中，益气养胃，以缓硝、黄之苦泄，使药力缓缓下行为佐。燥热得解，胃气自和，故名调胃承气汤。

【专科应用】急性胰腺炎、流行性乙型脑炎、肺炎、肠梗阻、胆系感染、不明原因高热、牙周炎、便秘、鼻衄、糖尿病、妊娠黄疸、流行性结膜炎、湿疹、传染性软疣等。

【宜忌】凡产妇、孕妇、年老体弱、脾胃虚寒、血虚津亏者，不宜使用本方。

【现代研究】

1. 胡剑卓等将97例急性胰腺炎患者随机分为对照组（48例）和治疗组（49例）。对照组给予常规治疗，治疗组在常规方法上加用调胃承气汤高位保留灌肠，结果治疗组的有效率为91.8%，高于对照组的77.1%（$P<0.05$）。在消化道症状缓解及血清淀粉酶恢复时间上，治疗组明显优于对照组（$P<0.05$）。结论：调胃承气汤高位保留灌肠，能够提高急性胰腺炎的治愈率，缩短治疗时间。［胡剑卓，肖淑梅，董扬洲．调胃承气汤保留灌肠治疗急性胰腺炎临床观察．中国中医药现代远程教育，2010，8（11）：79.］

2. 李诗杰等将68例早期炎性肠梗阻患者采用芒硝外敷加调胃承气汤治疗，与单纯调胃承气汤内服治疗进行比较。结果治疗组临床治愈率为84.00%，对照组临床治愈率为75.00%（$P<0.05$）；治疗组平均住院天数为（14.6±4.9）天，短于对照组的（18.2±5.6）天（$P<0.05$）。结论：早期炎性肠梗阻患者，除基础治疗外，尽早给予中草药内服加芒硝外敷，能收到很好的效果。［李诗杰，胡军红，孙嵩洛．芒硝外敷加调胃承气汤内服治疗术后早期炎性肠梗阻．中原医刊，2007，34（20）：34－35.］

3. 曹蕊等将50例肠功能障碍的重症（胃肠燥热证）患者随机均分为治疗组和对照组。对照组给予常规西医治疗，治疗组在此基础上配合调胃承气汤加减鼻饲治疗，5天为1个疗程。结果两组的腹内压、氧合指数及APACHE Ⅱ评分均较治疗前明显改善（$P<0.05$），但治疗组的改善作用均明显优于对照组（$P<0.05$）；治疗组的首次排便

时间较对照组明显缩短，每日排便次数较对照组明显增多（$P<0.05$）。结论：调胃承气汤能有效改善重症患者的胃肠功能障碍及预后。[曹蕊，林新锋，杨海淦．调胃承气汤对重症患者胃肠功能障碍的治疗作用研究．广州中医药大学学报，2020，37（2）：418－421.]

调营敛肝饮

【出处】清《医醇賸义》。

【组成与用法】当归身二钱，白芍一钱五分，阿胶一钱五分，枸杞子三钱，五味子五分，川芎八分，酸枣仁一钱五分，茯苓二钱，陈皮一钱，广木香五分。加大枣两个、生姜三片，水煎服。

【功效】养血敛肝。

【主治】肝虚作痛，躁烦太过，营血大亏，横逆胀痛。

【方解】阿胶甘，平，归肺、肝、肾经，有补血、止血、滋阴润肺之效；酸枣仁酸、甘，平，归心、肝经，养心阴，益肝血而宁心安神，共为君药。当归甘、辛，温，归心、肝、脾经，补血活血，药用当归身主要取其补血之功；生白芍苦、酸，微寒，归肝、脾经，养血敛阴；枸杞子甘，平，归肝、肾经，滋补肝肾；五味子酸、甘，温，归肺、心、肾经，宁心安神，四药共为臣药。川芎辛，温，归肝、胆、心包经，入血分，理血中之气；茯苓甘、淡，平，归心、脾、肾经，健脾利湿；广木香辛、苦，温，归脾、胃、大肠、胆、三焦经，行气调中；陈皮辛、苦，温，归肺、脾经，理气调中，燥湿化痰，四药共为佐药，与补益药同用，可奏补而不滞之效。生姜、大枣调和脾胃，共为使药。

【专科应用】胃肠功能紊乱、失眠等心肝血虚者。

通幽汤

【出处】金《脾胃论》。

【组成与用法】桃仁泥、红花各一分，生地黄、熟地黄各五分，当归身、炙甘草、升麻各一钱。用法：水煎服。

【功效】养血活血，润燥通塞。

【主治】胃肠燥热，津液损伤，幽门闭塞，浊气不降。症见幽门不通，大便难，逆气上冲，吸门不开，饮食不下，或食入反出，大便燥结。

【方解】生地黄、熟地黄、当归身滋阴养血润燥，以扶正固本；桃仁、红花活血化瘀润燥；升麻为阳明引经药，既可引诸药直达病所，又能升阳散郁，通调气机，舒畅胃气，使清气上升，浊气下降，幽门得通，噎塞、便秘自然消除；炙甘草益气补中，缓急止痛，调和诸药。诸药相合，共奏养血润燥、活血通幽之功。

【专科应用】食管癌、功能性便秘、胃轻瘫、幽门梗阻证属瘀血阻滞证患者。

【现代研究】

1. 吴宁波等将70例瘀血阻膈型中晚期食管癌患者随机均分为两组，试验组采用通幽汤加减同步放化疗，对照组同步放化疗。共治疗6～7周观察疗效。结果试验组的有效率为88.57%，高于对照组的65.71%（$P<0.05$）。结论：通幽汤加减联合同步放化疗治疗瘀血阻膈型中晚期食管癌安全有效。［吴宁波，梁惠．通幽汤加减联合同步放化疗治疗中晚期食管癌临床观察．中医药临床杂志，2013，25（10）：848－850.］

2. 王峰等将60例老年性功能性便秘患者随机均分为试验组和参照组。试验组采用加味通幽汤治疗，参照组采用乳果糖治疗，结果试验组的总有效率高于参照组（$P<0.05$）。结论：加味通幽汤应用于老年性功能性便秘患者临床效果显著。［王峰，徐冬，李小芳．分析加味通幽汤用于治疗老年性功能性便秘的应用价值．临床医药文献电子杂志，2016，3（45）：9031－9033.］

3. 祖丽华将120例糖尿病性胃轻瘫患者随机均分为治疗组和对照组。两组基础治疗相同，治疗组加通幽汤加味，日1剂；对照组给予吗叮啉片治疗，均观察3个月。结果治疗组总有效率为91.70%，高于对照组的75.00%（$P<0.01$）。结论：通幽汤加味治疗糖尿病性胃轻瘫疗效显著。［祖丽华．通幽汤加味治疗糖尿病性胃轻瘫60例．四川中医，2008（1）：79－80.］

痛泻要方

【出处】元《丹溪心法》。

【组成与用法】白术（炒）二两，白芍药（炒）二两，陈皮（炒）一两五钱，防风一两。

上细切，分作八服，水煎或丸服。现代用法：作汤剂，水煎服，用量按原方比例酌减。

【功效】补脾柔肝，祛湿止泻。

【主治】肝郁脾虚之痛泻。肠鸣腹痛，大便泄泻，泻必腹痛。

【方解】白术苦甘而温，补脾燥湿以治土虚，为君药。白芍酸寒，柔肝缓急止痛，与白术相配，于土中泻木，为臣药。陈皮辛苦而温，理气燥湿，醒脾和胃，为佐药。配伍少量防风，具升散之性，与术、芍相伍，辛能散肝郁，香能舒脾气，且有胜湿以助止泻之功，又为脾经引经之药，故兼俱佐使之用。四药相合，补脾胜湿而止泻，柔肝理气而止痛，使脾健肝和，痛泻自止。

【专科应用】急性或慢性肠胃炎、肠易激综合征、慢性肝炎等脾虚肝乘证。

【宜忌】阳明湿热和热毒的腹痛腹泻者忌用。

【现代研究】任峥嵘将100例慢性结肠炎患者随机均分为对照组和观察组。对照组采用西药治疗，观察组在此基础上配合痛泻要方加味。结果观察组在疗效、临床症状消失时间、排便恢复正常时间、症状积分及生活质量方面均优于对照组（$P<0.05$），

在不良反应方面，两组无统计学意义（$P>0.05$）。结论：痛泻要方用于慢性结肠炎患者效果确切。[任峥嵘．痛泻要方在慢性结肠炎患者中的应用效果观察．中国肛肠病杂志，2019，39（7）：21－22.]

胃风汤

【出处】宋《太平惠民和剂局方》。

【组成与用法】白芍、白术、肉桂（去粗皮）、人参（去芦）、当归（去芦）、川芎、茯苓（去皮）各等份。每服二钱，以水一大盏，入粟米百余粒，同煎至七分，去滓，稍热服，空心。小儿量力减之。

【功效】祛风健脾。

【主治】大人、小儿风冷乘虚入客肠胃，水谷不化，泄泻注下，腹胁虚满，肠鸣，肠胃湿毒、下如豆汁，或下瘀血，日夜无度。

【方解】人参、白术、茯苓补脾气而益胃，白术、茯苓又能健脾而除湿。当归、川芎养肝血而调荣，白芍泻肝而和脾，肉桂散风而平木，故能住泻泄而疗风湿。川芎、肉桂亦入血而祛风。

【专科应用】腹泻型肠易激综合征、功能性腹泻、炎症性肠病缓解期，症见腹痛、腹泻、胁腹胀满属脾虚湿阻者。

【宜忌】气机郁滞及湿热者慎用。

【现代研究】弋巧玲等将66例腹泻型肠易激综合征患者随机均分为治疗组和对照组。治疗组在一般治疗的基础上服中药加味胃风汤，对照组在一般治疗的基础上用洛派丁胺、复方颠茄片。治疗3个月后，治疗组总有效率为90.91%，高于对照组的69.70%（$P<0.05$）。结论：加味胃风汤治疗腹泻型肠易激综合征疗效显著。[弋巧玲，李富增．加味胃风汤治疗肠易激综合征腹泻型33例．中医研究，2005（3）：39－41.]

胃苓汤

【出处】元《丹溪心法》。

【组成与用法】苍术（泔浸）八钱，陈皮五钱，厚朴（姜制）五钱，甘草（蜜炙）三钱，泽泻二钱五分，猪苓一钱半，赤茯苓（去皮）一钱半，白术一钱半，肉桂一钱。

上药等份，共研粗末，每用15g，加生姜五片、大枣两枚，水煎服。现代用法：水煎服。

【功效】健脾和中，利水化湿。

【主治】寒湿内阻，脘腹胀满，呕吐泄泻，小便不利，或兼肿满。

【方解】方用平胃散（苍术、厚朴、陈皮、甘草）运脾燥湿，五苓散（茯苓、猪苓、泽泻、白术、肉桂）利水渗湿，标本兼顾。

【专科应用】急性、慢性胃肠炎，婴幼儿秋季腹泻，轮状病毒肠炎，食物中毒，肝硬化腹水等属脾失健运、湿浊中阻者。

【宜忌】本品性偏温燥，且利水力强，易耗伤阴血，故血虚阴亏者慎用；孕妇慎用。服药期间忌食生冷、油腻饮食。

【现代研究】范钦平将60例单纯性脂肪肝伴高脂血症属痰湿内蕴证患者随机均分为治疗组和对照组。治疗组予口服胃苓汤加减方，对照组予口服吉非贝齐胶囊，疗程两个月，以临床症状、体征消失，影像学检查肝脏形态及实质恢复正常，三酰甘油恢复正常为治愈标准。结果治疗组总有效率为86.7%，高于对照组的70.00%（$P<0.05$）。结论：胃苓汤加减方可明显改善单纯性脂肪肝伴高脂血症属痰湿内蕴证患者腹胀、肝区隐痛、乏力等主要症状，降低三酰甘油，调整血脂。[范钦平．胃苓汤加减方治疗痰湿内蕴型脂肪肝伴高甘油三酯血症疗效观察．中国中医药信息杂志，2012，19(1)：70.]

温胆汤

【出处】宋《三因极一病证方论》。

【组成与用法】人参、白术各三钱，甘草二钱，半夏（汤洗七次）、竹茹、麸炒枳实各二两，陈皮三两，茯苓一两半，炙甘草一两。

上锉为散，每服四两，水一盏半，加生姜五片、大枣一枚，煎至七分，去滓，食前服。现代用法：加生姜五片、大枣一枚，水煎服，用量按原方比例酌减。

【功效】理气化痰，和胃利胆。

【主治】胆郁痰扰证，胆怯易惊，头眩心悸，心烦不眠，夜多异梦；或呕恶呃逆，眩晕，癫痫。

【方解】半夏辛温，燥湿化痰，和胃止呕，为君药。臣以竹茹，取其甘而微寒，清热化痰，除烦止呕。半夏与竹茹相伍，一温一凉，化痰和胃，止呕除烦之功更强。陈皮辛苦温，理气行滞，燥湿化痰；枳实辛苦微寒，降气导滞，消痰除痞。陈皮与枳实相合，亦为一温一凉，而理气化痰之力增。佐以茯苓，健脾渗湿，以杜生痰之源；煎加生姜、大枣调和脾胃，且生姜兼制半夏毒性。以甘草为使，调和诸药。诸药相合，化痰而不燥，清热而不过寒，使痰热得化，胆热得清。

【专科应用】胆郁痰扰所导致的不眠、惊悸、呕吐、眩晕、癫痫；顽固性呃逆、慢性胆囊炎、脂肪肝、慢性咽炎、代谢综合征等属胆郁痰扰病证。

【宜忌】寒性体质不宜。

温脾汤

【出处】唐《备急千金要方》。

【组成与用法】附子（大者）一枚，干姜二两，人参二两，芒硝二两，大黄四两，甘草二两。

上五味，以水八升，煮取二升半，分三服。临熟下大黄。现代用法：大黄后下，水煎服。

【功效】温补脾阳，攻下冷积。

【主治】阳虚寒积证。大便不通，脐腹冷痛、喜温喜按，或痢下赤白，或泻痢下重，手足不温，口淡不渴。

【方解】附子温壮阳气，驱散阴寒；大黄既能通下，又能制约温热药伤阴，共为君药。寒气内盛，以干姜助附子温阳散寒；阳气虚弱，以人参益气化阳，共为臣药。甘草益气，助人参益气化阳，并调和诸药，为佐使药。

【专科应用】功能性便秘、不完全性肠梗阻、慢性复发型溃疡性结肠炎、阑尾周围脓肿、慢性阑尾炎等属阳虚寒积证者。

【宜忌】阴虚内热者慎用。

【现代研究】胡庆昌等将72例脾肾阳虚型功能性便秘患者随机均分为对照组和观察组。两组均采用常规西医综合治疗，治疗组加用温脾汤加减，1周为1个疗程。结果两组排便间隔时间、腹胀缓解时间、停药半年后复发率等方面的差异存在统计学意义（$P<0.05$）。结论：温脾汤加减治疗功能性便秘能更好地改善患者的病情及预后。[胡庆昌，张凤敏．温脾汤加减治疗功能性便秘36例．光明中医，2014，29（8）：1761-1762.]

乌梅丸

【出处】汉《伤寒论》。

【组成与用法】乌梅三百枚，细辛、炮附子、桂枝、人参、黄柏各六两，干姜十两，黄连十六两，当归、蜀椒各四两。

上十味，异捣筛，以苦酒渍乌梅一宿，去核，蒸之五斗米下，饭熟，捣成泥，和药令相得，内臼中，与蜜杵两千下，丸如梧桐子大，每服十丸。食前以饮送下，日三服，稍加至二十丸。

【功效】温脏安蛔。

【主治】蛔厥证。腹痛时作，手足厥冷，烦闷呕吐、时发时止，得食即呕，常自吐蛔；亦治久泻、久痢。

【方解】重用味酸之乌梅以安蛔，使蛔静痛止，为君药。蛔动因于肠寒胃热，故以味辛性温之蜀椒、细辛，温脏而驱蛔；味苦性寒之黄连、黄柏，清热而下蛔，共为臣药。附子、干姜、桂枝助其温脏祛寒、伏蛔之力；蛔虫久积脏腑，必耗伤气血，故以人参、当归益气补血，扶助正气，与桂、附、姜相配，既可养血通脉，以除四肢厥冷，亦有利于温脏安蛔，合为佐药。炼蜜为丸，甘缓和中，为使药。

【专科应用】肠道寄生虫病，胆道蛔虫症，久痢不止属寒热错杂者。

【宜忌】肾脏病患者、孕妇、新生儿禁用。禁生冷、滑物、臭食等。

【现代研究】王帅将86例幽门螺杆菌（Hp）感染慢性非萎缩性胃炎患者分为对照组（41例）和观察组（45例）。对照组接受常规西医治疗，观察组采用乌梅丸加减联合常规西医治疗，比较两组疗效、Hp根除率、复发率、不良反应（恶心呕吐、腹胀、腹胀）及治疗证候积分。结果观察组的总有效率为95.56%，高于对照组的78.05%（$P<0.05$）；Hp根除率为93.33%，高于对照组的75.61%（$P<0.05$）；复发率为4.65%，低于对照组的25.00%（$P<0.05$）；两组恶心呕吐、腹胀等不良反应发生率比较，差异无统计学意义（$P>0.05$）；观察组的证候积分较对照组低（$P<0.05$）。结论：Hp感染慢性非萎缩性胃炎患者接受乌梅丸加减治疗，能改善临床症状，有效根除Hp，且不良反应少。[王帅．乌梅丸加减治疗幽门螺杆菌感染慢性非萎缩性胃炎的效果．河南医学研究，2020，29（21）：3967－3969.]

吴茱萸汤

【出处】汉《伤寒论》。

【组成与用法】吴茱萸一升，人参三两，生姜六两，大枣十二枚。

上四味，以水五升，煮取三升，温服七合，日三服。

【功效】温中补虚，降逆止呕。

【主治】肝胃虚寒，浊阴上逆证。食后泛泛欲吐，或呕吐酸水，或干呕，或吐清涎冷沫，胸满脘痛，颠顶头痛，畏寒肢冷，甚则伴手足逆冷，大便泄泻，烦躁不宁。

【方解】虚邪属阴，故以茱萸之苦温，祛除浊阴为君；人参补虚为佐；以姜、枣宣发上焦之正气也。

【专科应用】胃及十二指肠溃疡，急性或慢性胃炎，胆囊炎，梅尼埃综合征，原发性高血压，头痛，妊娠恶阻等。

【宜忌】胃肠实热者忌用。

【现代研究】魏岳斌等将60例脾胃虚寒型Hp相关性慢性胃炎患者随机均分为治疗组和对照组。对照组采用西药治疗，治疗组在此基础上加服加味吴茱萸汤，疗程均为4周。结果治疗组的总有效率为93.30%，高于对照组的70.00%（$P<0.05$）；治疗组Hp根除率为96.70%，高于对照组的70.00%（$P<0.05$）；两组消化道症状改善情况比较差异有统计学意义。结论：加味吴茱萸汤联合西药治疗脾胃虚寒型Hp相关性慢性胃炎较单用西药临床疗效更好。[魏岳斌，杨小兰，程善廷．加味吴茱萸汤联合西药对脾胃虚寒型幽门螺杆菌相关性慢性胃炎的疗效观察．中国中西医结合消化杂志，2013，5（5）：272.]

五味消毒饮

【出处】清《医宗金鉴》。

【组成与用法】金银花三钱，野菊花、蒲公英、紫花地丁、紫背天葵子各一钱二份。

用水二盅，煎至八分，加无灰酒半盅，再滚二三沸，去滓，热服。药渣如法再煎服。盖被取汗。现代用法：水煎服。

【功效】清热解毒，散结消肿。

【主治】热毒蕴蒸肌肤，致生疔疮痈肿，红肿热痛，或疔疮初起，发热恶寒。

【方解】金银花为君，清热解毒，消散痈肿。紫花地丁、紫背天葵乃治疗疔毒要药，清热凉血，消肿散结为臣。佐以蒲公英、野菊花，两药相配，清热解毒之力甚强。加酒少量以助药势，增强消散疔疮作用。

【专科应用】口腔溃疡，疔疮，多发性疖肿，蜂窝组织炎，盆腔炎，急性乳腺炎，急性扁桃体炎，慢性骨髓炎等。

【宜忌】脾胃虚弱、大便溏薄者慎用。阴疽肿痛者忌用。

五味异功散

【出处】宋《小儿药证直诀》。

【组成与用法】人参（切，去顶）、茯苓（去皮）、白术 、陈皮（锉）、甘草各等份。

上为粗散。每服五钱，水二大盏，加生姜三片、枣二枚，同煎至一盏，去渣，空腹温服。

【功效】健脾理气。

【主治】脾虚气滞证，饮食减少，胸脘痞闷不舒，肠鸣，大便溏薄或呕吐泄泻，舌淡，苔白腻，脉虚。

【方解】人参为君，益气补中。臣以苦温之白术健脾燥湿，陈皮以行气健脾，使中焦气滞得除。茯苓渗湿健脾为佐。炙甘草甘缓和中为使。诸药配伍，补中有行，健脾补胃，中焦气滞得行。

【专科应用】慢性胃炎、功能性消化不良、小儿厌食、腹泻等脾虚气滞者。

【宜忌】无。

【现代研究】陈燕华将60例脾胃气虚型厌食患儿随机均分为治疗组和对照组。治疗组采用异功散加味治疗，对照组采用葡萄糖酸锌口服液治疗。结果治疗组体质量、身高、锌变化情况均优于对照组（$P<0.05$）。结论：异功散加味治疗脾胃气虚型厌食患儿临床疗效较好。[陈燕华. 异功散加味治疗小儿厌食症30例. 河南中医，2015，35(1)：189-190.]

五阴煎

【出处】明《景岳全书》。

【组成与用法】熟地黄五七钱或一两，芍药（炒黄）、山药（炒）各二钱，白扁豆（炒）二三钱，茯苓一钱半，五味子二十粒，人参随宜用，炙甘草、白术（炒）各一二钱。

水二盅，加莲肉（去心）二十粒，煎服。现代用法：水煎服。

【功效】养阴益气，除湿健脾。

【主治】真阴亏损，脾虚失血，或见溏泄未甚者。

【方解】重用熟地黄滋阴生精，以益命门之水；配伍芍药、五味子养阴生津；合用人参、白术、茯苓、甘草，取四君子汤之义益气健脾，体现阳中求阴之意；再佐以山药、莲肉甘淡性平之品滋养脾阴，阴阳并治；白扁豆除湿健脾，助其运化，使全方补而不滞。

【专科应用】炎症性肠病缓解期，功能性便秘属脾阴不足、气虚湿困者；崩漏、胎漏、产后阴虚发热证属脾肾阴虚者。

【宜忌】气机郁滞属实证者慎用；溏泄甚者慎用。

戊己丸

【出处】宋《太平惠民和剂局方》。

【组成与用法】黄连、制吴茱萸、白芍（炒）各五两。

上为末，面糊为丸，如梧桐子大。每服二十丸（6g），浓煎米饮下，空心日三服。现代用法：亦可做汤剂，水煎服。

【功效】疏肝理脾，清热和胃。

【主治】用于肝火犯胃、肝胃不和所致的胃脘灼热疼痛，呕吐吞酸，口苦嘈杂，腹痛泄泻。

【方解】重用苦寒之黄连，一者清泻肝火，肝火得清，自不横逆犯胃；再者，黄连且可清胃火，胃火降则其气自降，标本兼顾，一举两得，对肝火犯胃之呕吐吞酸尤其适宜。白芍和里缓急止痛。少佐辛热吴茱萸，开郁力强，且又能制黄连之苦寒。本方清热与开郁并重，辛开苦降，肝胃同治。

【专科应用】胃食管反流病、消化性溃疡、急性肠炎、腹泻型肠易激综合征、呕吐、痢疾等属肝胃郁热者。

【宜忌】暂不明确。

【现代研究】蔡锐等建立 Hp 感染胃炎小鼠模型，随机分为正常组、模型组、克拉霉素组和戊己丸组，分别灌胃给药克拉霉素、戊己丸，分析胃内菌群数及酶活性。结果模型组中的细菌数、大肠埃希菌数、双歧杆菌数及乳酸菌数较正常组有显著性或极显著性增加（$P<0.05$ 或 $P<0.01$），真菌数与正常组比较差异无统计学意义（$P>0.05$），蛋白酶、纤维素酶和淀粉酶的酶活与正常组比较，差异具有统计学意义（$P<0.05$ 或 $P<0.01$）；克拉霉素治疗组的大肠埃希菌数、真菌数已恢复至正常（$P>$

0.05），但细菌数、双歧杆菌数和乳酸菌数显著性或极显著性减少（$P<0.05$ 或 $P<0.01$），淀粉酶的酶活已恢复至正常水平（$P>0.05$），蛋白酶和纤维素酶的酶活和正常组比较差异具有统计学意义（$P<0.05$ 或 $P<0.01$）；戊己丸治疗组的细菌数和真菌数已恢复至正常（$P>0.05$），大肠埃希菌数、双歧杆菌数和乳酸菌与正常组比较差异有统计学意义（$P<0.01$），淀粉酶的酶活已恢复至正常水平（$P>0.05$），蛋白酶和纤维素酶的酶活与正常组比较差异具有统计学意义（$P<0.05$ 或 $P<0.01$）。结论：戊己丸能显著调节 Hp 感染胃炎小鼠胃内微生物及酶活性。[蔡锐，肖新云，尹抗抗，等. 戊己丸对幽门螺杆菌感染胃炎小鼠胃内微生物及酶的影响. 中国微生态学杂志，2015，27（3）：249－252.]

西黄丸

【出处】清《治疗汇要》。

【组成与用法】牛黄三分，麝香一钱半，乳香、没药（各去油，研极细末）各1两，黄米饭一两。

上药用黄米饭捣烂为丸。忌火烘，晒干。每用陈酒送下三钱。患生上部，临卧时服；患生下部，空腹时服。现代用法：水丸，1次3g；胶囊，1次4～6粒，口服，日两次。

【功效】解毒散痈，化瘀散结。

【主治】痈疽疔毒，瘰疬痰核，流注，癌肿。

【方解】牛黄清热解毒，化痰散结为君药。配辛香走窜之麝香，活血散结，消肿止痛，为臣药。君臣二药合用相得益彰；佐以乳香、没药活血祛瘀，消肿定痛；黄米饭调养胃气，以防诸药寒凉碍胃；以酒送服，用其活血行血以加速药效。

【专科应用】胃肠道肿瘤、淋巴结炎、淋巴结核、恶性肿瘤、乳腺囊性增生、各种痈疽、骨髓炎、全身化脓性疾病等属火郁痰凝、血瘀气滞证者。

【宜忌】孕妇禁用。体虚气弱者慎用。

【现代研究】

1. 赵以梓将92例胃溃疡患者作为研究对象，其中胃单发溃疡69例，多发溃疡23例，溃疡直径0.8～4cm；合并胃石者17例；幽门螺杆菌检出阳性79例。随机分为西米替丁组、西米替丁加犀黄丸组和犀黄丸组，疗程4周。结果单用犀黄丸组及犀黄丸与西米替丁合用组的溃疡愈合率、对幽门螺杆菌的杀灭作用明显高于单纯使用西米替丁组（$P<0.05$）。单用犀黄丸组与犀黄丸合西米替丁组之间无显著差异。[赵以梓. 中成药犀黄丸治疗胃溃疡疗效观察. 武警学，1997（5）：288.]

2. 李殿伟采用犀黄丸口服治疗肛周脓肿10例，以齿状线处凹陷硬结消失为评价标准。结果服药1日，7例发热患者体温降至正常；服药两日，所有患者肛门肿痛明显减轻。肿块4日消失者4例，5日消失者6例。肿痛消失后1个月、3个月、6个月、8个月、12个月分别复查1次，6个月后复查，指诊齿状线处凹陷硬结消失者6例，10个月后消失者3例，12个月后消失者1例。[李殿伟．犀黄丸治疗肛周脓肿10例．山东中医药大学学报，1999（2）：3－5.]

犀角地黄汤

【出处】唐《外台秘要》。

【组成与用法】犀角屑一两，地黄半斤，芍药三分，牡丹皮一两。

上四味切，以水一斗，煮取四升，去滓，温服一升，日二三服。现代用法：作汤剂，水煎服，水牛角镑片先煎，余药后下。

【功效】清热解毒，凉血散瘀。

【主治】热入血分证。身热谵语，斑色紫黑，或吐血、衄血、便血、尿血，舌深绛起刺；或喜忘如狂，或漱水不欲咽，或大便色黑易解。

【方解】苦咸寒之犀角（现用水牛角代）为君，直入血分，凉血清心而解热毒，使热清毒解血宁。臣以甘苦寒之生地黄，清热凉血养阴，既助君药清热凉血，又复已失之阴血。君臣相伍，以清为主，兼以补固。芍药、牡丹皮为佐，清热凉血，活血散瘀，可收化斑之功。

【专科应用】消化道出血、再生障碍性贫血、血小板减少性紫癜、骨髓增生异常综合征、过敏性紫癜、急性白血病等各类血分有热的出血性疾病和血液系统疾病见上述症状者。

【宜忌】脾胃虚弱、阳虚失血者忌用。

锡类散

【出处】清《金匮翼》。

【组成与用法】犀牛黄五厘，青黛（去灰脚，净）六分，珍珠三分，冰片三厘，人指甲五厘（男病用女，女病用男），象牙屑（焙）三分，壁钱（焙，土壁砖上者可用，木板上者不可用）二十个。共为极细末，吹患处。

【功效】消炎解毒，去腐生新。

【主治】烂喉痧，乳蛾，牙疳，口舌腐烂，凡属外淫为患，诸药不效者。

【方解】犀牛黄清心解毒，凉肝开窍，为君药。青黛清肝泻火，凉血解毒；象牙屑清热定惊；珍珠重镇安神、生肌敛疮，为臣药。壁钱炭清热解毒；人指甲去翳消肿；冰片消肿止痛，清热散毒，为佐药。

【专科应用】口腔溃疡，胃溃疡，溃疡性结肠炎，宫颈炎，阴道炎，白塞病，褥疮等疾病。

【宜忌】暂不明确。

【现代研究】侯新颖等将200例溃疡性结肠炎患者随机均分为对照组和观察组。观察组采用锡类散灌肠治疗，对照组未采用锡类散灌肠剂治疗，在结肠镜下观察两组疗效。结果观察组总有效率显著高于对照组（$P<0.05$）。结论：锡类散灌肠用于溃疡性结肠炎治疗效果更佳。[侯新颖，李岩．结肠镜下观察锡类散灌肠治疗溃疡性结肠炎的疗效分析．临床医药文献电子杂志，2020，7（46）：138，140.]

香连丸

【出处】宋《太平惠民和剂局方》。

【组成与用法】黄连二十两，用吴茱萸十两同炒令赤，去吴茱萸不用，木香四两八钱二分。醋糊为丸，梧桐子大，每服二十丸，饭饮吞下。

【功效】清热化湿，行气止痛。

【主治】大肠湿热所致的痢疾，见大便脓血、里急后重、发热腹痛；肠炎、细菌性痢疾。

【方解】黄连苦寒，清热化湿，而解肠中热毒，治湿热成痢之本，与吴茱萸同炒，乃取呆茱萸辛热开郁之力，使气机通达，郁结得散，并制黄连苦寒，清热燥湿而无凉遏之弊。湿热痢疾为湿热壅滞肠中，与气血瘀滞相击而成，故配木香行气导滞，使气行血活，积滞得解，则里急后重自除。

【专科应用】阿米巴痢疾、细菌性痢疾、急性肠炎、过敏性肠炎等属湿热为患者。

【宜忌】孕妇慎用。

【现代研究】张霖采用香连丸联合三联方案治疗幽门螺杆菌相关消化性溃疡。治疗组采用香连丸联合三联方案治疗，对照组采用单纯三联方案治疗，结果治疗组的总有效率为93.75%，高于对照组的87.50%（$P<0.05$）；治疗组的Hp根清除率为89.06%，显著高于对照组的75.00%（$P<0.05$）。结论：香连丸联合三联方案对幽门螺杆菌相关消化性溃疡的治疗效果明显优于三联方案，且安全性高，不良反应发生率低。[张霖．香连丸联合三联方案治疗幽门螺杆菌相关消化性溃疡的临床研究．陕西中医，2015，36（3）：296-297.]

香砂宽中汤

【出处】明《证治准绳·类方》。

【组成与用法】木香（临服时磨水入药15~20mL）、白术、陈皮、香附各一钱半，白豆蔻（去壳）、砂仁、青皮、槟榔、半夏曲、茯苓各一钱，厚朴（姜制）一钱，甘草三分。

【功效】行气消痞。

【主治】气滞胸痞，反胃噎塞，或胃寒作痛。

【方解】方中木香、砂仁理气降逆，共为君药。臣以香附子、陈皮、白豆蔻、青皮、槟榔、厚朴、半夏曲等理气解郁，醒脾燥湿，消导化积，通降胃气。佐以白术、茯苓健脾化湿；使以甘草调和诸药。

【专科应用】慢性胃炎、功能性消化不良、胃肠功能紊乱、腹痛、反流性食管炎等疾病。

【宜忌】阴虚体热者慎用。

香砂理中丸

【出处】明《古今医统大全》。

【组成与用法】人参二两，白术（炒）二两，干姜（炮）二两，甘草（炙）二两，木香半两，砂仁（炒）半两。

上为细末，炼蜜为丸，如胡椒大。每服七十至八十丸，空心白汤送下。

【功效】健脾和胃，温中行气。

【主治】脾胃虚寒证。症见胃脘隐痛，喜温喜按，食少纳差，神疲乏力，大便溏薄。

【方解】木香、砂仁温中行气，化湿和中为君。人参补气健脾；合白术健脾燥湿；干姜温阳散寒，扶阳抑阴，为佐药。使以甘草调和药性。诸药合用，健脾和胃，温中理气。

【专科应用】功能性胃肠病，慢性胃肠炎，胃溃疡，幽门螺杆菌感染等。

【宜忌】孕妇慎用。服药期间忌食生冷、辛辣油腻之物。

【现代研究】王正宽将90例消化性溃疡脾胃虚寒证患者随机均分为观察组和对照组。对照组采用西药四联疗法，观察组在此基础上加用香砂理中汤。结果观察组的临床疗效高于对照组，各项中医证候评分及不良反应发生率均低于对照组（$P<0.05$）。结论：香砂理中汤联合四联疗法治疗消化性溃疡脾胃虚寒证临床疗效较好，有利于改善患者临床症状，安全性高。[王正宽．香砂理中汤合四联疗法治疗消化性溃疡脾胃虚寒证疗效观察．实用中西医结合临床，2019，19（6）：13－14.]

香砂六君子汤

【出处】清《古今名医方论》。

【组成与用法】人参一钱，白术二钱，茯苓二钱，甘草七分，陈皮八分，半夏一钱，砂仁八分，木香七分。

上药加生姜，水煎服。

【功效】益气健脾，行气化痰。

【主治】脾胃气虚，痰饮内生，呕吐痞闷，不思饮食，消瘦倦怠，或气虚肿满。

【方解】本方由六君子汤加木香、砂仁而成。人参益气健脾，补中养胃为君。臣以白术健脾燥湿。佐以茯苓渗湿健脾；陈皮、木香芳香醒脾，理气止痛；半夏化痰祛湿；砂仁健脾和胃，理气散寒。使以甘草调和诸药。全方扶脾治本，理气止痛，兼化痰湿，和胃散寒，标本兼顾。

【专科应用】脾胃气虚之胃炎、十二指肠溃疡、慢性肝炎、支气管扩张、慢性肾小球肾炎氮质血症等疾病。

【宜忌】服药期间忌食生冷、油腻食物。

【现代研究】王纪岗采用香砂六君子汤加味治疗胃溃疡患者60例，与西药（硫糖铝、盐酸雷尼替丁、阿莫西林、甲硝唑）治疗组60例患者对照，疗程为4周。疗效评价以胃镜检查溃疡面愈合、局部没有明显红肿、症状基本消失为治愈标准。结果治疗组总有效率为85.00%，高于对照组的63.33%（$P<0.05$）。两组进行为期半年的随访，结果显示，治疗组复发4例，对照组复发15例。[王纪岗．香砂六君子汤加减治疗活动性胃溃疡疗效观察．中国中医急症，2014，23（4）：763－764.]

香苏散

【出处】宋《太平惠民和剂局方》。

【组成与用法】香附子、紫苏叶各四两，炙甘草一两，陈皮二两。

上为粗末。每服三钱。水一盏，煎至七分，去滓，热服，不拘时候，日三服。若作细末，只服二钱，入盐点服。现代用法：水煎服。

【功效】疏风散寒，理气和中。

【主治】外感风寒内有气滞证。恶寒发热，头痛无汗，胸脘痞闷，不思饮食。

【方解】紫苏叶辛温解表，温中行气为君。香附行气开郁为臣，君臣相合，苏叶得香附之助，调畅气机之功益著；香附借苏叶之升散，则能上行外达以祛邪。佐以陈皮理气燥湿，一则协君臣行气滞以畅气机，二则化湿浊以行津液。甘草健脾和中，调和诸药，是佐药兼使药之用。另紫苏、香附有安胎作用，故妊娠感冒用之颇适合。

【专科应用】慢性胃炎、消化不良、胃肠型感冒属感受风寒兼气机郁滞者。

【宜忌】风寒表实重症非本方所宜。

【现代研究】薛明杰等将160例功能性消化不良（FD）患者随机均分为观察组和对照组。对照组采用常规西药治疗，观察组在此基础上联合香苏散加减。结果治疗1个月后，两组中医证候积分（脘腹胀满、胃脘疼痛、嗳气反酸、纳差、胃中嘈杂、恶心呕吐）均有所降低，但观察组低于对照组（$P<0.05$）；两组MTL、AchE水平及空腹MFC、AC水平均高于治疗前，但观察组上调明显（$P<0.05$）；观察组的总有效率明显高于对照组（P均<0.05）。结论：香苏散加减辨证辅助治疗FD疗效显著，能有效提升患者血浆MTL、AchE水平，促进胃动力，改善患者的临床症状。[薛明杰，孙妍，黄敏．香苏散加减辨证辅治功能性消化不良的疗效及对胃动力的影响观察．四川中医，2020，38（5）：108－111.]

硝菔通结汤

【出处】清《医学衷中参西录》。

【组成与用法】净朴硝四两，鲜莱菔五斤。将莱菔切片，同朴硝和水煮之。初次煮，用莱菔片一斤，水五斤，煮至莱菔烂熟捞出。就其余汤，再入莱菔一斤。如此煮五次，约得浓汁一大碗，顿服之。若不能顿服者，先饮一半，停一点钟，再温饮一半，大便即通。若脉虚甚，不任通下者，加人参数钱，另炖同服。

【功效】软坚润下通便，无伤正之弊。

【主治】虚人、老人之肠梗阻，老年性便秘。

【方解】软坚通结，朴硝之所长也。然其味咸性寒，若遇燥结甚实者，少用之则无效，多用之则咸寒太过，损肺伤肾。唯与莱菔同煎数次，则朴硝之咸味，尽被莱菔提出，莱菔之汁浆，尽与朴硝融化。夫莱菔味甘，性微温，煨熟食之，善治劳嗽短气。取其汁与朴硝同用，其甘温也，可化朴硝之咸寒；其补益也，可缓朴硝之攻破。

【专科应用】肠梗阻，老年性便秘，功能性便秘，便秘型肠易激综合征。

【现代研究】李秀军等运用加味硝菔通结汤治疗老年性便秘 30 例，莱菔子 300g，芒硝 7g，白术 100g，芦荟 20g。莱菔与芒硝加水煎 3 次，使芒硝充分浸入莱菔子，取液再入白术煮，取液再入芦荟煎，分早晚两次服。气虚重加党参 15g，黄芪 30g；阴虚重加生地黄 20g，白芍 15g；血虚重加当归 15g，何首乌 10g，白芍 15g，生地黄 20g。结果治愈率为 90.00%，显效为 10.00%。[李秀军，吕凤英．加味硝菔通结汤治疗老年性便秘 30 例．吉林中医药，2001（5）：26－27.]

消瘰丸

【出处】清《医学心悟》。

【组成与用法】玄参（蒸）、牡蛎（煅，醋研）、贝母（去心，蒸）各四两。

共为末，炼蜜为丸，每服三钱，开水下，日二服。现代用法：水煎服或制丸口服。

【功效】清热化痰，软坚散结。

【主治】肝肾阴亏、痰火结聚所致的瘰疬、痰核、瘿瘤。颈部结块或如串珠，咽干。

【方解】玄参苦咸而寒，清热滋阴，凉血散结；牡蛎咸平微寒，软坚散结；加微寒之贝母，清热化痰，消瘰散结。三药合用，消痰核瘰疬，滋阴降火，使阴复热除，痰化结散。

【专科应用】消化性溃疡、急性淋巴结炎、淋巴结核、甲状腺炎、单纯性甲状腺肿、甲状腺功能亢进等属阴亏燥热痰结者。

【宜忌】无。

逍遥散

【出处】宋《太平惠民和剂局方》。

【组成与用法】甘草（微炙赤）半两，当归（去苗，锉，微炒）、茯苓（去皮，白者)、芍药(白者)、白术、柴胡(去苗)各一两。

上为粗末。每服二钱,水一大盏,加烧生姜一块切破、薄荷少许,同煎至七分,去渣,热服,不拘时候。现代用法:加生姜三片、薄荷6g,水煎服。

【功效】疏肝解郁,养血健脾。

【主治】肝郁血虚脾弱证。两胁作痛,头痛目眩,口燥咽干,神疲食少,或往来寒热,或月经不调,乳房胀痛。

【方解】柴胡疏肝解郁,使肝郁得以条达,为君药。当归甘辛苦温,养血和血;白芍酸苦微寒,养血敛阴,柔肝缓急,共为臣药。白术、茯苓健脾祛湿,使运化有权,气血有源;炙甘草益气补中,缓肝之急,为佐药。薄荷少许,疏散郁遏之气,透达肝经郁热;烧生姜温胃和中,为使药。诸药合用,肝气得疏,肝血得养,脾虚得补,肝脾同调,气血兼顾。

【专科应用】慢性肝炎、肝硬化、更年期综合征、经前期紧张症、盆腔炎等证属肝郁血虚脾弱者。

【宜忌】阴虚阳亢者慎用。

小半夏汤

【出处】汉《金匮要略》。

【组成与用法】半夏一升,生姜半斤。

上二味,以水七升,煮取一升半,分温再服。

【功效】消痰化饮,和胃降逆。

【主治】痰饮,呕吐,胸痞痰多,苔腻不渴。

【方解】半夏祛痰降逆力强,用于治疗痰饮呕吐,效果颇佳。佐生姜以温胃化饮,降逆止呕,不仅能够增强祛痰降逆之功,又能制半夏毒性。

【专科应用】胃炎,胆囊炎,胰腺炎,溃疡病并发幽门梗阻,消化不良,顽固性呃逆,癌症化疗后呕吐。

【现代研究】冷静等将100例胃癌化疗性恶心呕吐患者随机均分为对照组和观察组。两组均在化疗前予盐酸托烷司琼静脉滴注,观察组在此基础上服用小半夏汤。结果观察组恶心控制有效率为70.00%,高于对照组的26.00%($P<0.05$)。观察组呕吐控制有效率为46.00%,高于对照组的16.00%($P<0.05$)。化疗依从率观察组为30.00%,对照组为38.00%,两组比较差异无统计学意义($P>0.05$)。副反应发生率观察组为4.00%,对照组为6.00%,两组比较差异无统计学意义($P>0.05$)。结论:小半夏汤对胃癌化疗性恶心呕吐患者有较好的防治效果,可明显改善患者的不良症状。[冷静,李慧.小半夏汤治疗胃癌化疗性恶心呕吐50例.西部中医药,2020,33(10):105-107.]

小柴胡汤

【出处】汉《伤寒论》。

【组成与用法】柴胡半斤，黄芩三两，人参三两，甘草三两，半夏（炙）半升，生姜（洗）三两，大枣（擘）十二枚。

上七味，以水一斗二升，煮取六升，去滓，再煎，取三升，温服一升，日三服。

【功效】和解少阳。

【主治】伤寒少阳证，症见往来寒热，胸胁苦满，默默不欲饮食，心烦喜呕，口苦，咽干，目眩。热入血室证，症见妇人伤寒，经水适断，寒热发作有时。黄疸、疟疾及内伤杂病而见少阳证者。

【方解】柴胡是和解少阳之要药，可舒畅气机，升发阳气，透邪达表，解除郁热，为君药。黄芩苦寒，善清少阳相火，有清肺胃肝胆之功，配合柴胡，一散一清，共解少阳之邪。半夏和胃降逆，散结消痞，为佐药，助君臣药攻邪之用。人参、甘草为佐，生姜、大枣为使，益胃气，生津液，和营卫，既扶正以助祛邪，又实里而防邪入。此方既有柴胡疏散半表之邪，又有黄芩清泄里热，姜、夏燥湿行津，是表里同治；既有柴胡、黄芩之凉以清解气郁所化之热，又有半夏、生姜之温以辛燥津凝之湿，是寒温共用；既有柴、芩、姜、夏等药祛邪，又有人参、草、枣等药扶其正，是扶正祛邪；既有柴胡升发清阳，又有姜、夏降泄浊阴，是升清降浊；既有柴、芩、姜、夏调其津气，又有甘草、大枣缓和膜络，是膜络津气同治。

【专科应用】胆汁反流性胃炎、慢性胃炎、反流性食管炎、功能性消化不良、胃溃疡、急性胰腺炎、慢性肝炎、肝硬化、急慢性胆囊炎、胆结石等属邪居少阳、胆胃不和者。

【宜忌】柴胡升散，芩、夏性燥，阴虚血少者禁用。

【现代研究】胡于琴将114例慢性胃炎患者根据治疗方法不同分为对照组和观察组。对照组采用奥美拉唑治疗，观察组采用奥美拉唑联合小柴胡汤加减治疗。结果治疗前两组胃镜检查充血水肿、糜烂、黏膜白相、颗粒增生发生率比较无统计学差异（$P>0.05$）；治疗后观察组的各项症状发生率均低于对照组（$P<0.05$），观察组的血清EGF水平高于对照组，血清Bcl－2、CRP和胃黏膜COX－2、P－P65表达水平均低于对照组（$P<0.05$）。结论：小柴胡汤加减联合奥美拉唑治疗慢性胃炎疗效显著，可改善血清EGF、Bcl－2和胃黏膜COX－2表达水平，提高患者的生活质量。［胡于琴．小柴胡汤加减联合奥美拉唑对慢性胃炎具有治疗增效作用．基因组学与应用生物学，2019，38（3）：1368－1374.］

小承气汤

【出处】汉《伤寒论》。

【组成与用法】大黄（酒洗）四两，厚朴（去皮，炙）二两，枳实（大者，炙）三枚。

上三味，以水四升，煮取一升二合，去滓，分温二服。初服汤，当更衣，不尔者，尽饮之；若更衣者，勿服之。

【功效】轻下热结。

【主治】阳明热结轻证。大便不通，潮热谵语，脘腹痞满；或热积肠胃之痢疾初起，腹中胀痛，里急后重者。

【方解】小承气汤泄热通便，行气除满。本方即大承气汤去芒硝，减少枳实、厚朴用量组成。大黄苦寒，泄热祛实；厚朴苦辛温，行气除满；枳实苦微寒，理气破结消痞。本方剂量小，通腑攻下之力较大承气汤和缓，故称为小承气汤，亦有缓下剂之称。

【专科应用】肠梗阻，胃瘫综合征，术后胃肠功能紊乱，便秘，脱肛，病毒性肝炎，小儿胆管蛔虫症，小儿急性胃肠炎，流行性乙型脑炎，呼吸衰竭等。

【宜忌】脉微涩者忌之；腹胀满痛、喜温喜压者忌之。

【现代研究】丁玎等将78例术后早期炎性肠梗阻患者随机均分为两组。对照组予以西医常规治疗，治疗组在此基础上予小承气汤治疗，连续治疗7天，观察疗效、血浆炎性反应改善（CRP、TNF－α及IL－6）及胃肠道功能恢复（肠鸣音恢复正常时间、首次肛门排气时间、首次排便时间）等情况。结果治疗组总有效率为89.7%，高于对照组的69.2%（$P<0.05$）；治疗组胃肠功能各指标恢复情况均优于对照组（$P<0.05$）；治疗组患者血浆TNF－α、CRP均低于对照组（$P<0.05$）。结论：小承气汤治疗术后早期炎性肠梗阻有显著临床疗效，可有效控制机体术后炎性反应，促进患者胃肠功能恢复。[丁玎，宋怡，黄凤敏，等．小承气汤治疗术后早期炎性肠梗阻的疗效观察．中医药导报，2016，22（4）：80－82.]

小建中汤

【出处】汉《伤寒论》。

【组成与用法】桂枝（去皮）三两，甘草（炙）二两，大枣十二枚，芍药六两，生姜（切片）三两，胶饴一升。

上六味，以水七升，煮取三升，去滓，内饴，更上微火消解。温服一升，日三服。现代用法：水煎取汁，兑入饴糖，文火加热溶化，分两次温服。

【功效】温中补虚，和里缓急。

【主治】中焦虚寒，肝脾不和证。症见脘腹拘急疼痛、时发时止、喜温喜按，倦怠乏力，虚怯少气；或心中悸动不安，面色无华，虚烦不宁；或见手足烦热，咽干口燥。

【方解】重用甘温质润入脾之饴糖，既能温中补虚，又有缓急止痛之功，一药而两善其功，故为君药。臣以辛温之桂枝温阳祛寒。饴糖与桂枝相伍，辛甘化阳，补中益气。臣以入肝经之白芍，作用有三：一者酸苦养营阴，可补营血之亏虚；二者柔肝缓急止痛，与饴糖相配，酸甘化阴，缓拘急腹痛；三者与桂枝相伍，养阴和营，调和阴阳。佐以生姜，辛温散寒；大枣甘平，补脾益气。炙甘草益气补中，缓急止痛，又可调和诸药，用为佐使之药。

【专科应用】 消化性溃疡、慢性胃炎、慢性肝炎、神经衰弱、失眠、再生障碍性贫血、功能性发热等属中焦虚寒、肝脾不和者。

【宜忌】 呕吐或中满者不宜使用。阴虚火旺之胃脘疼痛忌用。

【现代研究】 吴博文等选取中国生物医学文献数据库（CBM）、中国学术期刊全文数据库（CNKI）、维普中文科技期刊全文数据库（VIP）、万方数据知识服务平台（WF）、PubMed、EMbase 及 the Cochrane Library，共纳入 12 篇文献，包含 1162 例患者，试验组 606 例，对照组 556 例。Meta 分析结果显示，小建中汤治疗消化性溃疡在临床有效率、中医证候疗效、降低复发率、减少不良事件等方面均优于西医常规治疗（$P<0.00001$）。结论：小建中汤治疗消化性溃疡，在临床有效率、中医证候疗效、降低复发率方面均有较佳的有效性，且更为安全。[吴博文，庞稳泰，宋俊生．小建中汤治疗消化性溃疡随机对照试验的系统评价．中国中医急症，2019，28（12）：2072－2076.]

小金丹

【出处】 清《外科证治全生集》。

【组成与用法】 白胶香、草乌、五灵脂、地龙、木鳖各一两五钱，没药、归身、乳香各七钱五分，麝香三钱，墨炭一钱二分。以糯米粉一两二钱，为厚糊，和入诸末，捣千捶，为丸如芡实大。此一料，约为二百五十丸，晒干忌烘，固藏，临用取一丸，布包放平石上，隔布敲细入杯内，取好酒几匙浸药。用小杯合盖，约浸一二时，以银物加研，热陈酒送服，醉盖取汗。

【功效】 化痰除湿，祛瘀通络。

【主治】 寒湿痰瘀所致的流注、痰核、瘰疬、乳岩、横痃、贴骨疽等，初起肤色不变、肿硬作痛者。

【方解】 木鳖子祛风除湿，解散痰毒；草乌温经止痛，祛风除湿，与木鳖子相配，解散寒凝结肿之力益彰；五灵脂、地龙、麝香、乳香、没药、白胶香活血定痛，调气散痈；当归活血补血，破瘀而不伤正；陈墨色黑入血，消肿化痰。上药合而成方，有温通祛瘀、化痰散结、祛风除湿之功。

【专科应用】 胃癌，肝癌，胰腺癌，肺癌，脑肿瘤，骨肿瘤，甲状腺瘤，淋巴瘤，肿瘤型肺门淋巴结核，乳腺增生，慢性盆腔炎，慢性淋巴细胞白血病，慢性粒细胞白血病，胸腹腔炎性包块和脓肿，肢端肥大症，急性颌下腺炎，慢性肝炎，前列腺肥大，聚合型痤疮，肱骨外上髁炎等。

【宜忌】 此方较阳和汤药力峻猛，唯体实者相宜，正虚者不可用。孕妇忌用。

小陷胸汤

【出处】汉《伤寒论》。

【组成与用法】黄连一两，半夏（洗）半升，瓜蒌实（大者）一枚。

上三味，以水六升，先煮瓜蒌，取三升，去滓，内诸药，煮取二升，去滓，分温三服。现代用法：水煎服。

【功效】清热涤痰，宽胸散结。

【主治】痰热互结证。心下痞满，按之疼痛，或咳吐黄痰，胸脘烦热。

【方解】瓜蒌实甘寒滑润，清热涤痰，宽胸散结，为君药。黄连味苦性寒，泄热降火，清心除烦；半夏苦辛温燥，化痰降逆，开结消痞。半夏与黄连并用，辛开苦降，通畅气机，共为臣药。

【专科应用】急性支气管炎、胸膜炎、心绞痛、急性胃炎、慢性胃炎、胰腺炎、肋间神经痛等属痰热内结者。

【宜忌】湿痰或寒痰及中虚痞满者不宜。

泻黄散

【出处】宋《小儿药证直诀》。

【组成与用法】藿香叶七钱，山栀子仁一钱，石膏五钱，甘草三钱，防风（去芦，切焙）四两。

上药锉，同蜜、酒微炒香，为细末，每服一至二钱。水一盏，煎至五分，温服轻汁，无时。现代用法：水煎服。

【功效】泻脾胃伏火。

【主治】脾胃伏火证。目疮口臭，烦渴易饥，口燥唇干，脾热弄舌等。

【方解】石膏、山栀泻脾胃积热为君。防风疏散脾经伏火为臣。藿香叶芳香醒脾为佐。甘草泻火和中为使。

【专科应用】复发性口腔溃疡、疱疹性咽峡炎、过敏性紫癜等属脾胃伏火者。

【宜忌】胃阴虚有热者禁用；小儿先天不足、大脑发育不全、舌色淡白而弄舌者禁用。

【现代研究】宦万英将60例复发性口腔溃疡患者随机均分为对照组和观察组。对照组采用维生素C和维生素B_2治疗，观察组采用加味泻黄散。结果观察组的总有效率为96.67%，明显高于对照组的80.00%（$P<0.05$）。结论：复发性口腔溃疡采用加味泻黄散治疗，效果明显优于使用维生素C和维生素B_2治疗，且具有安全、无明显不良反应的优点。[宦万英．加味泻黄散治疗复发性口腔溃疡的临床研究．基层医学论坛，2015，19（6）：767－768.]

泻心汤

【出处】汉《金匮要略》。

【组成与用法】大黄二两，黄连、黄芩各一两。

上以水三升，煮取一升，顿服之。

【功效】泻火解毒，燥湿泄热。

【主治】邪火内炽，迫血妄行之吐血衄血，便秘溲赤；三焦积热之眼目赤肿，口舌生疮，外证疮疡，心胸烦闷，大便秘结；湿热黄疸，胸中烦热痞满。

【方解】黄连、黄芩苦寒，泻心火，清邪热，除邪以安正；尤妙在大黄之苦寒通降以止其血，使血止而不留瘀，为治疗火热旺盛，迫血妄行，而致吐血、衄血之良方。

【专科应用】肺炎，细菌性痢疾，疮痈肿毒，肺结核及支气管扩张咯血，胃肠道出血，胰腺炎，口腔溃疡等。

【宜忌】凡阳虚失血、脾不统血，忌用本方。

【现代研究】罗满芳等运用三黄泻心汤治疗十二指肠溃疡引起的上消化道出血患者189 例，辨证为胃热伤络证，症见心烦、面红、口干苦、出血鲜红。以服用三黄泻心汤1 周内临床判断出血停止为有效标准，结果总有效率为 84.7%。[苗婷婷．三黄泻心汤研究进展．湖南中医杂志，2016，32（3）：190－192.]

新定吴茱萸汤

【出处】清《金匮翼》。

【组成与用法】人参一钱，吴茱萸（泡淡）三分，川连六分，茯苓二钱，半夏一钱半，宣木瓜七分。

上药作一服，加生姜煎服。现代用法：水煎服。

【功效】行气止痛，降逆和胃。

【主治】肝气犯胃证。症见胃脘胀痛连及两肋，每因情志不遂而加重，喜太息，食少纳减，嗳气吞酸，呕吐。

【方解】辛热之吴茱萸为君，泡淡其大热之性减，疏肝解郁，辛直入肝胃，和胃降逆。臣以苦寒之川连泻火，川连与吴茱萸配伍，共奏清肝泻火、降逆止呕、制酸止痛之功，又能制约黄连之过于寒凉，二味配合，一清一温，苦降辛开。半夏辛温，燥湿化痰，降逆和胃；茯苓甘淡渗湿健脾，以助半夏化痰；木瓜酸温，入肝、脾经，和胃化湿，增强止呕之功；人参益气健脾，养胃生津，既扶中气之虚，又顾津液之伤，共为佐药。使以生姜辛温散结，和胃止呕，且制半夏之毒。

【专科应用】急性或慢性胃炎、消化性溃疡、功能性消化不良、胃食管反流病、胰腺炎等属肝气犯胃证者。

【宜忌】本方不宜久服，脾胃虚弱者慎用。

新加香薷饮

【出处】清《温病条辨》。

【组成与用法】香薷二钱，金银花三钱，鲜扁豆花三钱，厚朴二钱，连翘二钱。

上药为细末，每服二钱。水一盏，煎至七分，通口服，不拘时候；入盐少许，白汤点亦得。现代用法：上以水五杯，煮取两杯，先服一杯，得汗止后服，不汗再服，服尽不汗，再作服。

【功效】祛暑解表，清热化湿。

【主治】手太阴暑温，形如伤寒，右脉洪大，左脉反小，面赤口渴，但汗不出者。

【方解】香薷芳香质轻，辛温发散，既能外散肺卫闭郁之寒，又能内化水液停滞之湿，为夏月解表祛暑要药，用为君药。暑湿内郁，法当涤暑化湿，故以鲜扁豆花芳香微寒，散邪解暑而不伤津液，且可健脾和胃，清热化湿；连翘、金银花辛凉解散，以清上焦之暑热，三药辛凉宣散，清透暑热，共为臣药。厚朴苦辛性温，燥湿化滞，行气消闷，助香薷理气化湿，用为佐药。

【专科应用】空调病见食欲不振、急性胃肠炎、细菌性痢疾等属暑湿兼寒者。

【宜忌】汗自出者不可用；用后汗出，勿再服，以免过汗伤阴。使用本方，一般不宜热饮。本方药物多含挥发性成分，不宜久煎。

芎归六君子汤

【出处】清《医方集解》。

【组成与用法】当归、川芎、人参、白术、茯苓、甘草、橘皮、半夏。

上药加生姜少许，水煎服。

【功效】健脾化痰，和血调经。

【主治】妇人体肥气虚，痰滞经络，经水后期，其来涩少。

【方解】此足太阴、厥阴药也。二陈治其痰滞；参、术补其气虚，气行则痰行；芎、归活其经血。

【专科应用】慢性胃炎、恶心、呕吐、心肌梗死、冠心病、慢性阻塞性肺疾病等。

【宜忌】无。

旋覆代赭汤

【出处】汉《伤寒论》。

【组成与用法】旋覆花、甘草各三两，半夏半升，代赭石一两，人参二两，生姜五两，大枣十二枚。

上药以水一斗，煮取六升，去滓再煎，取三升，温服一升，日三服。现代用法：水煎服。

【功效】降逆化痰，益气和胃。

【主治】胃虚痰气逆阻证。胃脘痞闷或胀满，按之不痛，频频嗳气；或纳差，呃逆，恶心，甚或呕吐。

【方解】旋覆花性主降，功专下气消痰，降气止噫，为治痰阻气逆之要药，重用为君药。代赭石质重而沉降，善镇冲逆，与君相伍，降逆下气化痰，为臣药。半夏祛痰散结，降逆和胃；生姜用量独重，一为和胃降逆止呕增效，二为宣散水气祛痰助力；人参、炙甘草、大枣健脾益胃，以复中虚，扶助已伤之中气，共为佐药。甘草又能调和诸药，兼使药之用。

【专科应用】慢性胃炎、胃神经官能症、胃扩张、胃及十二指肠溃疡、幽门不完全性梗阻、神经性呃逆、膈肌痉挛等属胃虚痰阻者。

【宜忌】阴虚劳嗽、风热燥咳者不宜使用本方。因代赭石性寒沉降，有碍胃气，中焦虚寒者不宜重用。

【现代研究】陈丽娟等将 92 例功能性消化不良患者随机均分为观察组和对照组。对照组采用多潘立酮口服治疗，观察组采用多潘立酮联合旋覆代赭汤治疗。结果观察组的总有效率为 97.83%，高于对照组的 84.78%（$P<0.05$）。观察组的临床症状各项评分结果均优于对照组（$P<0.05$）。结论：采用旋覆代赭汤治疗功能性消化不良患者，效果确切，可显著促进胃肠激素水平恢复，有助于改善疾病相关症状及体征，安全性较好，有助于预后。[陈丽娟，王向群，余杨桦，等．旋覆代赭汤治疗功能性消化不良及对胃肠激素影响的临床观察．中华中医药学刊，2019，37（2）：417－420.]

血府逐瘀汤

【出处】清《医林改错》。

【组成与用法】当归、生地黄各三钱，桃仁四钱，红花三钱，枳壳、赤芍各二钱，柴胡一钱，甘草一钱，桔梗一钱半，川芎一钱半，牛膝三钱。水煎服。

【功效】活血祛瘀，行气止痛。

【主治】胸中血瘀证。胸痛、头痛日久不愈，痛如针刺而有定处，或呃逆日久不止，或饮水即呛，干呕，或内热烦闷，或心悸失眠，烦躁易怒，或入暮潮热，唇暗或两目暗黑。

【方解】桃仁破血行滞而润燥，红花活血化瘀以止痛，共为君药。赤芍、川芎助君药活血化瘀；牛膝长于祛瘀通脉，引瘀血下行，共为臣药。当归养血活血，祛瘀生新；生地黄凉血清热除瘀热，与当归合用，祛瘀不伤正；枳壳疏畅胸中气滞；桔梗宣肺利气，与枳壳配伍，一升一降，宽胸行气，使气行血行；柴胡疏肝理气，升达清阳，与桔梗、枳壳同用，尤善理气行滞，使气行则血行，共为佐药。甘草调和诸药，为使药。

【专科应用】慢性胃炎、慢性肠炎、胃肠功能紊乱、头痛、偏头痛、三叉神经痛、神经衰弱综合征、脑外伤后遗症、脑水肿、脑血管病、癫痫、脑囊虫、脑积水、脑动脉硬化、眩晕、麻痹震颤、精神分裂症、冠心病、心绞痛、肺源性心脏病、风湿性心脏病、无脉症、血栓性静脉炎等血瘀气滞者。

【宜忌】因活血祛瘀药较多，故孕妇禁用。

【现代研究】张静等将80例Hp阳性慢性萎缩性胃炎患者随机均分为研究组和对照组。对照组采用四联疗法治疗，研究组采用血府逐瘀汤联合四联疗法治疗。结果研究组Hp转阴率为85.00%，明显高于对照组的62.5%（$P<0.05$）；研究组患者临床证候积分及胃黏膜萎缩、肠化病理积分均明显低于对照组（$P<0.05$）。结论：采用血府逐瘀汤联合四联疗法治疗Hp阳性慢性萎缩性胃炎的效果显著优于单用四联疗法，可有效改善病变程度和临床症状，无明显不良反应产生。[张静，阎晓悦，刘永，等．血府逐瘀汤联合四联疗法治疗Hp阳性慢性萎缩性胃炎的临床观察．现代生物医学进展，2019，19（14）：2751－2754.]

阳和汤

【出处】清《外科证治全生集》。

【组成与用法】熟地黄一两，麻黄五分，鹿角胶三钱，白芥子（炒研）二钱，肉桂（去皮，研粉）一钱，生甘草一钱，炮姜炭五分。水煎服。

【功效】温阳补血，散寒通滞。

【主治】阴疽。如贴骨疽、脱疽、流注、痰核、鹤膝风等，见漫肿无头，皮色不变，酸痛无热，口中不渴。

【方解】重用熟地黄，温补营血，填精补髓；鹿角胶温肾阳，益精血，二药合用，温阳补血，共为君药。肉桂、姜炭温阳散寒，温通血脉，为臣药。白芥子辛温，可达皮里膜外，温化寒痰，通络散结；少量麻黄辛温达表，宣通毛窍，开肌腠理，散寒凝，合为佐药。鹿角胶、熟地黄得姜、桂、芥、麻之宣通，则补而不滞；麻、芥、姜、桂得熟地黄、鹿角胶之滋补，则温散而不伤正。生甘草为使药，解毒并调和诸药。本方养血补虚，温阳祛寒，祛痰通滞，可使阳虚得补，营血得充，寒凝痰滞得除。

【专科运用】类风湿关节炎、强直性脊柱炎、膝骨关节炎、慢性支气管炎、寒性哮喘、溃疡性结肠炎、胃溃疡、慢性心律失常、脑梗死、痛经、荨麻疹、系统性硬皮病、血栓闭塞性脉管炎等阳虚寒凝、痰湿阻滞者。

【宜忌】凡阳证疮疡红肿热痛者，或阴虚有热，或疽已破溃者皆不宜。

一贯煎

【出处】清《续名医类案》。

【组成与用法】北沙参三钱，麦冬三钱，当归三钱，生地黄一两，枸杞子四钱，川楝子二钱。水煎，去渣温服。

【功效】滋养肝肾，疏肝理气。

【主治】肝肾阴虚、肝气不疏所致胸脘胁痛、吞酸吐苦、咽干口燥。

【方解】生地黄滋养肝肾，为主药；辅以北沙参、麦冬、枸杞子滋阴养肝，加强养阴作用；佐以当归养血和肝；使以川楝子疏肝泄热，使肝气调畅，郁热可除。

【专科应用】慢性肝炎、早期肝硬化、化疗后肝损伤、慢性萎缩胃炎、更年期综合征等属阴虚气滞者。

【宜忌】兼有停痰积饮者禁用。

【现代研究】杨迎霞等选取32例虚火上炎型复发性口腔溃疡患者为研究对象，予一贯煎加乌梅加减治疗。药物组成：生地黄15g，北沙参10g，麦冬10g，当归10g，枸杞子6g，川楝子10g，乌梅9g。伴腹泻，加肉桂3g，怀牛膝15g；瘀滞，加桃仁10g，红花10g，丝瓜络9g；心烦不寐，加酸枣仁15g，莲子心3g。日1剂，水煎取汁300mL，分早晚两次温服，儿童剂量酌减。结果治愈率为65.63%，总有效率为96.87%。[杨迎霞，康雷．一贯煎加乌梅治疗虚火上炎型复发性口腔溃疡32例临床观察．河北中医，2015，37（10）：1530－1531.]

一阴煎

【出处】明《景岳全书》。

【组成与用法】生地黄、芍药、麦冬、丹参、牛膝各二钱，熟地黄三钱，甘草一钱。水煎，空腹时服。

【功效】滋阴清热，润肺止咳，止血。

【主治】阴虚发热，吐血衄血；或疟疾、伤寒屡汗之后，取汗既多，阴亏津伤，烦渴不止，潮热不退。

【方解】熟地黄、生地黄同用，重在壮水滋阴，水充则虚火自灭；麦冬甘寒养阴，增强二地滋阴之力，并除胸膈烦热；牛膝滋补肝肾，引诸药下行入肾；芍药、丹参养血除热；甘草甘缓和中，并有清热解毒之功。

【专科应用】老年便秘、慢性胃炎、排卵期出血、功能性子宫出血、月经稀发、闭经等属水亏火胜者。

【宜忌】脾胃虚寒、大便溏稀者不宜服。

益胃汤

【出处】清《温病条辨》。

【组成与用法】沙参三钱，麦冬五钱，冰糖一钱，生地黄五钱，玉竹（炒香）一钱五分。

上以水五杯，煮取二杯，分三次服，渣再煮一杯服。现代用法：水煎服。

【功效】养阴益胃。

【主治】脾胃阴虚证，症见胃脘隐隐作痛，或饥不欲食，口干舌燥，或大便干结，小便短赤。

【方解】 沙参、玉竹滋养脾胃之阴，清热润燥，共为君药。阴津不足，以麦冬、生地黄滋胃阴，清虚热，共为臣药。冰糖滋阴生津，兼以益气，为佐使药。

【专科应用】 慢性肠胃炎、慢性肝炎、慢性支气管炎、心肌炎、慢性肾炎等属脾胃阴虚者。

【宜忌】 脾胃湿热证者慎用。

【现代研究】 马睿以50例胃阴亏虚型慢性萎缩性胃炎患者为研究对象，所有患者均行益胃汤加减治疗。结果有效率为92.00%，胃镜病理治疗有效率为84.00%，中医证候积分为（5.6±0.8）分，显著低于治疗前的（21.5±4.9）分（$P<0.05$）。结论：益胃汤加减治疗胃阴亏虚型慢性萎缩性胃炎可有效改善患者的中医症状及胃黏膜萎缩病变，效果确切。[马睿．益胃汤加减治疗胃阴亏虚型慢性萎缩性胃炎机理探析．中医临床研究，2018，10（34）：82－84.]

薏苡附子败酱散

【出处】 汉《金匮要略》。

【组成与用法】 薏苡仁十分，附子二分，败酱草五分。

上三味杵为散，取方寸匕，以水二升，煎减半，顿服。

【功效】 排脓消肿。

【主治】 肠痈内已成脓，身无热，右少腹急结不舒，按之有物如肿块、柔软，肌肤甲错。

【方解】 重用薏苡仁排脓消痈，祛湿利肠；败酱解毒，破瘀排脓；轻用附子辛热散结，并振奋阳气。诸药合用，利湿排脓，破血消肿。

【专科应用】 符合上述病机的阑尾炎、结肠溃疡、慢性盆腔炎、卵巢囊肿、输卵管积液、外伤血肿等多种化脓性疾病。

【宜忌】 气机郁滞属实证者慎用。

薏苡仁汤

【出处】 清《类证治裁》。

【组成与用法】 薏苡仁、当归、川芎、生姜、桂枝、羌活、独活、防风、苍术、甘草、川乌、麻黄。注：原书未著用量。水煎服。

【功效】 祛风除湿，散寒通络。

【主治】 湿痹，关节疼痛重着、痛有定处，手足沉重，或麻木不仁。

【方解】 薏苡仁、苍术健脾渗湿；配防风、羌活、独活祛风胜湿；川乌、麻黄、桂枝、生姜温经散寒，除湿止痛，通络搜风；当归、川芎辛散温通，养血活血兼以行气，有“治风先治血，血行风自灭”之意；甘草健脾和中。本方以散寒除湿、温经止痛为主，佐以健脾之品。诸药合用，祛风，散寒，除湿。

【专科应用】炎症性肠病、风湿性关节炎、类风湿关节炎、纤维肌痛证、痛风性关节炎、慢性滑膜炎、腰椎间盘突出症等。

【宜忌】局部红肿、舌苔黄腻，甚有发热者忌服。

茵陈蒿汤

【出处】汉《伤寒论》。

【组成与用法】茵陈六两，栀子（劈）十四枚，大黄（去皮）二两。

上三味，以水 1.2 升，先煮茵陈，减 600mL，纳后两味，煮取 300mL，去滓，分三服。

【功效】清热利湿退黄。

【主治】湿热黄疸，一身面目俱黄、色鲜明如橘子，腹微满，口中渴，小便不利。

【方解】重用茵陈为君药，清热利湿退黄，为治疗湿热黄疸要药。臣以栀子清利三焦，使湿热之邪从小便而出；大黄泄热通便，使湿热之邪随大便而下。三药合用，利湿与泄热相伍，使二便通利，前后分消，湿热得行，郁热得下，则黄疸自退。

【专科应用】急性黄疸型肝炎、胆囊炎、胆石症、钩端螺旋体病等引起的黄疸，属湿热内蕴者。

【宜忌】本方药性寒凉，寒湿黄疸（阴黄）不宜使用。

【现代研究】刘海艳将 80 例肝胆湿热型慢性乙型肝炎患者随机均分为试验组和对照组。对照组采取常规西医治疗，试验组在此基础上采用茵陈蒿汤进行治疗。结果试验组总有效率为 87.5%，高于对照组的 75.00%（$P<0.05$）。结论：对肝胆湿热型慢性乙型肝炎患者使用茵陈蒿汤治疗，可明显提高临床有效率，提高患者的生活质量。[刘海艳．茵陈蒿汤治疗肝胆湿热型慢性乙型肝炎的临床观察．光明中医，2018，33(18)：2698－2699.]

茵陈五苓散

【出处】汉《金匮要略》。

【组成与用法】茵陈五两三钱，泽泻一两，猪苓三钱，茯苓三钱，白术三钱，桂心二钱。

上药共研细末。每次二钱，空腹时用米饮送服，1 日 3 次。

【功效】清热利水退黄。

【主治】湿热黄疸，湿重于热，身目俱黄，小便不利，头重身困，胸脘痞满，口淡不渴，或便溏腹胀。

【方解】茵陈苦泄下降，功专清热利湿退黄；泽泻利水渗湿；茯苓、猪苓助泽泻利水渗湿；白术补气健脾以运化水湿，合茯苓既可彰健脾制水之效，又可奏输津四布之功；佐以桂心，除水湿之力增强。

【专科应用】新生儿黄疸、急性甲型肝炎、痛风关节炎等病证，以及肝硬化腹水、高脂血症、药物性肝病、糖尿病、湿疹、甲状腺功能亢进等证属湿热内蕴病证。

【现代研究】阳航将100例非酒精性脂肪肝患者随机均分为观察组和对照组。观察组采用茵陈五苓散治疗，对照组采用口服脂必妥治疗，均治疗两个月，比较两组的临床效果及治疗前后肝功能指标变化。结果观察组的总有效率为88.00%，明显高于对照组的56.00%（$P<0.01$）；观察组的γ-转肽酶（γ-GT）、碱性磷酸酶（ALP）、谷草转氨酶（AST）、谷丙转氨酶（ALT）等肝功能各项指标均明显优于对照组（$P<0.01$）。而两组治疗前以上各观察指标均无统计学意义（$P>0.05$）。结论：采用茵陈五苓散治疗非酒精性脂肪肝效果确切，可明显改善患者的肝功能。[阳航．茵陈五苓散治疗非酒精性脂肪肝的临床研究．中外医学研究，2015，13（5）：39-40.]

银翘散

【出处】清《温病条辨》。

【组成与用法】连翘一两，金银花一两，苦桔梗六钱，薄荷六钱，竹叶四钱，生甘草五钱，荆芥穗四钱，淡豆豉五钱，牛蒡子六钱。

上杵为散，每服六钱，鲜苇根汤煎，香气大出，即取服，勿过煮。肺药取轻清，过煮则味厚而入中焦矣。病重者，约二时一服，日三服，夜一服；轻者三时一服，日二服，夜一服；病不解者，作再服。现代用法：按原方比例酌情增减，改作汤剂，水煎服；亦可制丸剂或散剂服用。

【功效】辛凉透表，清热解毒。

【主治】温病初起。发热无汗，或有汗不畅，微恶风寒，头痛口渴，咳嗽咽痛。

【方解】金银花、连翘重用为君药，气味芳香，既能疏散风热，清热解毒，又可辟秽化浊。薄荷、牛蒡子辛凉，疏散风热，清利头目，且可解毒利咽，共为臣药。荆芥穗、淡豆豉辛而微温，助君药透散以祛邪；桔梗宣肺利咽，生甘草清热解毒；竹叶清泻上焦以除烦；芦根清肺生津以止渴，共为佐药。甘草调和诸药，兼为使药。

【专科应用】口腔溃疡、急性发热性疾病的初起阶段，如流行性感冒、流行性腮腺炎、急性扁桃体炎、上呼吸道感染，也可用于肺炎、麻疹、流行性脑膜炎、乙型脑炎等辨证属温病初起、邪郁肺卫者。

【宜忌】凡外感风寒及湿热病初起者禁用。

右归丸

【出处】明《景岳全书》。

【组成与用法】熟地黄八两，山药（炒）四两，山茱萸（微炒）三两，枸杞子（微炒）四两，鹿角胶（炒珠）四两，菟丝子（制）四两，杜仲（姜汤炒）四两，当归（便溏勿用）三两，肉桂二两，制附子二两。

上先将熟地黄蒸烂杵膏，加炼蜜为丸，如梧桐子大。每次服百余丸，食前用滚汤或淡盐水送下；或丸如弹子大，每嚼服二三丸，以滚白汤送下。也可水煎服，用量按原方比例酌减。

【功效】温补肾阳，填精益髓。

【主治】肾阳不足，命门火衰证。年老或久病，气衰神疲，肢体畏寒，腰膝酸软，阳痿遗精，或阳衰无子，大便不实，或小便自遗。

【方解】附子、肉桂温补肾中之元阳，补命门之火；鹿角胶补肾温阳，益精养血，三药共补肾中之元阳，共为君药。熟地黄、枸杞子填精益髓，与肉桂、附子、鹿角胶相伍有"阴中求阳"之功，同为臣药。菟丝子、杜仲温补肝肾，强腰膝；山茱萸、山药养肝补脾；当归养血和血，助鹿角胶补养精血，以便精血互化，俱为佐药。本方立法于"益火之源，以培右肾之元阳"，故以右归丸命名。

【专科应用】消化不良、炎症性肠病缓解期、肾病综合征、老年性骨质疏松、精少不育、甲状腺功能减退及贫血等属肾阳不足证。

【宜忌】夹湿浊见苔腻者不宜服用。

右归饮

【出处】明《景岳全书》。

【组成与用法】熟地黄三钱，炒山药二钱，山茱萸一钱，枸杞子二钱，炙甘草二钱，姜制杜仲二钱，肉桂二钱，制附子三钱。用水400mL，煎至250mL，空腹时温服。

【功效】温补肾阳。

【主治】肾阳不足，气怯神疲，腹痛腰酸，手足不温，阳痿遗精，大便溏薄，小便频多；或阴盛格阳，真寒假热之证，阳虚咳嗽，产妇虚火不归原而发热。

【方解】用六味地黄丸之"三补"，加枸杞子、炙甘草填精益气，以桂、附、杜仲温补肾阳，以达"阴中求阳"之效，主要用于治疗肾阳不足之证。重用熟地黄甘、微温，滋肾填精，为君药。山药甘平，健脾补肾益精；肉桂辛甘大热，补命门不足，益火消阴；山茱萸酸微温，补肝肾，涩精气；附子大辛大热，峻补元阳，益火之源，以上均为臣药。枸杞子甘平，滋养肝肾，补虚填精；杜仲甘温，养肝肾，壮筋骨，益精气，共为佐药。炙甘草温中健脾，调和诸药，以为使药。诸药配伍，妙在阴中求阳，温肾填精，能补右肾命门之火，使元阳得归其原，故以"右归"名之。

【专科应用】慢性肠炎、慢性胃炎、胃肠功能紊乱、不孕不育、多囊卵巢综合征等妇科、男科疾病，强直性脊柱炎、股骨头坏死等骨科疾病，哮喘、眩晕等病证属肾阳不足证者。

【宜忌】肾阴虚或阴虚火旺证不宜使用。

玉女煎

【出处】明《景岳全书》。

【组成与用法】生石膏三钱，熟地黄一两，麦冬三钱，知母、牛膝各一钱六分。

上药用水一盅半，煎至七分，温服或冷服。现代用法：水煎服。

【功效】清胃热，滋肾阴。

【主治】头痛，牙痛，齿松牙衄，烦热干渴，消谷善饥。

【方解】石膏辛甘大寒，清阳明有余之火而不损阴，为君药。熟地黄甘而微温，以滋肾水之不足，用为臣药，君臣相伍，清火壮水，虚实兼顾。知母苦寒质润，滋清兼备，一助石膏清胃热而止烦渴，一助熟地黄滋养肾阴。麦冬微苦甘寒，助熟地黄滋肾，而润胃燥，且可清心除烦，二者共为佐药。牛膝导热，引血下行，且补肝肾，为佐使药，以降上炎之火，止上溢之血。本方清热与滋阴共进，虚实兼治，以治实为主，使胃热得清，肾水得补。

【专科应用】胃食管反流病、便秘、口腔溃疡、牙龈炎、急性口腔炎、舌炎等属胃热阴虚者。

【宜忌】脾虚便泄者不宜。

【现代研究】牛晓玲等将符合胃火阴虚证胃食管反流病（GERD）80 例患者随机分为对照组（40 例）和观察组（40 例）。对照组口服奥克胶囊和吗丁啉片，观察组口服玉女煎加减方，28 天为 1 个疗程。结果观察组在改善主要症状烧心、胸痛、口苦、反酸方面，治疗后第 4 周和第 8 周症状总积分明显优于对照组（$P<0.05$）。结论：玉女煎加减方能较好地改善胃火阴虚证 GERD 患者的主要症状，有较好且持久的疗效，远期复发倾向较低。[牛晓玲，孙志广，王大光．玉女煎加减治疗胃火阴虚证胃食管反流病临床观察．辽宁中医药大学学报，2010，12（3）：120－122.]

约营煎

【出处】明《景岳全书》。

【组成与用法】生地黄、芍药、甘草、续断、地榆、黄芩、槐花、荆芥穗（炒焦）、乌梅两个。

水一盅半，煎至七分，食前服。现代用法：上药以水 200mL，煎至 140mL，空腹时服。

【功效】清热养阴，凉血止血。

【主治】血热便血。

【方解】生地黄、白芍敛阴柔肝以调藏血之本，兼以凉血而清血中伏热；黄芩泻火安营，配地榆、槐花可清肠止血，荆芥穗祛肠风以散热，乌梅敛阴精而涩肠，续断调肝补肾，甘草和中解毒。

【专科应用】痔疮、月经过多、便血、尿血等血热出血证。

【宜忌】脾胃虚寒者慎用。

越鞠二陈丸

【出处】明《寿世保元》。

【组成与用法】苍术、山栀子、川芎、神曲、香附、陈皮、半夏、白茯苓各二两，枳壳一两半，甘草（炙）半两。水煎服。

【功效】宽脾快膈。

【主治】气、湿、痰、热、血、食六郁。

【方解】此方即朱丹溪方合二陈汤，其化痰消食、行气解郁、宽胸畅膈之功胜于朱丹溪方，六郁而以痰郁为主者用此方较为适宜。香附行气解郁，治气郁为主，因气行则血行，气畅则痰、火、湿、食诸郁亦易消解；苍术燥湿健脾，以治湿郁；神曲消食和中，以治食郁；川芎活血行气，以治血郁；栀子清热除烦，以治火郁，以上均为辅药。痰郁多由脾湿引起，有时与气、火、食郁也有关系，诸血得解，痰郁亦可消除。二陈汤为治湿痰之主方。脾不健运，湿邪凝聚，气机阻滞，郁积成痰。痰湿犯肺，则咳嗽痰多；痰阻气滞，胃失和降，则胸膈胀满、恶心呕吐。此方以半夏为主药，其性辛温而燥，最善燥湿化痰，且能和胃降逆而止呕；辅以陈皮理气燥湿，使气顺而痰消；茯苓健脾渗湿为佐，俾湿无所聚，则痰无所生；使以甘草调和诸药。两方相合，解诸郁，化湿痰，可收理气解郁、化痰消食之效。

【专科应用】慢性胃炎、功能性消化不良、肥胖型糖耐量异常等有六郁者。

【宜忌】孕妇忌服。

越鞠丸

【出处】元《丹溪心法》。

【组成与用法】香附、苍术、川芎、栀子、神曲各等份。

上为末，水泛为丸，如绿豆大。现代用法：水丸，每服6～9g，温开水送下；亦可作汤剂，水煎服。

【功效】行气解郁。

【主治】六郁证。见胸膈痞闷，脘腹胀痛，嗳腐吞酸，恶心呕吐，饮食不消。

【方解】香附为君，行气解郁以治气郁。川芎为血中之气药，功善行气活血，以解血郁；苍术燥湿运脾，以解湿郁；栀子清热泻火，以解火郁；神曲消食和胃，以解食郁，四药皆为臣佐之品。

【专科应用】慢性胃炎、慢性肠炎、胃及十二指肠炎、胃神经症、慢性肝炎、慢性胰腺炎、胆囊炎、肋间神经痛及妇女之痛经、月经不调属气郁者。

【宜忌】脾胃虚弱者慎用。

增液汤

【出处】清《温病条辨》。

【组成与用法】玄参一两，麦冬（连心）八钱，生地黄八钱。

水八杯，煮取三杯，口干则与饮令尽；不便，再作服。现代用法：水煎服。

【功效】滋阴清热，润燥通便。

【主治】阳明温病。津液不足，大便秘结，或下后二三日下症复现。

【方解】重用玄参，苦咸而凉，滋阴润燥，壮水制火，启肾水以滋肠燥，为君药。生地黄甘苦而寒，清热养阴，壮水生津，以增玄参滋阴润燥之力；又肺与大肠相表里，故用甘寒之麦冬，滋养肺胃阴津以润肠燥，共为臣药。

【专科应用】温热病津亏肠燥便秘、慢性咽喉炎、复发性口腔溃疡、糖尿病、皮肤干燥综合征、肛裂、慢性牙周炎等。

【宜忌】本方增液有余，攻下不足，是为津液少而燥结不甚者而设。若阳明里实热结所致便秘则非所宜，如津液不足、燥结正甚者亦非本方所能胜任。

【现代研究】黄奕助用增液汤加味治疗放疗所致口腔反应 120 例。口腔反应一般在放疗 1 周后出现，主要症状为口干，口渴引饮，口涎黏稠，牙龈红肿，口腔黏膜潮红或白斑，重者整个口腔黏膜溃烂，疼痛难忍。结果临床治愈（反应基本消失）41 例，显效（反应明显减轻）65 例，好转（口干、咽痛、黏膜潮红减轻，能配合放疗）13 例。[黄奕助．增液汤加味治疗放疗所致口腔反应 120 例．广西中医药，1981（5）：25.]

真人养脏汤

【出处】宋《太平惠民和剂局方》。

【组成与用法】人参、当归、白术各六钱，肉豆蔻半两，肉桂、炙甘草各八钱，白芍药一两六钱，木香一两四钱，诃子一两二钱，罂粟壳三两六钱。

上锉为粗末。每服两大钱，水一盏半，煎至八分，去滓，食前温服。现代用法：水煎服，用量按原方比例酌减。

【功效】涩肠止泻，温中补虚。

【主治】久泻久痢，脾肾虚寒证。泻痢无度，滑脱不禁，甚至脱肛坠下，脐腹疼痛，不思饮食。

【方解】罂粟壳长于涩肠止泻，重用为君。诃子功专涩肠止泻；肉豆蔻既温中祛寒，又涩肠止泻，为臣药。肉桂温肾暖脾；人参、白术益气健脾；当归、白芍补血活血；木香行气醒脾，既使全方涩补不滞，又合当归、芍药调气和血，寓“行血则便脓自愈，调气则后重自除”之意，同为佐药。甘草合参、术补中益气，并调和诸药，为佐使药。

【专科应用】慢性腹泻、慢性肠炎、溃疡性结肠炎、慢性痢疾、痢疾后综合征、糖尿病顽固性腹泻、晚期肝硬化慢性腹泻、放射性直肠炎、脱肛等属脾肾虚寒者。

【宜忌】泻痢或泄泻初起，湿热积滞未去者，忌用本方。慢性菌痢而仍有脓血便者，慎用本方。服用本方期间忌酒、面、生冷、鱼腥、油腻之物。

【现代研究】郑荣林以本方加党参、黄芪、扁豆为基本方，随症加减，治疗晚期肝硬化慢性腹泻46例，服药10天为1个疗程，治疗3个疗程。结果总有效率为93.5%。[郑荣林．真人养脏汤加味治疗晚期肝硬化慢性腹泻46例．四川中医，2009，27（7）：80.]

正气天香散

【出处】明《医学纲目》。

【组成与用法】乌药二两，香附末八两，陈皮、苏叶、干姜各一两。

上为细末，每次三钱，水调服。

【功效】行气温中，调经止痛。

【主治】妇人气上撞心，心胸攻筑，胁肋刺痛，月水不调。

【方解】香附理肝脏之郁，行血中之气；乌药苦涩，能坚肾水，补命火，温下焦，去冲任之沉寒痼冷，破土郁，行肝气；陈皮佐乌药以理气；苏叶辛温表散外淫之风寒燥湿，疏散肝郁，色紫兼入血分，能调理经血，因性过于疏散，此用以佐香附；姜性行，而干姜能守，守者为行之本，此专以补肝理冲任。此调经而专入气分之药，理肝气不郁，则经血自调也。

【专科应用】慢性胃肠炎、痛经。

【宜忌】阴血虚者慎用。

【现代研究】蔡寅寿将小儿原发性肠痉挛随机分为正气天香散加味治疗组和西药对照组，以腹痛症状的改善情况作为痊愈、有效、无效观察指标，结果显示，痊愈治疗组34例，对照组12例；有效治疗组5例，对照组25例；无效治疗组1例，对照组3例。两组疗效比较，治疗组明显优于对照组（$P<0.01$）。[蔡寅寿．正气天香散加味治疗小儿原发性肠痉挛40例．南京中医药大学学报，1996（1）：60-61.]

知柏地黄丸

【出处】明《医方考》。

【组成与用法】熟地黄八钱，山茱萸肉、山药各四钱，泽泻、牡丹皮、茯苓各三钱，知母、黄柏各二钱。

上为细末，炼蜜为丸，如梧桐子大。每服二钱（6g），温开水送下。

【功效】滋阴降火。

【主治】阴虚火旺证。

【方解】重用熟地黄滋阴补肾，填精益髓，为君药。山茱萸补养肝肾，涩精敛汗，取“肝肾同源”之意；山药益脾肾之阴，兼能涩精，共为臣药。君臣配合，滋补肾肝脾之阴，是为“三补”。泽泻利湿泄浊，并防熟地黄之滋腻；牡丹皮清虚热，并制山茱萸之温涩；茯苓健脾渗湿，并助山药以益脾。三药合用，泄湿浊而清虚热，即为“三泻”，均为佐药。知母、黄柏清肾中伏火，清肝火。

【专科应用】口腔溃疡，便秘，骨蒸潮热，虚烦盗汗，腰膝酸痛，遗精等。

【现代研究】张磊将78例复发性口腔溃疡患者随机分为对照组和观察组，每组39例。对照组采用常规治疗，观察组采用知柏地黄丸治疗。观察两者的临床疗效和复发情况，比较治疗前后的溃疡面积和疼痛评分变化。结果显示，观察组的治疗总有效率为94.9%，高于对照组的79.5%；治疗后溃疡面积、VAS评分为（1.1±0.3）mm^2和（0.4±0.2）分，分别低于对照组的（1.8±0.7）mm^2和（0.8±0.5）分。随访3个月，溃疡复发率观察组为2.6%，明显低于对照组的15.4%（$P<0.05$）。结论：知柏地黄丸治疗复发性口腔溃疡疗效确切，能够促进溃疡愈合，降低复发风险。[张磊．知柏地黄丸治疗复发性口腔溃疡39例．中医临床研究，2016，8（27）：101－102.]

枳实导滞丸

【出处】金《内外伤辨惑论》。

【组成与用法】大黄一两，枳实、神曲各五钱，茯苓、黄芩、黄连、白术各三钱，泽泻二钱。

上为末，汤浸蒸饼为丸，如梧桐子大，每服五十至七十丸，温开水送下，食远，量虚实加减服之。现代用法：共为细末，水泛小丸，每服6～9g，温开水送下，每日2次。

【功效】消导化积，清热利湿。

【主治】湿热食积，脘腹胀满，下痢泄泻，或大便秘结，小便黄赤。

【方解】重用大黄，苦寒泻下，攻积泄热，使积热从大便而下，为君药。枳实行气导滞，消积除胀满；神曲消食化滞而和胃，共助大黄以攻积导滞，为臣药。黄芩、黄连苦寒，清热燥湿而止痢；茯苓、泽泻利水渗湿而止泻；白术燥湿健脾，攻积而不伤正，均为佐药。诸药相合，共成消食导滞、清热祛湿之剂，使食消积去、湿化热清，诸症自愈。本方乃消法与下法并用之剂，用于泄泻、下痢，亦属“通因通用”之法。

【专科应用】急性或慢性胃炎、功能性消化不良、急性或慢性腹泻或便秘、功能性腹泻等属湿热积滞或湿热食积者。

【宜忌】虚证、寒证忌用。

【现代研究】刘芳等将160例慢传输型便秘（STC）热积秘证患者随机均分为对照组和观察组。对照组口服麻仁丸，1次6g，1日2次；枸橼酸莫沙必利分散片，1次5mg，1日3次。观察组采用枳实导滞丸加减内服治疗，1日1剂。两组均连续治疗4

周。结果观察组的临床疗效好于对照组（Z = 2.275，$P<0.05$）；观察组便秘主要症状评分、PAC－SYM 各维度评分和 PAC－SYM 总分均低于对照组（$P<0.01$）；观察组治疗后 2 周、3 周、4 周的 SCBM 次数均多于对照组（$P<0.05$），24 小时、48 小时、72 小时残留标志物比例均低于对照组（$P<0.01$），肠球菌和肠杆菌计数均低于对照组（$P<0.01$），双歧杆菌和乳酸杆菌计数均高于对照组（$P<0.01$），GAS、MTL 和 SP 水平均高于对照组，VIP 水平低于对照组（$P<0.01$）；观察组的复发率为 33.85%，低于对照组的 57.69%（$P<0.05$）。结论：枳实导滞丸加减治疗 STC 热积秘证可明显减轻便秘等症状，增加 SCBM 次数，调节胃肠激素和肠道内菌群，提高结肠传输功能，临床疗效好，复发率低。[刘芳，魏先鹏，唐学贵. 枳实导滞丸加减治疗慢传输型便秘热积秘证的临床观察. 中国实验方剂学杂志，2020，26（2）：92－97.]

枳实理中丸

【出处】宋《太平惠民和剂局方》。

【组成与用法】枳实（麸炒）一两，白术、人参、炙甘草、茯苓（去皮）、炮姜各二两。

上为细末，炼蜜为丸，鸡子黄大，每服一丸，热汤化下，连进二三服，不拘时服。

【功效】益气健脾，温中行气。

【主治】伤寒结胸欲绝，心膈高起，实满作痛，手不得近。

【方解】理中丸温中散寒，加枳实行气调中，消积除满；茯苓淡渗利湿。

【专科应用】急慢性胃炎、功能性消化不良、消化性溃疡等属脾虚气滞寒凝者。

【宜忌】实证、热证者忌用。

【现代研究】王忠明等观察了 40 例胃下垂患者采用枳实理中汤加减治疗的效果，结果痊愈 13 例，显效 14 例，有效 9 例，总有效率 90.00%；服药时间最长 120 天，最短 35 天。[王忠明，王胜英，刘永奇. 枳实理中汤加味治疗胃下垂 40 例. 吉林中医药，2000（4）：25.]

枳实消痞丸

【出处】元《兰室秘藏》。

【组成与用法】干生姜、炙甘草、麦芽曲、白茯苓、白术各二钱，半夏曲、人参各三钱，厚朴四钱，枳实、黄连各五钱。

上为细末，汤浸蒸饼为丸，如梧桐子大，每服五七十丸，白汤送下，食远服。现代用法：共为细末，水泛小丸或糊丸，每服 6～9g，饭后温开水送下，日 2 次；亦可改为汤剂，水煎服。

【功效】消痞除满，健脾和胃。

【主治】脾虚气滞、寒热互结证，症见心下痞满，不欲饮食，倦怠乏力，大便不畅。

【方解】以辛温之枳实行气消痞，为君药。以辛苦性温之厚朴下气除满，为臣药。两药合用，增强行气除痞满之功。以苦寒之黄连清热燥湿以泻痞，半夏曲辛温和胃而散结除痞，用少量干姜温中祛寒，三药相合，辛开苦降，调其寒热，助枳、朴行气开痞除满；以麦芽消食和胃；用人参、白术、白茯苓、炙甘草补中健脾，祛湿和中，共为佐药。炙甘草调和诸药，兼使药之用。

【专科应用】慢性胃炎、功能性消化不良、消化性溃疡、慢性支气管炎等属脾虚气滞、寒热互结者。

【宜忌】虚证、寒证忌用。

【现代研究】白显伦观察了30例慢性萎缩性胃炎患者采用枳实消痞丸加味治疗的疗效，结果治疗组总有效率为96.7%，高于对照组（常规西药治疗）的75.00%（$P<0.05$）；而且患者胃黏膜的萎缩、肠化生和异型增生改善情况，观察组疗效优于对照组（$P<0.05$）。[白显伦．枳实消痞丸加味治疗慢性萎缩性胃炎疗效观察．实用中医药杂志，2016，32（4）：300－301.]

枳实薤白桂枝汤

【出处】汉《伤寒杂病论》。

【组成与用法】枳实四枚，厚朴四两，薤白半升，桂枝一两，瓜蒌实（捣）一枚。

上五味，以水五升，先煎枳实、厚朴，取二升，去渣，诸药，煮数沸，分温三服。现代用法：水煎服。

【功效】通阳散结，下气祛痰。

【主治】胸阳不振、痰气互结之胸痹，胸满而痛，甚或胸痛彻背，喘息咳唾，短气，气从胁下冲逆，上攻心胸。

【方解】瓜蒌味甘性寒，功擅涤痰散结，开胸通痹；薤白辛温，通阳散结，散寒化痰，二药相伍，能散胸中凝滞之阴寒，化上焦结聚之痰浊，宣胸中阳气以宽胸，为治疗胸痹之常用组合，共为君药。枳实下气破结，消痞除满；厚朴燥湿化痰，下气除满，两者共用，助君药宽胸散结，下气除满，俱为臣药。桂枝通阳散寒，降逆平冲，为佐药。

【专科应用】便秘、胃食管反流病、冠心病、肺心病、支气管哮喘等属胸阳不振、痰阻气结者。

枳术丸

【出处】元《内外伤辨惑论》。

【组成与用法】枳实一两，白术二两。

同为极细末，荷叶裹烧饭为丸，如梧桐子大，每服五十丸，多用白汤下，无时。

现代用法：共为末，糊丸，每服6～9g，荷叶煎汤或温开水送下，每日2次。

【功效】健脾消食，行气化湿。

【主治】脾虚气滞，饮食停滞，胸脘痞满，不思饮食。

【方解】白术为君，甘温益气，健脾除湿。枳实为臣，破气除痞，化痰消积。二药相伍，一补一通，补而不滞，通而不耗，相得益彰。

【专科应用】慢性胃炎、功能性消化不良等属脾胃气虚者。

【宜忌】无。

【现代研究】韩远峰等将56例结直肠癌术后住院患者随机均分为对照组和治疗组。对照组采用常规治疗，治疗组在此基础上于术后第1天开始经胃管注入枳术丸汤剂，并同时术后第1天开始针刺双侧足三里、三阴交、公孙、内关穴及中脘穴。结果治疗组术后肠鸣音恢复时间，首次排气、排便时间均明显短于对照组（$P<0.05$）；发生轻度不良反应例数明显少于对照组（$P<0.05$），所有不良反应经及时对症治疗后症状消失。结论：枳术丸汤剂结合针刺疗法能促进结直肠癌术后胃肠蠕动，促进胃肠功能恢复，并能够降低术后腹胀、腹痛、恶心、呕吐等不良反应的发生。[韩远峰，孙颖，叶志红．枳术丸汤剂结合针刺疗法对结直肠癌术后胃肠功能的影响．中国民族民间医药，2016，25（21）：100－102.]

栀子豉汤

【出处】汉《伤寒论》。

【组成与用法】栀子（擘）十四个，香豉（绵裹）四合。

上两味，以水四升，先煮栀子，得二升半，内豉，煮取一升半，去滓，分为二服，温进一服，得吐者，止后服。

【功效】清热除烦，宣发郁热。

【主治】热郁胸膈不寐证。症见身热心烦，虚烦不得眠，或心中懊侬，反复颠倒，或心中窒闷，或心中结痛。

【方解】栀子味苦性寒，泄热除烦，降中有宣；香豉体清气寒，升散调中，宣中有降。

【专科应用】胃食管反流病，失眠。

【宜忌】栀子生用，服后易作吐，炒用无此弊。脾胃虚寒、大便溏者不宜。

【现代研究】黄飞霞等将68例难治性胃食管反流病患者随机均分为对照组和观察组。对照组采用常规药物治疗，观察组在对照组的基础上加用栀子厚朴汤、栀子豆豉汤合乌梅丸化裁治疗，比较两组的临床疗效、治疗前后中医症状评分及反流性疾病问卷量表（RDQ）评分、和不良反应发生情况。结果：观察组的总有效率为94.12%，明显高于对照组的76.47%（$P<0.05$）；观察组治疗后反酸、烧心、嗳气、胃脘胀满等症状评分明显低于对照组（$P<0.05$）；观察组治疗后胸骨后烧心感、胸骨后疼痛感、

口中酸苦味、胃内容物上涌症状发作频率及严重程度评分均明显低于对照组（$P<0.05$）；观察组不良反应发生率为5.88%，低于对照组的11.76%（$P>0.05$）。结论：栀子厚朴汤、栀子豆豉汤合乌梅丸化裁可明显改善难治性胃食管反流病患者的临床症状，且不良反应发生率较低。[黄飞霞，邓明，翁庚民. 栀子厚朴汤、栀子豆豉汤合乌梅丸化裁治疗难治性胃食管反流病的临床观察. 中华中医药学刊，2022，40（3）：216－219.]

竹叶石膏汤

【出处】汉《伤寒论》。

【组成与用法】竹叶二把，石膏一斤，半夏半升，人参三两，甘草二两，粳米半升，麦冬一升。

上七味，以水一斗，煮取六升，去滓，内粳米，煮米熟，汤成去米，温服一升，日三服。现代用法：水煎服。

【功效】清热生津，益气和胃。

【主治】热病之后，余热未清，气阴两伤，口干唇燥，泛恶纳呆；或胃阴不足，胃火上逆，口舌糜烂，口渴，呕恶；或消渴病，胃火炽盛，消谷善饥；或暑热烦渴，气液受伤。

【方解】本方由白虎汤与麦冬汤加减而成，方中竹叶、石膏散余热；人参、甘草、麦冬、粳米益肺安胃，补虚生津；半夏豁痰止呕，去热而不损其真，导逆而能益其气。

【专科应用】心肌炎、急性热病恢复期、无名低热、癌性发热、流行性出血热、小儿夏季热等辨证属“余热未尽，气阴两伤，胃失和降”者，亦可用于预防放射性食管炎。

【宜忌】本方清凉质润，内有痰湿，或阳虚发热均忌用。

【现代研究】翟祁瑞等将66例中晚期食管鳞癌患者随机均分为治疗组和对照组。对照组单纯放疗，治疗组自放疗第1天起口服竹叶石膏汤。结果治疗组的有效率为63.6%，高于对照组的51.5%，但差异无统计学意义（$P>0.05$）；治疗组放射性食管炎及骨髓抑制发生率分别为57.6%、48.5%，与对照组的84.8%、78.8%比较有显著性差异（$P<0.05$）。结论：竹叶石膏汤联合放疗用于中晚期食管癌，可以明显降低放射性食管炎和骨髓抑制的发生率。[翟祁瑞，刘怀民. 竹叶石膏汤联合放疗治疗中晚期食管癌的临床观察. 中国中医药现代远程教育，2018，16（22）：115－116.]

驻车丸

【出处】唐《备急千金要方》。

【组成与用法】阿胶三两，黄连（炒黑）、当归各两半，干姜（炮）一两。

以上四味，粉碎成细粉，过筛，混匀，用醋60mL加适量的水泛丸，干燥即得。

【功效】清热燥湿，滋阴止痢。

【主治】久痢伤阴，赤痢腹痛、里急后重，休息痢。

【方解】黄连清热燥湿，厚肠止痢，为君药。阿胶、当归滋阴养血止血，为臣药。炮姜入血分可止血，又可制约黄连的苦寒伤胃之弊。

【专科应用】慢性菌痢、慢性肠炎、过敏性结肠炎、溃疡性结肠炎等属湿热未除、久痢伤阴者。

【宜忌】湿热积滞、痢疾初起者忌服。

【现代研究】邢俊梅等将48例盆腔恶性肿瘤放疗后出现放射性直肠炎患者随机均分为两组。治疗组予驻车丸加味保留灌肠，对照组予蒙脱石散及氢化可的松保留灌肠，均治疗两周。结果治疗组的疗效优于对照组（$P<0.05$）。结论：驻车丸加味汤保留灌肠治疗放射性直肠炎疗效显著。[邢俊梅，韩海霞．驻车丸加味保留灌肠治疗放射性直肠炎临床观察．内蒙古中医药，2012，31（4）：14－15.]

追虫丸

【出处】明《证治准绳》。

【组成与用法】黑牵牛（取头末）、槟榔各八两，雷丸（醋炙）、南木香各二两。

上药为末，加茵陈二两，大皂角、苦楝皮各一两。煎浓汁，水泛为丸，如绿豆大。

【功效主治】虫积腹痛。

【方解】黑牵牛苦平，泻水通便，杀虫攻积，为君。臣以苦辛温之槟榔，降气消积，加强杀虫之功；苦寒之雷丸，与黑牵牛及槟榔配伍，则杀虫消积之功益著，南木香理气止痛。使以茵陈、皂角与苦楝皮浓煎为液，煎熬成膏，和前药末为丸，增强清热燥湿解毒之功。

【专科应用】一切虫积病。

【宜忌】无。

资生丸（又名保胎资生丸）

【出处】明《先醒斋医学广笔记》。

【组成与用法】人参（人乳浸，饭上蒸，烘干）三两，白术三两，白茯苓（细末，水澄，蒸，晒干，入人乳再蒸，晒干）一两半，广陈皮（去白，略蒸）二两，山楂（肉蒸）二两，甘草（去皮，蜜炙）五钱，怀山药（切片，炒）一两五钱，川黄连（如法炒七次）三钱，薏苡仁（炒三次）一两半，白扁豆（炒）一两半，白豆蔻仁（不可见火）三钱五分，藿香叶（不见火）五钱，莲肉（去心，炒）一两五钱，泽泻（切片，炒）三钱半，桔梗（米泔浸，去芦，蒸）五钱，芡实粉（炒黄）一两五钱，麦芽（炒，研磨，取净面）一两。

上为细末，炼蜜为丸，如弹子大。每次一丸，重二钱（6g），用白汤或清米汤、橘皮汤、炒砂仁汤嚼化下。现代浓缩丸用法：每次 10 丸，每日 3 次。

【功效】健脾开胃，消食止泻，调和脏腑，滋养荣卫。

【主治】脾胃虚弱，食不运化，脘腹胀满，面黄肌瘦，大便溏泄。

【方解】此方以参、术、苓、草、莲、芡、山药、扁豆、薏苡仁之甘平，以补脾元；陈皮、曲、麦、豆蔻、藿、桔之辛香，以调胃气；其有湿热，以黄连清之燥之；既无参苓白术散之滞，又无香砂六君之燥，能补能运，臻于至和，名之资生。“资生”义自《周易・彖传》所云“至哉坤元，万物资生，乃顺承天”。人之脾胃属土，为一身之“坤元”，欲资生后天气血，必助脾胃元气方有所得。

【专科应用】慢性消化系统疾病，如慢性胃炎、慢性肠炎、胃及十二指肠溃疡的缓解期，慢性消化不良等。

【宜忌】无。

【现代研究】薛峰等将 56 例慢性萎缩性胃炎患者随机分为治疗组 30 例和对照组 26 例。治疗组给以资生丸加减口服治疗，对照组给以维酶素口服治疗，均治疗 6 个月。结果治疗组的总有效率为 86.7%，高于对照组的 69.23%（$P<0.05$）；两组临床症状、胃镜下表现和组织学检查积分改善比较差异有显著性（$P<0.05$），两组胃黏膜萎缩、肠化生及异性增生的疗效差异均有显著性（$P<0.05$）。结论：资生丸加减治疗慢性萎缩性胃炎有较好的疗效，且能明显改善胃黏膜萎缩、肠化生及异型增生。［薛峰，傅昌格，卢义明，等. 资生丸加减治疗慢性萎缩性胃炎临床研究. 湖北中医杂志，2011（1）：15－16.］

左归饮

【出处】明《景岳全书》。

【组成与用法】熟地黄二钱至二两，山药、枸杞子各二钱，炙甘草一钱，茯苓一钱半，山茱萸一至二钱（畏酸者少用之）。水二盅，煎至七分，食远服。

【功效】补益肾阴。

【主治】真阴不足，腰酸且痛，遗精盗汗，咽燥口渴。

【方解】重用熟地黄为主，甘温滋肾以填真阴；辅以山茱萸、枸杞子养肝肾，合主药以加强滋肾阴而养肝血之效；佐以茯苓、炙甘草益气健脾，山药益阴健脾滋肾，合而有滋肾养肝益脾之功。

【专科应用】炎症性肠病缓解期、慢性肾炎、慢性肾盂肾炎、高血压、糖尿病、神经衰弱、肺结核、眩晕、原发性血小板减少性紫癜等属肝肾真阴不足者。

【宜忌】脾胃虚寒、大便溏稀者不宜。肾阳不足引起的阳痿、早泄者不宜。

左金丸

【出处】元《丹溪心法》。

【组成与用法】黄连六两，吴茱萸一两或半两。

上药为末，水丸或蒸饼为丸，白汤下五十丸。现代用法：上药为末，水泛为丸，每服2～3g，开水吞服。亦作汤剂，用量按原方比例酌定。

【功效】清肝泻火，降逆止呕。

【主治】肝火犯胃，症见胁肋及脘腹胀痛，呕吐口苦，吞酸嘈杂，嗳气。

【方解】重用黄连为君，清泻肝火，使肝火得清，自不横逆犯胃。黄连亦善清泄胃热，胃火降则其气自和，一药而两清肝胃，标本兼顾。然气郁化火之证，纯用大苦大寒既恐郁结不开，又虑折伤中阳，故又少佐辛热之吴茱萸，一者疏肝解郁，以使肝气条达，郁结得开；一者反佐以制黄连之寒，使泻火而无凉遏之弊；一者取其下气之用，以和胃降逆；一者可引领黄连入肝经。如此一味而功兼四用，以为佐使。两药合用，共收清泻肝火、降逆止呕之效。

【专科应用】胃炎、食道炎、胃溃疡等属肝火犯胃者。

【宜忌】本药药性寒凉，只宜暂用，不宜久服。便血日久，属气虚或阴虚者，脾胃素虚者均不宜。

【现代研究】李惊涛将50例慢性浅表性胃炎肝胃不和证患者随机均分为试验组和对照组。对照组采取常规治疗方法，试验组在此基础上使用左金丸加减，比较两组胃镜下水肿、黏液增多、充血、糜烂、胆汁反流情况。结果试验组各项指标均优于对照组（$P<0.05$）。结论：左金丸加减治疗慢性浅表性胃炎肝胃不和证，可以明显缓解其肝胃不和证症状。[李惊涛．左金丸加减治疗慢性浅表性胃炎肝胃不和证的临床效果研究．中国医药指南，2018，16（2）：2－3.]

第五章　脾胃病常用中药

阿　胶

【来源】 本品为马科动物驴的皮，经煎煮、浓缩制成的固体胶。主产于山东、浙江等地。捣成碎块或以蛤蚧烫炒成珠用。

【性味归经】 甘，平。归肝、肺、肾经。

【功能主治】 补血止血，滋阴润燥。用于血虚诸症，出血证，肺阴虚燥咳，热病伤阴，心烦失眠，阴虚风动，手足麻木。

【用法用量】 内服：煎汤，5～15g，入汤剂宜烊化冲服。

【使用注意】 本品黏腻，有碍消化，脾胃虚弱者慎用。

【文献摘录】

《神农本草经》："主心腹，内崩，劳极，洒洒如疟状，腰腹痛，四肢酸痛，女子下血，安胎。久服轻身，益气。"

《名医别录》："主丈夫小腹痛，虚劳羸瘦，阴气不足，脚酸不能久立，养肝气。"

艾　叶

【来源】 本品为菊科植物艾的干燥叶。夏季花未开时采摘，除去杂质，晒干。

【性味归经】 辛、苦，温。归肝、脾、肾经。

【功能主治】 内服温经止血，散寒止痛；外用祛湿止痒。用于吐血，衄血，崩漏，月经过多，胎漏下血，少腹冷痛，经寒不调，宫冷不孕；外治皮肤瘙痒。艾炭温经止血，用于虚寒性出血。

【用法用量】 煎服，3～9g；或入丸、散；或捣汁。外用适量，供灸治或熏洗用。

【使用注意】 本品药性温燥，阴虚血热者慎用。有小毒，不可过量服用。

【文献摘录】

《本草纲目》："温中，逐冷，除湿。"

《本草求真》："专入肝脾，兼入肾。"

《本草从新》："逐寒湿，暖子宫，止诸血，温中开郁，调经安胎。"

巴　豆

【来源】 本品为大戟科植物巴豆的干燥成熟果实。

【性味归经】辛，热；有大毒。归胃、大肠经。

【功能主治】峻下冷积，逐水退肿，祛痰利咽，外用蚀疮。用于寒积便秘，腹水鼓胀，喉痹痰阻，疥癣恶疮。

【用法用量】内服：巴豆霜入丸、散，0.1～0.3g。外用：适量，捣膏涂；或以纱包擦患处。

【使用注意】孕妇禁用，不宜与牵牛同用。

【文献摘录】

《神农本草经》："主伤寒，温疟寒热；破癥瘕，结聚坚积，留饮痰癖，大腹水肿；荡练五脏六腑；开通闭塞；利水谷道；去恶肉；除鬼毒、蛊疰。"

《本草纲目》："巴豆气热味辛，生猛熟缓，能吐能下，能止能行，是可升可降药也。盖此物不去膜则伤胃，不去心则作呕，以沉香水浸则能升能降，与大黄同用，泻入反缓，为其性相畏也。巴豆峻用则有劫病之功，用亦有调中之妙。王海藏言其可以通肠，可以止泻，此发千古之秘也。"

巴戟天

【来源】本品为双子叶植物茜草科巴戟天的干燥根。全年均可采挖，洗净，除去须根，晒至六七成干，轻轻捶扁，晒干即成。

【性味归经】辛、甘，温。归肝、肾经。

【功能主治】补肾助阳，强筋壮骨，祛风除湿。用于肾虚阳痿，遗精早泄，少腹冷痛，小便不禁，宫冷不孕，风寒湿痹，腰膝酸软。

【用法用量】内服：水煎，6～15g；或入丸、散；或浸酒、熬膏。

【使用注意】巴戟天性温，故属外感热病、实热内炽、阴虚火旺、血虚血热等证者不宜单味药大量长期服用。风湿痹痛属热证者不宜单味药大量服用。巴戟天有促进性成熟、增强性器官重量的作用，故婴幼儿不宜单味药大量长期服用。孕妇不宜大量长期服用。本品不宜与强心苷合用，因其可导致心脏对强心苷敏感性增高，产生强心苷中毒；不宜与降压药利舍平、降压灵等合用。

【文献摘录】

《本草经疏》："巴戟天主大风邪气，及头面游风者，风力阳邪，势多走上，《经》曰，邪之所凑，其气必虚。巴戟天性能补助元阳，而兼散邪，况真元得补，邪安所留，此所以愈大风邪气也。主阴痿不起，强筋骨，安五脏，补中增志益气者，使脾肾二经得所养，而诸虚自愈矣。其能疗少腹及阴中引痛，下气，并补五劳，益精，利男子者。五脏之劳，肾为之主，下气则火降，火降则水升，阴阳互宅，精神内守，故主肾气滋长，元阳益盛，诸虚为病者，不求其退而退矣。"

《本草汇》："巴戟天为肾经血分之药，盖补助元阳则胃气滋长，诸虚自退，其功可居萆薢、石斛之上。但其性多热，同黄柏、知母则强阴，同苁蓉、锁阳则助阳，贵乎用之之人用热远热，用寒远寒耳。”

白扁豆

【来源】本品为豆科扁豆属植物扁豆的干燥成熟种子。秋冬两季采收成熟果实，晒干，取出种子，再晒干。生用或炒用，用时捣碎。

【性味归经】甘，微温。归脾、胃经。

【功能主治】健脾化湿，和中消暑。用于脾胃虚弱，食欲不振，大便溏泄，白带过多，暑湿吐泻，胸闷腹胀。

【用法用量】内服：煎汤，9～15g；或入丸、散。

【使用注意】无。

【文献摘录】

《药性辨疑》：“扁豆，专清暑，故和中而止霍乱；极补脾，故治痢而蠲脓血，消水湿，治热泄。”

《本草纲目》：“硬壳白扁豆，其子充实，白而微黄，其气腥香，其性温平，得乎中和，脾之谷也。入太阴气分，通利三焦，能化清降浊，故专治中宫之病，消暑除湿而解毒也。其软壳及黑褐色者，其性微凉，但可供食，亦调脾胃。”

白豆蔻

【来源】本品为姜科植物白豆蔻或爪哇白豆蔻的干燥成熟果实。根据产地不同分为原豆蔻和印度尼西亚白蔻。原豆蔻主产于泰国、越南、柬埔寨等地；印度尼西亚白蔻主产于印度尼西亚爪哇，我国广东、云南、广西等地亦有栽培。于10～12月果实呈黄绿色且尚未开裂时采收，除去残留的果柄，晒干。

【性味归经】辛，温。归肺、脾、胃经。

【功能主治】化湿行气，温中止呕，消食宽中。用于湿浊中阻，胃纳不馨，脘腹胀满，湿温初起，胸闷不饥，胃寒呕吐。

【用法用量】内服：煎汤，3～6g，后下。

【使用注意】阴虚血燥者慎用。

【文献摘录】

《本草经疏》：“白豆蔻主积冷气及伤冷吐逆，因寒反胃。暖能消物，故又主消谷；温能通行，故主下气。东垣用以散肺中滞气，宽膈进食，去白睛翳膜，散滞之功也。”

《本草通玄》：“白豆蔻，其功全在芳香之气，一经火炒，便减功力；即入汤液，但当研细，待诸药煎好，乘沸点服尤妙。”

《本草求真》：“白豆蔻，本与缩砂密一类，气味既同，功亦莫别，然此另有一种清爽妙气，上入肺经气分，而为肺家散气要药；其辛温香窜，流行三焦，温暖脾胃，而使寒湿膨胀、虚疟、吐逆、反胃、腹痛、并翳膜、目眦红筋等症悉除，不似缩砂密辛温香窜兼苦，功专和胃、醒脾、调中，而于肺、肾他部则止兼而及之也。”

白　矾

【来源】本品为硫酸盐类明矾石族矿物明矾石经加工提炼而成的结晶。

【性味归经】酸、涩，寒；有毒。归肺、脾、胃、大肠经。

【功能主治】外用解毒杀虫，燥湿止痒；内服止血止泻，祛除风痰。外治用于湿疹，疥癣，聤耳流脓；内服用于久泻不止，便血，崩漏，癫痫发狂。

【用法用量】内服：研末；或入丸、散，1～3g。外用：研末撒，或调敷，或吹喉。

【使用注意】阴虚胃弱、无湿热者忌服。不宜久服、多服。脾胃气虚，泻痢日久；中气下陷，妇人白沃；营血不足，致寒热者不宜。

【文献摘录】

《本草纲目》：“矾石之用有四：吐利风热之痰涎，取其酸苦涌泄也；治诸血痛，脱肛，阴挺，疮疡，取其酸涩而收也；治痰饮，泻痢，崩、带，风眼，取其收而燥湿也；治喉痹痈疽，蛇虫伤螫，取其解毒也。”

《长沙药解》：“矾石，入足太阴脾、足太阳膀胱经，善收湿淫，最化瘀浊，黑疸可消，白带能除。”

白　及

【来源】本品为兰科植物白及的干燥块茎，每年9～10月当茎叶枯萎时采挖，除去须根，洗净，置沸水中煮或蒸至无白心，晒至半干，除去外皮，晒干。

【性味归经】苦、甘、涩，微寒。归肺、肝、胃经。

【功能主治】收敛止血，消肿生肌。用于咯血吐血，外伤出血，疮疡肿毒，皮肤皲裂；肺结核咯血，溃疡病出血。

【用法用量】内服：煎汤，6～15g；或入丸、散。外用：研末撒或调涂。

【使用注意】不宜与乌头类药材同用。

【文献摘录】

《本草纲目》：“白及，性涩而收，故能入肺止血，生肌治疮也。”

《本经》：“主痈肿恶疮，败疽，伤阴死肌，胃中邪气贼风鬼击，痱缓不收。”

白　芍

【来源】本品为毛茛科植物芍药的干燥根。夏秋两季采挖，洗净，除去头尾和细根，置沸水中煮后除去外皮或去皮后再煮，晒干。

【性味归经】苦、酸，微寒。归肝、脾经。

【功能主治】养血调经，敛阴止汗，柔肝止痛，平抑肝阳。用于血虚萎黄，月经不调，自汗盗汗，胁痛腹痛，四肢挛急疼痛，肝阳上亢，头痛眩晕。

【用法用量】煎服，6～15g。

【使用注意】不宜与藜芦同用。阳衰虚寒之证不宜用。

【文献摘录】

《滇南本草》："收肝气逆疼，调养心肝脾经血，舒经降气，止肝气疼痛。"

《医学启源》："安脾经，治腹痛，收胃气，止泻利，和血，固腠理，泻肝，补脾胃。"

白　术

【来源】本品为菊科植物白术的根茎。霜降至立冬采挖，除去茎叶和泥土，烘干或晒干，再除去须根即可。烘干者称"烘术"；晒干者称"生晒术"，亦称"冬术"。

【性味归经】苦、甘，温。入脾、胃经。

【功能主治】补脾益胃，燥湿利水，止汗，安胎。用于脾胃气弱，不思饮食，倦怠少气，虚胀，泄泻，痰饮，水肿，黄疸，湿痹，小便不利，头晕，自汗，胎气不安。

【用法用量】内服：煎汤，6～12g；熬膏或入丸、散。

【使用注意】阴虚燥渴、气滞胀闷者忌服。

【文献摘录】

《本经逢原》："白术生用有除湿益燥，消痰利水，治风寒湿痹、死肌痉疸，散腰脐间血及冲脉为病，逆气里急之功；制熟则有和中补气、止渴生津、止汗除热、进饮食、安胎之效。"

《本草通玄》："白术补脾胃之药，更无出其右者。土旺则能健运，故不能食者、食停滞者、有痞积者，皆用之也。"

白头翁

【来源】本品为毛茛科植物白头翁的干燥根。春秋两季采挖，除去泥沙，干燥。

【性味归经】苦，寒。归胃、大肠经。

【功能主治】清热解毒，凉血止痢。用于热毒血痢，温疟寒热，鼻衄，血痔。

【用法用量】内服：煎汤，10～15g；或入丸、散。外用：捣敷。

【使用注意】虚寒泻痢者忌服。

【文献摘录】

《本草经疏》："白头翁，暑伏足阳明经，则发温疟；伏手阳明经，则病毒痢，滞下纯血；狂易鼻衄者，血热也；寒热者，血瘀也；癥瘕积聚，瘿气，靡不由血凝而成。积滞停留则腹痛，金疮血凉则痛自止。苦能下泄，辛能解散，寒能除热凉血，具诸功能，故悉主之，殆散热凉血行瘀之要药欤？"

《纲目拾遗》："去肠垢，消积滞。"

白芷

【来源】本品为伞形科植物白芷或杭白芷的干燥根。夏秋间叶黄时采挖，除去须根及泥沙，晒干或低温干燥。

【性味归经】辛，温。归肺、胃、大肠经。

【功能主治】解表散寒，祛风止痛，宣通鼻窍，燥湿止带，消肿排脓。用于风寒感冒，头痛，牙痛，风湿痹痛，鼻渊，带下症，疮痈肿毒。

【用法用量】内服：煎汤，3～9g；或入丸、散。外用：适量研末撒或调敷。

【使用注意】本品辛香温燥，阴虚血热者忌服。

【文献摘录】《本草纲目》："白芷色白味辛，行手阳明；性温气厚，行足阳明；芳香上达，入手太阴肺经。如头、目、眉、齿诸病，三经之风热也；如漏、带、痈疽诸病，三经之湿热也；风热者辛以散之，湿热者温以除之。为阳明主药，故又能治血病、胎病，而排脓生肌止痛。治鼻渊，鼻衄，齿痛，眉棱骨痛，大肠风秘，小便出血，妇人血风眩运，翻胃吐食；解砒毒，蛇伤，刀箭金疮。"

百合

【来源】本品为百合科植物卷丹百合或细叶百合的干燥肉质鳞叶。以湖南、浙江产者为多。秋季采挖，洗净，剥取鳞叶，置沸水中略烫，干燥，生用或蜜炙用。

【性味归经】甘，微寒。归肺、胃、心经。

【功能主治】养阴润肺，清心安神。用于阴虚久咳，劳嗽咯血，虚烦惊悸，失眠多梦，精神恍惚，百合病心肺阴虚内热证。

【用法用量】内服：煎服，6～12g。蜜炙可增加润肺作用。

【使用注意】风寒痰嗽、中寒便滑者忌服。

【文献摘录】

《本经》："主邪气腹胀、心痛。利大小便，补中益气。"

《名医别录》："除浮肿胪胀，痞满，寒热，通身疼痛及乳难。喉痹，止涕泪。"

《日华子本草》："安心，定胆，益志，养五脏。治癫邪啼泣、狂叫，惊悸，杀蛊毒气，熁乳痈、发背及诸疮肿，并治产后血狂运。"

柏子仁

【来源】本品为柏科植物侧柏的干燥成熟种仁。秋冬两季采收成熟种子，晒干，除去种皮，收集种仁。

【性味归经】甘，平。归心、肾、大肠经。

【功能主治】养心安神，润肠通便，止汗。用于阴血不足，虚烦失眠，心悸怔忡，肠燥便秘，阴虚盗汗。

【用法用量】内服：煎汤，3～9g，便溏者制霜用；或入丸、散。外用：研末调敷；或鲜品捣敷。

【使用注意】便溏与多痰者慎用。

【文献摘录】

《本草纲目》："柏子仁性平而不寒不燥，味甘而补，辛而能润，其气清香，能透心肾，益脾胃，盖上品药也，宜乎滋养之剂用之。"

《药品化义》："柏子仁，香气透心，体润滋血。同茯神、枣仁、生地、麦冬，为浊中清品，主治心神虚怯，惊悸怔忡，颜色憔悴，肌肤燥痒，皆养血之功也。又取气味俱浓，浊中归肾，同熟地、龟甲、枸杞、牛膝，为封填骨髓，主治肾阴亏损，腰背重痛，足膝软弱，阴虚盗汗，皆滋肾燥之力也。味甘亦能缓肝，补肝胆之不足，极其稳当，但性平力缓，宜多用之为妙。"

败酱草

【来源】本品为败酱科植物白花败酱和黄花败酱的带根全草。夏季开花前采挖，晒至半干，扎成束，再阴干。

【性味归经】辛、苦，凉。归胃、大肠、肝经。

【功能主治】清热解毒，消痈排脓，利湿祛瘀止痛。用于肠痈、肺痈及疮痈肿毒，实热瘀滞所致的胸腹疼痛、产后瘀滞腹痛等。

【用法用量】煎服，9～15g，鲜品适量。

【使用注意】脾胃虚弱者慎用。

【文献摘录】

《本草纲目》："败酱，善排脓破血，故仲景治痈及古方妇人科皆用之。乃易得之物，而后人不知用，盖未遇识者耳。"

《本草正义》："此草有陈腐气，故以败酱得名。能清热泄结，利水消肿，破瘀排脓。惟宜于实热之体。惟产后诸痛，当以瘀露作痛者为宜"。

半边莲

【来源】本品为桔梗科植物半边莲的干燥全草。多于夏季采收，带根拔起，洗净，晒干或阴干。

【性味归经】辛，平。归心、小肠、肺经。

【功能主治】清热解毒，利尿消肿。用于大腹水肿，面足浮肿，痈肿疔疮，蛇虫咬伤，晚期血吸虫病腹水。

【用法用量】内服：煎汤，9～15g；或鲜品，30～90g 捣敷或捣汁调涂。

【使用注意】水肿属阴属者忌服。

【文献摘录】

《滇南本草》："主治血痔、牡痔、牝痔、羊乳痔、鸡冠痔、翻花痔及一切疮毒最良。枝叶熬水，洗诸毒疮、癣，其效如神。"

《本草纲目》："主治蛇虺伤，捣汁饮，以滓围涂之。又治寒气喘及疟疾寒热，同雄黄各二钱，捣泥，碗内覆之，待色。"

《陆川本草》："解毒消炎，利尿，止血生肌。治腹水，小儿惊风，双单乳蛾，漆疮，外伤出血，皮肤疥癣，蛇蜂蝎伤。"

半　夏

【来源】本品为天南星科植物半夏的干燥块茎。夏秋两季采挖，洗净，除去外皮和须根，晒干为生半夏。一般用姜汁、明矾制过入药：经白矾制者，为清半夏；经生姜和白矾制者，为姜半夏；经石灰和甘草制者为法半夏。

【性味归经】辛，温；有毒。归脾、胃、肺经。

【功能主治】生半夏燥湿化痰，降逆止呕，消痞散结。法半夏燥湿化痰。姜半夏温中化痰，降逆止呕。清半夏燥湿化痰。用于湿痰寒痰，咳喘痰多，痰饮眩悸，风痰眩晕，痰厥头痛，呕吐反胃，胸脘痞闷，梅核气；外治痈肿痰核。

【用法用量】内服：一般炮制后使用，3～9g。外用适量，磨汁涂或研末以酒调敷患处。

【使用注意】不宜与川乌、制川乌、草乌、制草乌、附子同用；生品内服宜慎。

【文献摘录】《神农本草经》："味辛，平。主治伤寒寒热，心下坚，下气，喉咽肿痛，头眩，胸胀，咳逆，肠鸣，止汗。"

北沙参

【来源】本品为伞形科植物珊瑚菜的根。主产于山东、江苏，福建等地亦产。

【性味归经】甘、微苦，微寒。归肺、脾经。

【功能主治】养阴清肺，益胃生津。用于阴虚肺燥有热之干燥少痰、咯血或咽干音哑等。或用于胃阴虚有热之口干多饮、饥不欲食、大便干结、舌苔光剥或舌红少津及胃痛、胃胀、干呕等症。

【用法用量】内服：煎汤，4.5～9g；亦可熬膏或入丸剂。

【使用注意】风寒作嗽及肺胃虚寒者忌服。

【文献摘录】

《本草汇言》引林仲先医案："治一切阴虚火炎，似虚非虚，逆气不降，清气不升，为烦，为渴，为胀，为满，不食，用真北沙参五钱水煎服。"

《本草从新》："专补肺阴，清肺火，治久咳肺痿。"

荜 茇

【来源】本品为胡椒科植物荜茇的干燥近成熟或成熟果穗。果穗由绿变黑时采收，除去杂质，晒干。

【性味归经】辛，热。归胃、大肠经。

【功能主治】温中散寒，下气止痛。用于脘腹冷痛，呕吐泄泻，胸痹心痛，偏头痛，鼻渊；外治牙痛。

【用法用量】内服：煎汤，1～3g；或入丸、散。外用：研末搐鼻或纳蛀牙孔中。

【使用注意】实热郁火、阴虚火旺者均忌服。

【文献摘录】

《本草纲目》："荜茇，为头痛、鼻渊、牙痛要药，取其辛热能入阳明经散浮热也。"

《本草衍义》："走肠胃中冷气，呕吐，心腹满痛。"

荜澄茄

【来源】本品为樟科植物山鸡椒的干燥成熟果实。秋季果实成熟时采收，除去杂质，晒干。

【性味归经】辛，温。归脾、胃、肾、膀胱经。

【功能主治】温中散寒，行气止痛。用于胃寒呕逆，脘腹冷痛，寒疝腹痛，寒湿郁滞，小便浑浊。

【用法用量】内服：煎汤，1～3g；或入丸、散。外用：研末搽牙或搐鼻。

【使用注意】阴虚血分有热、发热咳嗽禁用。

【文献摘录】

《本草纲目》："暖脾胃，止呕吐哕逆。"

《本草撮要》："荜澄茄功专治膀胱冷气，得白豆蔻治噎食不纳，得高良姜治寒呃，得薄荷、荆芥治鼻塞不通，得荜茇为末搽牙，治齿浮热痛，若蜈蚣咬伤，荜澄茄研末调敷。"

薄 荷

【来源】本品为唇形科薄荷属植物薄荷的干燥地上部分。夏秋两季茎叶茂盛或花开至三轮时，选晴天，分次采割，摊晒两天，稍干后扎成小把，再晒干或阴干。切断，生用。

【性味归经】辛，凉。归肺、肝经。

【功能主治】疏散风热，清利头目，利咽透疹，疏肝行气。用于风热表证，头痛目赤，咽喉肿痛，麻疹不透，瘾疹瘙痒，肝郁胁痛。

【用法用量】内服：煎汤，3～6g，不可久煎，宜作后下；或入丸、散。外用：适量，煎水或捣汁涂敷。

【使用注意】阴虚血燥、肝阳偏亢、表虚汗多者忌服。

【文献摘录】

《本草纲目》：“薄荷辛能发散，凉能清利，专于消风散热。故头痛、头风、眼目、咽喉、口齿诸病，小儿惊热及瘰疬、疮疥为要药。”

《本草新编》：“薄荷不特善解风邪，尤善解忧郁。用香附以解郁，不若用薄荷解郁之更神。薄荷入肝胆之经，善解半表半里之邪，较柴胡更为轻清。”

补骨脂

【来源】本品为豆科植物补骨脂的干燥成熟果实。秋季果实成熟时采收果序，晒干，搓出果实，除去杂质即成。

【性味归经】辛，温。归肾、脾经。

【功能主治】温肾助阳，纳气平喘，温脾止泻。用于肾虚冷泻，遗尿，滑精，小便频数，阳痿，腰膝冷痛，虚寒喘嗽。外用治白癜风。

【用法用量】内服：煎汤，6～15g；或入丸、散。外用：适量，酒浸涂患处。

【使用注意】阴虚火旺及有湿热之证者忌服本品。

【文献摘录】

《玉楸药解》：“温暖水土，消化饮食，升达脾胃，收敛滑泄、遗精、带下、溺多、便滑诸证。”

《本草经疏》：“补骨脂，能暖水脏；阴中生阳，壮火益土之要药也。”

《药性论》：“主男子腰疼，膝冷囊湿，逐诸冷痹顽，止小便利，腹中冷。”

苍　术

【来源】南苍术为植物南苍术的干燥根茎。北苍术为植物北苍术的干燥根茎。

【性味归经】辛、苦，温。归脾、胃经。

【功能主治】燥湿健脾，祛风散寒，明目。用于湿盛困脾，倦怠嗜卧，脘痞腹胀，食欲不振，呕吐，泄泻，痢疾，疟疾，痰饮，水肿，时气感冒，风寒湿痹，足痿，夜盲。

【用法用量】内服：煎汤，6～15g；熬膏或入丸、散。

【使用注意】阴虚内热、气虚多汗者忌服。

【文献摘录】

《医学启源》：“苍术气温，味甘，主治与白术同，若除上湿、发汗，功最大，若补中焦、除湿，力少。”

《玉楸药解》：“白术守而不走，苍术走而不守，故白术善补，苍术善行。其消食纳谷、止呕住泄亦同白术，而泄水开郁苍术独长。”

《本草正义》：“苍术气味雄厚，较白术愈猛，能彻上彻下，燥湿而宣化痰饮，芳香辟秽，胜四时不正之气，故时疫之病多用之。”

草豆蔻

【来源】本品为桔梗科植物党参的根。秋季采挖，除去地上部分，洗净泥土，晒至半干，用手或木板搓揉，使皮部与木质部贴紧，饱满柔软，然后再晒再搓，反复3～4次，最后晒干即成。为姜科植物草豆蔻的种子团。秋季果实略变黄色时采收，采得后晒至八九成干，剥去果皮，再晒至足干。或将果实用沸水略烫后晒至半干，去其果皮，再晒至足干即成。

【性味归经】辛，温。归脾、胃经。

【功能主治】燥湿行气，温中止呕。用于寒湿内阻，脘腹胀满冷痛，嗳气呕逆，不思饮食等。

【用法用量】内服：煎汤，3～6g；或入丸、散。

【使用注意】阴虚血少、津液不足者禁服，无寒湿者慎服。

【文献摘录】

《开宝本草》：“下气，止霍乱。”

《珍珠囊》：“益脾胃，去寒，又治客寒心胃痛。”

《本草经疏》：“凡疟不由于瘴气；心痛、胃脘痛由于火而不由于寒；湿热瘀滞，暑气外侵而成滞下赤白，里急后重及泄泻暴注口渴，湿热侵脾，因作胀满，或小水不利，咸属暑气湿热，皆不当用。”

草　果

【来源】本品为姜科植物草果的果实。10～11月果实开始成熟变为红褐色而未开裂时采收，晒干或微火烘干。

【性味归经】辛，温。归脾、胃经。

【功能主治】燥湿温中，除痰截疟。用于寒湿内阻，脘腹胀痛，痞满呕吐，疟疾寒热。

【用法用量】内服：煎汤，3～6g；或入丸、散。

【使用注意】气虚或血亏、无寒湿实邪者忌服。

【文献摘录】

《本草求真》：“草果与草豆蔻，诸书皆载气味相同，功效无别，服之皆能温胃逐寒。然此气味浮散，凡冒巅雾不正瘴疟，服之直入病所而皆有效。”

《本草正义》：“草果辛温燥烈，善除寒湿而温燥中宫，故为脾胃寒湿主药……”

《本经逢原》：“除寒，燥湿，开郁，化食，利膈上痰，解面食、鱼、肉诸毒。”

草　乌

【来源】本品为毛茛科植物北乌头的干燥块根。秋季茎叶枯萎时采挖，除去须根及泥沙，干燥。

【性味归经】辛、苦，热；有大毒。归心、肝、肾、脾经。

【功能主治】祛风除湿，温经止痛。用于风寒湿痹，关节疼痛，心腹冷痛，寒疝作痛及麻醉止痛。

【用法用量】内服：一般炮制后用，煎汤，3～9g；或入丸、散或酒剂服，1～2g。入汤剂应先煎0.5～1小时。外用：生用，适量，研末调敷，或用醋、酒磨涂。

【使用注意】生品内服宜慎。有大毒，不宜久服。孕妇忌用。不宜与半夏、瓜蒌、川贝母、浙贝母、白蔹、白及同用。皮肤破损处不宜用。

【文献摘录】《本草述》："草乌头类，洵为至毒之药，第先圣用药以去病，盖期于得当也。如草乌辈之用，固沉寒痼冷足以相当，或寒湿合并，结聚癖块，阻塞真阳，一线未绝，非是不足以相当而战必克，是所攻者湿风，正赖有此也。如瘫痪证，先哲多用之，盖为其寒湿消阳，经络之所结聚顽痰死血，非是不可以开道路，令流气破积之药得以奏绩耳。盖因于风虚则病湿，湿聚而不化则病于风毒，因谓之顽风，是其所治者湿风也（经曰气虚者寒也，又曰中气之湿，此内之寒湿相合，即风虚之义）。故明其为风虚，则知用此以透阳之郁，岂得如郝太守概以为治风，而投之风淫者以取败哉?"

柴　胡

【来源】本品为伞形科植物柴胡或狭叶柴胡的干燥根。根据性状不同，分别习称北柴胡和南柴胡。春秋两季采挖，除去茎叶和泥沙，干燥。

【性味归经】辛、苦，微寒。归肝、胆、肺经。

【功能主治】疏散退热，疏肝解郁，升举阳气。用于感冒发热，寒热往来，胸胁胀痛，月经不调，子宫脱垂，脱肛。

【用法用量】内服：煎汤，3～10g。

【使用注意】大叶柴胡的干燥根茎表面密生环节，有毒，不可当柴胡用。

【文献摘录】

《本草正》："柴胡用此者用其凉散，平肝之热。其性凉，故解寒热往来，肌表潮热，肝胆火炎，胸胁痛结，兼治疮疡，血室受热；其性散，故主伤寒邪热未解，温病热盛，少阳头痛，肝经郁证。"

《医学启源》："妇人产前产后必用之药也。善除本经头痛，非此药不能止。治心下痞、胸膈中痛……引胃气上升，以发散表热。"

《本经逢原》："柴胡，小儿五疳羸热，诸疟寒热，咸宜用之。痘疹见点后有寒热，或胁下疼热，于透表药内用之，不使热留少阳经中，则将来无咬牙之患。"

常　山

【来源】本品为虎耳草科植物黄常山的根。秋季采挖，除去茎苗及须根，洗净，晒干。

【性味归经】苦、辛，寒；有毒。入肝、脾经。

【功能主治】涌吐痰饮，截疟。用于痰饮停聚，胸膈痞塞，疟疾。

【用法用量】内服：煎汤，5～9g；或入丸、散。

【使用注意】有催吐副作用，用量不宜过大。孕妇慎用。

【文献摘录】

《雷公炮炙论》："勿令老人、久病服之，切忌也。"

《本草经疏》："疟非由于瘴气及老痰积饮所致者勿用。"

车前子

【来源】本品为车前科植物车前或平车前的干燥成熟种子。夏秋两季种子成熟时采收果穗，晒干，搓出种子，除去杂质即成。

【性味归经】甘，寒。归肝、肾、肺、小肠经。

【功能主治】清热利尿通淋，渗湿止泻，明目，祛痰。用于热淋涩痛，水肿胀满，暑湿泄泻，目赤肿痛，痰热咳嗽。

【用法用量】内服：9～15g，包煎。

【使用注意】凡内伤劳倦、阳气下陷、肾虚精滑及内无湿热者慎服。

【文献摘录】

《神农本草经》："主气癃、止痛，利水道小便，除湿痹。"

《雷公炮制药性解》："车前子，利水宜入足太阳，行血宜入足厥阴，然逐水之剂，多损于目。《本草》云：明目者，以清肝热，如釜底抽薪，非因泄水之功也。"

《本草经疏》："车前子，其主气癃、止痛，通肾气也。小便利则湿去，湿去则痹除。伤中者必内起烦热，甘寒而润下，则烦热解，故主伤中。女子淋沥不欲食，是脾肾交病也，湿去则脾健而思食，气通则淋沥自止，水利则无胃家湿热之气上熏，而肺得所养矣。"

陈　皮

【来源】本品为芸香科植物橘及其栽培变种的干燥成熟果皮。秋季果实成熟时采收果皮，晒干。陈皮多剥成不规则块片。广陈皮多切成整齐的三瓣或十字形切成四瓣，基部相连。

【性味归经】辛、苦，温。归脾、肺经。

【功能主治】理气健脾，燥湿化痰。用于胸脘胀满，食少吐泻，咳嗽痰多。

【用法用量】内服：3～9g。

【使用注意】气虚体燥、阴虚燥咳、吐血及内有实热者慎服。

【文献摘录】《神农本草经》："主胸中瘕热，逆气，利水谷。久服，去臭下气。"

沉　香

【来源】本品为瑞香科植物沉香或白木香的含有树脂的木材。国产沉香的采集：选择树干直径30cm以上的大树，在距地面1.5～2m处的树干上用刀顺砍数刀，深3～4cm，待其分泌树脂，经数年后，即可割取沉香。割取时造成的新伤口仍可继续生成沉香。又法：在距离地面约1m处的树干上凿成深3～6cm、直径3～10cm的数个小口（俗称“开香门”），然后用泥土封好，待伤口附近的木质部分泌树脂，数年后生成沉香，即可割取。又枯死的白木香树，有时亦可觅得沉香，此香因年代较久，含脂量高，品质较好，但产量不多。采得沉香后，再用小刀剔除不含树脂的部分，晒干后即为成品。须贮藏于密闭的容器内，置阴凉干燥处，防止走油、干枯。

【性味归经】辛、苦，温。归肾、脾、胃经。

【功能主治】行气止痛，温中止呕，纳气平喘。用于气逆喘息，呕吐呃逆，脘腹胀痛，腰膝虚冷，大肠虚秘，小便气淋，男子精冷。

【用法用量】内服：煎汤后下，1.5～4.5g；磨汁或入丸、散。

【使用注意】阴亏火旺、气虚下陷者慎服。

【文献摘录】

《药品化义》：“沉香纯阳而升，体重而沉，味辛走散，气雄横行，故有通天彻地之功，治胸背四肢诸痛及皮肤作痒。且香能温养脏腑，保和卫气。若寒湿滞于下部，以此佐舒经药，善驱逐邪气；若跌仆损伤，以此佐和血药，能散瘀定痛；若怪异诸病，以此佐攻痰药，能降气安神。总之，疏通经络，血随气行，痰随气转，凡属痛痒，无不悉愈。”

《本草新编》：“沉香温肾而又通心，用黄连、肉桂以交心肾者，不若用沉香更为省事，一药而两用之也。但用之以交心肾，须用之一钱为妙，不必水磨，切片为末，调入于心肾补药中同服可也。”

赤　芍

【来源】本品为毛茛科植物芍药或川赤芍的干燥根。春秋两季采挖，除去根茎、须根及泥沙，晒干。

【性味归经】苦，微寒。归肝经。

【功能主治】清热凉血，散瘀止痛。用于热入营血，温毒发斑，吐血衄血，经闭痛经，癥瘕腹痛，跌打损伤，痈肿疮疡。

【用法用量】煎服，6～12g。

【使用注意】不宜与藜芦同用。不宜用于血虚经闭者。

【文献摘录】

《神农本草经》：“芍药味苦平。主邪气腹痛，除血痹，破坚积寒热疝瘕，止痛……

生川谷。”

《本草从新》：“白芍药……白益脾，能于土中泻木；赤散邪，能血中之滞。赤白各随花色，单瓣者入药。”

赤石脂

【来源】本品为硅酸盐类矿物多水高岭石族多水高岭石，主含四水硅酸铝。主产于福建永春、德化、连城，河南禹县、济源，江苏镇江、无锡、苏州，陕西延安，湖北孝感等地。

【性味归经】甘、酸、涩，温。归脾、胃、大肠经。

【功能主治】涩肠止血，生肌敛疮。用于久泻久痢，气陷脱肛，崩漏，便血，寒湿带下，疮疡不敛。

【用法用量】先煎，9～12g；外用适量，研细末撒患处或调敷。

【使用注意】本品性收涩，湿热积滞泻痢者不宜用。孕妇慎用。畏官桂。

【文献摘录】《本草纲目》：“五色脂，涩而重，故能收湿止血而固下。甘而温，故能益气生肌而调中。中者，肠胃肌肉惊悸黄疸是也。下者，肠澼泄痢崩带失精是也。五种主疗，大抵相同，故《本经》不分条目。《别录》虽分五种，而性味、归经、主治亦甚相远，但以五味配五色为异，亦是强分尔。赤白二种，一入气分，一入血分，故时用尚之。”“仲景桃花汤，治下利便脓血者，取石脂之重涩，入下焦血分而固脱；干姜之辛温，暖下焦气分而补虚；粳米之甘温，佐石脂而固肠胃也。”

川贝母

【来源】本品为百合科植物川贝母、暗紫贝母、甘肃贝母、梭砂贝母、太白贝母或瓦布贝母的干燥鳞茎。

【性味归经】苦、甘，微寒。归肺、心经。

【功能主治】清热润肺，化痰止咳，散结消痈。用于肺热燥咳，干咳少痰，阴虚劳嗽，痰中带血，瘰病，乳痈肺痈。

【用法用量】煎服，3～10g；研粉冲服，1 次 1～2g。

【使用注意】不宜与川乌、制川乌、草乌、制草乌、附子同用。

【文献摘录】《药性解》：“贝母，味辛苦，性微寒，无毒，入心、肺二经。清心润肺，止嗽消痰，主胸腹气逆，伤寒烦热，淋沥、瘕疝、喉痹、金疮、人面疮、瘿疬诸恶疮。去心研用。厚朴、白薇为使，恶桃花，畏秦艽、矾石，反乌头。”

川楝子

【来源】本品为楝科植物川楝的干燥成熟果实。冬季果实成熟时采收，除去杂质，干燥。

【性味归经】苦，寒；有小毒。归肝、小肠、膀胱经。

【功能主治】疏肝泄热，行气止痛，驱虫。用于胸胁、脘腹胀痛，疝痛，虫积腹痛。

【用法用量】内服：煎汤，1.5～3钱；或入丸、散。外用：研末调敷。

【使用注意】脾胃虚寒者忌服。

【文献摘录】《本草经疏》："楝实，主温疾伤寒，大热烦狂者，邪在阳明也，苦寒能散阳明之邪热，则诸证自除。膀胱为州都之官，小肠为受盛之官，二经热结，则小便不利，此药味苦气寒，走二经而导热结，则水道利矣。"

川　乌

【来源】本品为毛茛科植物乌头的干燥母根。6月下旬至8月上旬采挖，除去子根、须根及泥沙，晒干。

【性味归经】辛、苦，热；有大毒。归心、肝、肾、脾经。

【功能主治】祛风除湿，温经止痛。用于风寒湿痹，关节疼痛，心腹冷痛，寒疝作痛及麻醉止痛。

【用法用量】多在炮制后用。一般在中药的配方里，川乌的用量多为1.5～3g。剂量最好不要超过10g，使用的关键是久煎，最好煎煮两个小时以上，以有效降低毒性。另外同干姜、甘草同用，也可降低毒性。内服：煎汤，3～9g；每次1～2g；或入丸、散。外用：适量，研末撒或调敷。

【使用注意】阴虚阳盛、热证疼痛及孕妇忌服。不宜与贝母类、半夏、白及、白蔹、天花粉、瓜蒌类同用。

【文献摘录】《长沙药解》："乌头温燥下行，其性疏利迅速，开通关腠，驱逐寒湿之力甚捷，凡历节、脚气、寒疝、冷积、心腹疼痛之类并有良功。"

川　芎

【来源】本品为伞科植物川芎的根茎，夏季当茎上的节盘显着凸出，并略带紫色时采挖，除去泥沙，晒后炕干，再去须根。

【性味归经】辛，温。归肝、胆、心包经。

【功能主治】活血行气，祛风止痛。用于月经不调，经闭痛经，癥瘕腹痛，胸胁刺痛，跌仆肿痛，头痛，风湿痹痛。

【用法用量】内服：煎汤，3～10g；或入丸、散。外用：研末撒或调敷。

【使用注意】阴虚火旺、上盛下虚及气弱之人忌服。

【文献摘录】

《本经》："主中风入脑头痛，寒痹，筋挛缓急，金创，妇人血闭无子。"

《日华子本草》："治一切风、一切气、一切劳损、一切血，补五劳，壮筋骨，调众脉，破癥结宿血，养新血，长肉，鼻洪，吐血及溺血，痔瘘，脑痈发背，瘰疬瘿赘，疮疥及排脓消瘀血。”

《医学启源》：“补血，治血虚头痛。王好古：搜肝气，补肝血，润肝燥，补风虚。”

穿心莲

【来源】本品为爵床科植物穿心莲的干燥地上部分。本品口尝，味涩不苦，稍许即苦而持久，由舌尖向后苦至喉部，似穿心之状，如黄连之苦，故名。主产于福建、广东、广西。

【性味归经】苦，寒。归心、肺、大肠、膀胱经。

【功能主治】清热解毒，凉血消肿。用于外感风热，咽喉肿痛，口舌生疮，顿咳劳嗽，热痢腹痛，热淋涩痛，痈肿疮疡，毒蛇咬伤。

【用法用量】内服：煎汤，6～9g。外用：水煎煮汁洗患处，或取汁点患处。

【使用注意】穿心莲味极苦，入煎剂易引起恶心呕吐，故多用于丸剂、片剂。胃及十二指肠溃疡病患者不宜服用。

【文献摘录】

《岭南采药录》：“能解蛇毒，又能理内伤咳嗽。”

《泉州本草》：“清热解毒，消炎退肿。治咽喉炎症，痢疾，高热。”

《广西中草药》：“止血凉血，拔毒生肌，治肺脓疡，口腔炎。”

椿　皮

【来源】本品为苦木科植物臭椿的干燥根皮或干皮。全年均可剥取，晒干，或刮去粗皮晒干。

【性味归经】苦、涩，寒。归大肠、胃、肝经。

【功能主治】清热燥湿，收涩止带，止泻，止血。用于赤白带下，湿热泻痢，久泻久痢，便血，崩漏。

【用法用量】内服：煎汤，6～9g。

【使用注意】脾胃虚寒者慎用。

【文献摘录】《药性赋》：“椿根白皮主泻血。”

磁　石

【来源】本品为氧化物类矿物尖晶石族磁铁矿，主含四氧化三铁。开采后除去杂石，选择吸铁能力强者（称“活磁石”或“灵磁石”）入药。

【性味归经】咸，寒。归肝、心、肾经。

【功能主治】镇惊安神，平肝潜阳，聪耳明目，纳气平喘。用于惊悸失眠，头目眩晕，耳鸣耳聋，虚喘，怔忡。

【用法用量】内服：煎汤，9～30g，打碎先煎；或入丸剂。外用：研末掺或调敷。

【使用注意】脾胃虚者不宜多服、久服。

【文献摘录】《本草汇言》："论磁石补肾平肝之功，薛宜生：肾为水脏，磁石色黑而法水，故能养肾而强骨益髓，镇重以象金，故能平肝而主风湿痛痹，善通肢节者也，如古方之治耳聋，明目昏，安惊痫，消鼠瘘痈肿，亦莫非肝肾虚火之为胜耳。此药色黑味咸，体重而降，有润下以制阳光之意。"

蒺　藜

【来源】本品为蒺藜科蒺藜属植物蒺藜和大花蒺藜的果实。8～9月果实由绿色变成黄白色，大部分已成熟时割取全株，晒几天，脱粒，再晒干。

【性味归经】苦、辛，平。归肝、肺经。

【功能主治】平肝解郁，活血祛风，明目，止痒。用于头痛，眩晕，胸胁胀痛，乳房胀痛，癥瘕瘰疬，目赤翳障，风疹瘙痒，白癜风，痈疽。

【用法用量】内服：煎汤，6～9g；或入丸、散。外用：水煎洗；或研末调敷。

【使用注意】血虚气弱及孕妇慎服。

【文献摘录】

《本草正》："白蒺藜，凉血养血，亦善补阴。用补宜炒熟去刺，用凉宜连刺生捣。去风解毒，白者良。"

《本草新编》："蒺藜子，沙苑者为上，白蒺藜次之，种类虽异，而明目去风则一。但白蒺藜善破癥结，而沙苑蒺藜则不能也。沙苑蒺藜善止遗精溺，治白带、喉痹，消阴汗，而白蒺藜则不能也。"

刺五加

【来源】本品为五加科植物刺五加的根、根茎或茎叶。9月下旬至10月中旬或春季树液流动前采收根、根茎及茎，去掉泥土，切成30～40cm长，晒干后捆成小捆，或切成5cm长小段，晒干后装袋保存。药用叶可在8月采摘，干燥后保存。

【性味归经】甘、微苦，温。归脾、肺、肾、心经。

【功能主治】益气健脾，补肾安神。用于脾肺气虚，体虚乏力，食欲不振，肺肾两虚，久咳虚喘，肾虚腰膝酸痛，心脾不足，失眠多梦。

【用法用量】内服：煎汤，6～15g；或入丸、散；泡酒。外用：适量，研末调敷；或鲜品捣敷。

【使用注意】阴虚火旺者慎服。

葱　白

【来源】本品为百合科植物葱近根部的鳞茎。我国各地均有种植。随时可采，采挖后切去须根及叶，剥去外膜。本品有葱臭气，味辛辣。鲜用。

【性味归经】辛，温。归肺、胃经。

【功能主治】发表，通阳，解毒，杀虫。用于风寒感冒，阴寒腹痛，二便不通，痢疾，疮痈肿痛，虫积腹痛。

【用法用量】煎服，3～10g。外用适量。

【使用注意】表虚多汗者忌服。

【文献摘录】

张元素："葱茎白专主发散，以通上下阳气，故《活人书》治伤寒头痛如破，用连须葱白汤主之。"

《本草经疏》："葱，辛能发散，能解肌，能通上下阳气，故外来怫郁诸证，悉皆主之。"

大腹皮

【来源】本品为棕榈科植物槟榔的干燥果皮。冬季至次春采收未成熟的果实，煮后干燥，纵剖两瓣，剥取果皮，习称"大腹皮"；春末至秋初采收成熟果实，煮后干燥，剥取果皮，打松，晒干，习称"大腹毛"。

【性味归经】甘、辛，微温。归脾、胃、大肠、小肠经。

【功能主治】下气宽中，行水消肿。用于湿阻气滞，脘腹胀闷，大便不爽，水肿胀满，脚气浮肿，小便不利。

【用法用量】内服：煎汤，5g～10g；或入丸、散。外用：适量，煎水洗；或研末调敷。

【使用注意】气虚体弱者慎服。

【文献摘录】《本草经疏》："大腹皮，即槟榔皮也。其气味所主，与槟榔大略相同，第槟榔性烈，破气最捷，腹皮性缓，下气稍迟。入阳明、太阴经，二经虚则寒热不调，逆气攻走，或痰滞中焦，结成膈证；或湿热郁积，酸味醋心；辛温暖胃豁痰，通行下气，则诸证除矣。大肠壅毒，以其辛散破气而走阳明，故亦主之也。"

大　黄

【来源】本品为蓼科植物掌叶大黄、唐古特大黄或药用大黄的根茎。9～10月间选择生长3年以上的植株，挖取根茎，切除茎叶、支根，刮去粗皮及顶芽，风干、烘干或切片晒干。

【性味归经】苦，寒。归脾、胃、大肠、肝、心包经。

【功能主治】泻下攻积，清热泻火，凉血解毒，逐瘀通经，利湿退黄。用于实热积滞便秘，血热吐衄，目赤咽肿，痈肿疔疮，肠痈腹痛，瘀血经闭，产后瘀阻，跌打损伤，湿热痢疾，黄疸尿赤，淋证，水肿；外治烧烫伤。

【用法用量】内服：煎汤，3～15g；用于泻下不宜久煎。外用：适量，研末敷于患处。

【使用注意】孕妇及月经期、哺乳期慎用。

大　蓟

【来源】本品为菊科多年生草本植物蓟的干燥地上部分。

【性味归经】甘、苦，凉。主归心、肝经。

【功能主治】凉血止血，散瘀解毒消痈。用于血热出血，疮疡痈肿疔疖，瘰疬，肺痈、肠痈及恶疮疥癣，跌打损伤，瘀肿疼痛。

【用法用量】内服：煎汤，5～30g；鲜品可用至30～60g；亦可捣汁或研末服。外用：适量，捣敷或捣汁涂。

【使用注意】大蓟性寒凉，而凉血破瘀，凡脾胃虚寒、胃弱食少便溏者或无瘀滞者慎用。

【文献摘录】

《本草易读》："大蓟根治吐衄崩漏，兼治女子赤白之沃；叶疗肠痈仆损，兼疗恶疮疥癣之。善消瘀血，尤能安胎。"

《本草新编》："（大小蓟）破血止血甚奇，消肿安崩亦效，去毒亦神，但用于初起之血症，大得奇功，而不能治久伤之血症也。盖性过于凉，非胃所喜，可以降火，而不可以培土故耳。"

大青叶

【来源】本品为十字花科植物菘蓝的干燥叶。原植物喜温暖环境，耐寒、怕涝，多系栽培，以排水良好、肥沃疏松的砂质土壤最宜生长。主产于江苏、浙江、安徽、河南、河北等地。

【性味归经】苦，大寒。归心、肺、胃经。

【功能主治】清热解毒，凉血消斑。用于温邪入营，症见高热神昏，发斑发疹，黄疸，热痢，痄腮，喉痹，丹毒，痈肿。

【用法用量】内服：煎汤，3～5钱；鲜品10～20钱。外用适量。

【使用注意】脾胃虚寒者慎用。

【文献摘录】

《本草经集注》："味苦，大寒，无毒。主治时气头痛，大热，口疮。"

《冷庐医话》："目赤肿痛，用大青叶煎汤饮之，肿赤即退，或鲜野刺苋煎汁饮数次，红肿亦退，起星者，加木贼草同煎；起云翳者，加蝉衣同煎服，皆有良效。"

大　蒜

【来源】本品为百合科植物大蒜的鳞茎。6月叶枯时采挖，除去泥沙，通风晾干或烘烤至外皮干燥。

【性味归经】辛，温。归脾、胃、肺经。

【功能主治】行滞气，暖脾胃，消癥积，解毒，杀虫。治饮食积滞，脘腹冷痛，水肿胀满，泄泻，痢疾，疟疾，百日咳，痈疽肿毒，白秃癣疮，蛇虫咬伤。

【用法用量】内服：煎汤，1.5～3钱；生食、煨食或捣泥为丸。外用：捣敷，作栓剂或切片灸。

【使用注意】阴虚火旺者，以及目疾、口齿、喉、舌诸患和时行病后均忌食。

【文献摘录】

《本草纲目》："葫蒜，其气熏烈，能通五脏，达诸窍，去寒湿，辟邪恶，消痈肿，化癥积肉食，此其功也。故王祯称之云：味久不变，可以资生，可以致远，化臭腐为神奇，调鼎俎，代酰酱，携之旅途，则炎风瘴雨不能加，食腊毒不能害，夏月食之解暑气，北方食肉面，尤不可无，乃《食经》之上品，日用之多助者也。盖不知其辛能散气，热能助火，伤肺、损目。昏神、伐性之害，荏苒受之而不悟也。久食伤肝损眼。"

《本草经疏》："葫，大蒜也。辛温能辟恶散邪，故主除风邪，杀毒气及外治散痈肿疮也。辛温走窜，无处不到，故主归五脏。脾胃之气最喜芳香，熏臭损神耗气，故久食则伤人。肝开窍于目，目得血而能视，辛温太过，则血耗而目损矣。总之，其功长于通达走窍，去寒湿，辟邪恶，散痈肿，化积聚，暖脾胃，行诸气。"

大　枣

【来源】本品为鼠李科植物枣的成熟果实。秋季果实成熟时采收。拣净杂质，晒干；或烘至皮软，再行晒干；或先用水煮一滚，使果肉柔软而皮未皱缩时即捞起，晒干。

【性味归经】甘，温。归脾、胃经。

【功能主治】补脾和胃，益气生津，调营卫，解药毒。用于胃虚食少，脾弱便溏，气血津液不足，营卫不和，心悸怔忡，妇人脏躁。

【用法用量】内服：煎汤，9～15g。

【使用注意】凡有湿痰、积滞，齿病、虫病者均不相宜。心下痞、中满呕吐者忌之。多食动风，脾反受病，小儿疳病不宜食，患痰热者不宜食。

【文献摘录】

《本经逢原》："古用大枣皆是红枣，取生能散表也。入补脾药，宜用南枣，取甘能益津也。"

《本草汇言》："沈氏曰，此药甘润膏凝，善补阴阳、气血、津液、脉络、筋俞、骨髓，一切虚损，无不宜之。如龙谭方治惊悸怔忡，健忘恍惚，志意昏迷，精神不守，或中气不和，饮食无味，百体懒重，肌肉瘦，此属心、脾二脏元神亏损之证，必用大枣治之。佐用陈皮，调畅中脘虚滞之痰。”

代赭石

【来源】本品为三方晶氧化物类矿物赤铁矿的矿石，产于许多矿床和岩石中。主产于山西、河北、广东、河南、山东、四川、湖南等地。开采后，除去杂质泥土，打碎生用或醋淬研粉用。

【性味归经】苦，寒。归肝、胃、心经。

【功能主治】平肝潜阳，重镇降逆，凉血止血。用于噫气呕逆，噎膈反胃，哮喘惊痫，吐血鼻衄，肠风痔瘘，崩漏带下。

【用法用量】内服：煎汤，9～30g；或入丸、散。

【使用注意】孕妇慎用。因含微量砷，故不宜长期服用。

【文献摘录】

《汤液本草》：“代赭石，《圣济经》云怯则气浮，重则所以镇之，怯者亦惊也。”

《本草经疏》：“代赭石，其主五脏血脉中热，血痹、血瘀、贼风及女子赤沃漏下、带下百病，皆肝、心二经血热所致，甘寒能凉血，故主如上诸证也。甘寒又能解毒，故主腹中毒也。”

《长沙药解》：“代赭石，《伤寒》旋覆花代赭汤用之治伤寒汗吐下后，心下痞鞕，噫气不除者，以其降胃而下浊气也。滑石代赭汤用之治百合病下之后者，以其降肺而清郁火者也。”

丹　参

【来源】本品为唇形科植物丹参的干燥根及根茎。春秋两季采挖，除去泥沙，干燥。

【性味归经】苦，微寒。归心、心包、肝经。

【功能主治】活血祛瘀，通经止痛，清心除烦，凉血消痈。用于心绞痛，月经不调，痛经经闭，血崩带下，癥瘕积聚，瘀血腹痛，骨节疼痛，惊悸不眠，恶疮肿毒。

【用法用量】煎服，10g～15g。活血化瘀宜酒炙。

【使用注意】不宜与藜芦同用。

【文献摘录】《本草纲目》：“丹参，按《妇人明理论》云，四物汤治妇人病，不问产前产后，经水多少，皆可通用，惟一味丹参散，主治与之相同。盖丹参能破宿血，补新血，安生胎，落死胎，止崩中滞下，调经脉，其功大类当归、地黄、川芎、芍药故也。”

淡豆豉

【来源】本品为豆科植物大豆的成熟种子的发酵加工品。

【性味归经】苦、辛，凉。归肺、胃经。

【功能主治】解表除烦，宣发郁热。用于感冒，寒热头痛，烦躁胸闷，虚烦不眠。

【用法用量】内服：煎汤，6～12g。

【使用注意】无。

【文献摘录】

《本草纲目》："黑豆性平，作豉则温。既经蒸罯，故能升能散；得葱则发汗，得盐则能吐，得酒则治风，得薤则治痢，得蒜则止血；炒熟则又能止汗，亦麻黄根节之义也。"

《本草经疏》："豉，惟江右淡者治病。《经》云，味苦寒无毒，然详其用，气应微温。盖黑豆性本寒，得蒸晒之气必温，非苦温则不能发汗，开腠理，治伤寒头痛、寒热及瘴气恶毒也。苦以涌吐，故能治烦躁满闷，以热郁胸中，非宣剂无以除之，如伤寒短气烦躁，胸中懊侬，饿不欲食，虚烦不得眠者，用栀子豉汤吐之是也。又能下气调中辟寒，故主虚劳。喘吸，两脚疼冷。"

淡竹叶

【来源】本品为禾本科植物淡竹叶的干燥茎叶，栽后3～4年开始采收。在6～7月将开花时，除留种以外，其余一律离地2～5cm处割起地上部分，晒干，理顺，扎成小把即成。

【性味归经】甘、淡，寒。归心、肺、胃、膀胱经。

【功能主治】清热泻火，除烦止渴，利尿通淋。用于热病烦渴，口舌生疮，牙龈肿痛，小儿惊啼，肺热咳嗽，胃热呕哕，小便赤涩淋浊。

【用法用量】内服：煎汤，9～15g。

【使用注意】无实火、湿热者慎服，体虚有寒者禁服。孕妇忌服；肾亏尿频者忌服。不宜久煎，入食以鲜品为佳，煮粥时宜稀薄，不宜稠厚。

【文献摘录】

《用药指南》："淡竹叶兼解心烦，邪热郁于包络，上凌于心，则心火不宁而烦生焉。淡竹叶气寒入于小肠，心与小肠相通，小肠火泻，心火亦去。"

《生草药性备要》："消痰止渴，除上焦火，明眼目，利小便，治白浊，退热，散痔疮毒。"

《本草汇言》："淡竹叶清心火，利小便，通淋闭之药也。"

当　归

【来源】本品为伞形科植物当归的干燥根。主产于甘肃。秋末采挖，除去须根及泥沙，待水分稍蒸发后，捆成小把，上棚，用烟火缓缓熏干。切薄片，生用或酒炙用。

【性味归经】甘、辛，温，归肝、心、脾经。

【功能主治】补血活血，调经止痛，润肠通便。用于血虚诸症，月经不调，经闭，痛经，癥瘕结聚，崩漏，虚寒腹痛，痿痹，肌肤麻木，肠燥难便，赤痢后重，痈疽疮疡，跌仆损伤。

【用法用量】内服：煎汤，6～12g；或入丸、散；或浸酒；或敷膏。补血宜用归身，活血宜用归尾，和血宜用全当归，补血润肠可生用，调经活血可酒炒或土炒。

【使用注意】湿阻中满及大便溏泄者慎服。

【文献摘录】

《本草正》："当归，其味甘而重，故专能补血，其气轻而辛，故又能行血，补中有动，行中有补，诚血中之气药，亦血中之圣药也。"

《本草正义》："归身主守，补固有功；归尾主通，逐瘀自验；而归头秉上行之性，便血溺血、崩中淋带等之阴随阳陷者，升之固宜。若吐血衄血之气火升浮者，助以温升，岂不为虎傅翼？是止血二字之所当因症而施，固不可拘守其止之一字而误谓其无所不可也。且凡失血之症，气火冲激，扰动血络，而循行不守故道者，实居多数，当归之气味俱厚，行则有余，守则不足，亦不可过信归所当归一语，而有循名失实之咎。"

党　参

【来源】本品为桔梗科植物党参、素花党参或川党参的干燥根。

【性味归经】甘，平。归脾、肺经。

【功能主治】健脾益肺，养血生津。用于脾肺气虚，食少倦怠，咳嗽虚喘，气血不足，面色萎黄，心悸气短，津伤口渴，内热消渴。

【用法用量】内服：煎汤，9～30g；熬膏或入丸、散。

【使用注意】不宜与藜芦同用。

【文献摘录】《本草正义》："党参力能补脾养胃，润肺生津，健运中气，本与人参不甚相远。其尤可贵者，则健脾运而不燥，滋胃阴而不湿，润肺而不犯寒凉，养血而不偏滋腻，鼓舞清阳，振动中气而无刚燥之弊。且较诸辽参之力量厚重，而少偏于阴柔，高丽参之气味雄壮，而微嫌于刚烈者，尤为得中和之正，宜乎五脏交受其养，而无往不宜也。特力量较为薄弱，不能持久，凡病后元虚，每服二三钱，止足振动其一日之神气，则信乎和平中正之规模，亦有不耐悠久者。然补助中州而润泽四隅，故凡古今成方之所用人参，无不可以潞党参当之，即凡百证治之应用人参者，亦无不可以潞党参投之。"

刀　豆

【来源】本品为豆科植物刀豆的种子。秋季种子成熟时，采收果实，晒干剥取种子，或先剥取种子然后晒干。

【性味归经】甘，温。归脾、胃、大肠、肾经。

【功能主治】温中，下气，止呃。用于虚寒呃逆，呕吐。

【用法用量】内服：煎汤，3～5钱；或烧存性研末。

【使用注意】《四川中药志》："胃热盛者慎服。"

【文献摘录】《本草纲目》："刀豆，《本草》失载，惟近时小书载其暖而补元阳也。又有人病后呃逆不止，声闻邻家，或令取刀豆子烧存性，白汤调服二钱，即止。此亦取其下气归元而逆自止也……温中下气，利肠胃，止呃逆，益肾补元。"

地榆

【来源】本品为蔷薇科植物地榆或长叶地榆的干燥根，后者习称"绵地榆"。春季将发芽时或秋季植株枯萎后采挖，除去须根，洗净，干燥，或趁鲜切片，干燥。

【性味归经】苦、酸、涩，微寒。归肝、大肠经。

【功能主治】凉血止血，解毒敛疮。用于便血痔血，血痢，崩漏，水火烫伤，痈肿疮毒。

【用法用量】内服：煎汤，9～15g；或入丸、散。外用：捣汁或研末掺。

【使用注意】本品性寒酸涩，凡虚寒性出血或有瘀者慎用。对大面积烫伤者，不宜用地榆制剂外涂，以防所含鞣质被大量吸收而引起中毒性肝炎。

【文献摘录】

《本草纲目》："月经不止，血崩，漏下赤白，煎醋服。"

《本经》："妇人乳产，痛七伤，带下五漏，止痛止汗，除恶肉，疗金疮。"

《本草求真》："地榆，诸书皆言因其苦寒，则能入于下焦血分除热，俾热悉从下解。又言性沉而涩，凡人症患吐衄崩中肠风血痢等症，得此则能涩血不解。按此不无两歧，讵知其热不除，则血不止，其热既清，则血自安，且其性主收敛，既能清降，又能收涩，则清不虑其过泄，涩亦不虑其或滞，实力解热止血药也。"

丁香

【来源】本品为姚金娘科植物丁香的干燥花蕾。每年有两次花期，12月至翌年2月和4～6月，采收时间在2～7月。花蕾开始呈白色，渐次变绿色，最后呈鲜红色时可采集，将采得的花蕾除去花梗晒干即成。

【性味归经】温，辛。归脾、胃、肺、肾经。

【功能主治】温中降逆，补肾助阳。用于脾胃虚寒，呃逆呕吐，食少吐泻，心腹冷痛，肾虚阳痿。

【用法用量】内服：煎汤，1～3g；或入丸、散。外用：适量，研末敷。

【使用注意】不宜与郁金同用。

【文献摘录】《本草经疏》："丁香，其主温脾胃、止霍乱壅胀者。盖脾胃为仓凛之宜，饮食生冷，伤于脾胃，留而不去，则为壅塞胀满，上涌下泄，则为挥霍撩乱，辛温暖脾胃而行滞气，则霍乱止而壅胀消矣。齿疳者，亦阳明湿热上攻也，散阳明之邪，则疳自除。疗风毒诸肿者，辛温散结，而香气又能走窍除秽浊也。”

冬葵子

【来源】本品为锦葵科植物野葵和冬葵的果实。春季种子成熟时采收。

【性味归经】甘，寒。归大肠、小肠、肝、肺、胃、膀胱经。

【功能主治】利水通淋，滑肠通便，下乳。用于淋病，水肿，大便不通，乳汁不行。

【用法用量】内服：煎汤，6～15g；或入散剂。

【使用注意】脾虚肠滑者禁服。孕妇慎服。

【文献摘录】

《本草纲目》：“葵，气味俱薄，淡滑为阳，故能利窍通乳，消肿滑胎也。其根、叶与子，功用相同，通大便，消水气，滑胎，治痢。”

《本草衍义》：“患痈疖毒热内攻，未出脓者，水吞三五枚，遂作窍，脓出。”

《神农本草经》：“主五脏六腑寒热羸瘦，五癃，利小便。”

独　活

【来源】本品为伞形科植物重齿毛当归的干燥根。春初苗刚发芽或秋末茎叶枯萎时采挖，除去须根和泥沙，摊晾至表皮干燥，烘至半干，堆置2～3天，发软后再烘至全干。

【性味归经】辛、苦，微温。归肾、膀胱经。

【功能主治】祛风除湿，通痹止痛。用于风寒湿痹，腰膝疼痛，少阴伏风头痛，风寒夹湿头痛。

【用法用量】内服：煎汤，3～10g。外用：适量，煎汤洗。

【使用注意】阴虚血燥者慎用。气血虚而遍身痛及阴虚下体痿弱者禁用。一切虚风类中，咸非独活所宜。

【文献摘录】

《汤液本草》：“独活，治足少阴伏风，而不治太阳，故两足寒湿，浑不能动止，非此不能治。”

《本草经疏》：“独活，其主风寒所击，金疮止痛者。金疮为风寒之所袭击，则血气壅而不行，故其痛愈甚。独活之苦甘辛温，能辟风寒，邪散则肌表安和，气血流通，故其痛自止也。奔豚者，肾之积。肾经为风寒乘虚客之，则成奔豚，此药本入足少阴，故治奔豚。痫与痓皆风邪之所成也，风去则痫痓自愈矣。女子疝瘕者，寒湿乘虚中肾家所致也，苦能燥湿，温能辟寒，辛能发散，寒湿去而肾脏安，故主女子疝瘕及疗诸贼风、百节痛风无久新也。”

莪　术

【来源】本品为姜科植物蓬莪术、广西莪术或温郁金的干燥根茎。冬季茎叶枯萎后采挖，洗净，蒸或煮至透心，晒干或低温干燥后除去须根及杂质。

【性味归经】辛、苦，温。归肝、脾经。

【功能主治】行气破血，消积止痛。用于血气心痛，饮食积滞，脘腹胀痛，血滞经闭，痛经，癥瘕痞块，跌打损伤。

【用法用量】内服：煎汤，3～10g；或入丸、散。外用：适量，煎汤洗；或研末调敷。

【使用注意】月经过多及孕妇禁服。

【文献摘录】《本草汇笺》：“莪术色紫入肝，属血分，以其味辛烈，专攻气中之血。二物欲其先入气则火炮，欲其先入血则醋炒。”

番泻叶

【来源】本品为豆科植物狭叶番泻或尖叶番泻的小叶，通常于9月采收，晒干生用。狭叶番泻在开花前摘取叶，阴干，按叶片大小和品质优劣分级，用水压机打包。尖叶番泻在果实成熟时剪下枝条，摘取叶片，晒干，按完整叶与破碎叶分别包装。

【性味归经】甘、苦，寒，归大肠经。

【功能主治】泄热导滞。用于热结便秘，积滞腹胀。

【用法用量】内服：煎汤（后入），2～6g；研末，1.5～3g；或泡水服。

【使用注意】体虚及孕妇忌服。

【文献摘录】《现代实用中药》：“番泻叶，少用为苦味健胃药，能促进消化；服适量能起缓下作用；欲其大泻则服4～6公分，作浸剂，约数小时即起效用而泄泻。”

防　风

【来源】本品为伞形科植物防风的根。

【性味归经】辛、甘，微温。归膀胱、肝、脾经。

【功能主治】祛风解表，胜湿止痛，止痉。用于感冒头痛，风湿痹痛，风疹瘙痒，破伤风。

【用法用量】内服：煎汤5～10g；或入丸、散剂。外用：研末调敷。

【使用注意】血虚发痉及阴虚火旺者忌服。

【文献摘录】《本草正》：“防风，用此者用其气平散风，虽膀胱脾胃经药，然随诸经之药，各经皆至。气味俱轻，故散风治一身之痛，疗风眼，止冷泪。风能胜湿，故亦去湿，除遍体湿疮。若随实表补气诸药，亦能收汗，升举阳气，止肠风下血崩漏。

然此风药中之润剂，亦能走散上焦元气，误服久服，反能伤人。”

榧 子

【来源】本品为红豆杉科常绿乔木植物榧树的成熟种子。

【性味归经】甘，平。归肺、胃、大肠经。

【功能主治】杀虫消积，润肺止咳，润燥通便。用于钩虫病，蛔虫病，绦虫病，虫积腹痛，小儿疳积，肺燥咳嗽，大便秘结。

【用法用量】水煎，9～15g。榧子生用杀虫、通便、润肺力胜，多用于虫证、肠燥便秘、肺燥咳嗽。炒用后于长消积疗疳，多用于小儿疳积。

【使用注意】大便溏薄者不宜；肺热痰咳不宜。孕妇慎用。入煎剂宜生用。服榧子时不宜食绿豆，以免影响疗效。

【文献摘录】《本草便读》：“榧子肺家果也，味甘平，微温，质润，善杀虫，能润肺，多食滑大肠，如因虫蚀肺脏咳嗽，或虫蚀于肛，致成痔漏诸证，皆可用之。凡杀虫药皆苦，惟此与使君子皆甘润不伤脾胃耳。”

佛 手

【来源】本品为芸香科植物佛手的果实。秋季果实呈浅绿色或稍带黄色时采收。摘下后晾3～5天，待水分大部蒸发，纵切5～10mm厚的薄片，晒干或阴干，或以低温烘干，密闭贮存，防止香气散失。

【性味归经】辛、苦、酸，温。归肝、脾、胃、肺经。

【功能主治】疏肝理气，和胃止痛，燥湿化痰。用于肝胃气滞，胸胁胀痛，胃脘痞满，食少呕吐，咳嗽痰多。

【用法用量】内服：煎汤，3～10g；或泡茶。

【使用注意】阴虚有火、无气滞症状者慎服。痢久气虚非其所宜。

【文献摘录】《滇南本草》：“补肝暖胃，止呕吐，消胃寒痰，治胃气疼痛，止面寒疼，和中行气。”

茯 苓

【来源】本品为多孔菌科真菌茯苓的干燥菌核。多于7～9月采挖，挖出后除去泥沙，堆置“发汗”后，摊开晾至表面干燥，再“发汗”，反复数次至现皱纹、内部水分大部散失后，阴干，称为“茯苓个”；或将鲜茯苓按不同部位切制，阴干，分别称为“茯苓皮”及“茯苓块”。

【性味归经】甘、淡，平。归心、肺、脾、肾经。

【功能主治】利水渗湿，健脾宁心。用于水肿尿少，痰饮眩悸，脾虚食少，便溏泄泻，心神不安，惊悸失眠。

【用法用量】内服：煎汤，10～15g；或入丸、散。

【使用注意】虚寒精滑或气虚下陷者忌服。

【文献摘录】《名医别录》："止消渴，好睡，大腹，淋沥，膈中痰水，水肿淋结。开胸腑，调脏气，伐肾邪，长阴，益气力，保神守中。"

覆盆子

【来源】本品为蔷薇科植物掌叶覆盆子、插田泡等的未成熟果实。立夏后，果实已饱满而尚呈绿色时采摘，除净梗叶，用沸水浸1～2分钟后，置烈日下晒干。

【性味归经】甘、酸，温。归肝、肾、膀胱经。

【功能主治】益肾固精缩尿，养肝明目。主治阳痿早泄，遗精滑精，宫冷不孕，带下清稀，尿频遗溺，目昏暗，须发早白。

【用法用量】内服：煎汤，5～10g；或入丸、散，亦可浸酒或熬膏。

【使用注意】肾虚有火、小便短涩者慎用。

【文献摘录】《本草经疏》："覆盆子，其主益气者，言益精气也。肾藏精、肾纳气，精气充足，则身自轻，发不白也。苏恭主补虚续绝，强阴建阳，悦泽肌肤，安和脏腑。甄权主男子肾精虚竭，阴痿，女子食之有子。大明主安五脏，益颜色，养精气，长发，强志。皆取其益肾添精、甘酸收敛之义耳。"

附　子

【来源】本品为毛茛科植物乌头的子根加工品。6月下旬至8月上旬采挖，除去母根、须根，洗净泥土，习称"泥附子"，然后加工成白附片、盐附子、黑顺片。

【性味归经】辛、甘，大热；有毒。归心、肾、脾经。

【功能主治】回阳救逆，补火助阳，散寒止痛。用于亡阳证，阳虚阴寒，寒性痹证，疼痛。

【用法用量】煎服，3～15g。本品有毒，入汤剂先煎30～60分钟，至口尝无麻辣感为度。

【使用注意】孕妇及阴虚阳亢者忌用。不宜与贝母、瓜蒌、半夏、白蔹、白及同用。

【文献摘录】《本草汇言》："附子回阳气，散阴寒，逐冷痰，通关节之猛药也。诸病真阳不足，虚火上升，咽喉不利，饮食不入，服寒药愈甚者，附子乃命门主药，能入其窟穴而招之，引火归原，则浮游之火自熄也。凡属阳虚阴极之候，肺肾无热证者，服之有起死之殊功。"

甘　草

【来源】本品为豆科植物甘草的干燥根及根茎。春秋两季采挖，除去须根，晒干。

【性味归经】甘，平。归心、肺、脾、胃经。

【功能主治】补脾益气，清热解毒，祛痰止咳，缓急止痛，调和诸药。炙用治脾胃虚弱，食少，腹痛便溏，劳倦发热，肺痿咳嗽，心悸惊痫；生用治咽喉肿痛，消化道溃疡，痈疽疮疡，解药毒及食物中毒。

【用法用量】内服：煎汤，2～6g，调和诸药用量宜小，作为主药用量宜稍大，可用10g左右；用于中毒抢救，可用30～60g。凡入补益药中宜炙用，入清泻药中宜生用。外用：适量，煎水洗、渍；或研末敷。

【使用注意】不宜与海藻、甘遂、京大戟、红大戟、芫花、同用。本品有助湿壅气之弊，湿盛胀满、水肿者不宜。大剂量久服可导致水钠潴留，引起浮肿。

【文献摘录】《本草汇言》："甘草和中益气，补虚解毒之药也。健脾胃，固中气之虚羸，协阴阳，和不调之营卫。故治劳损内伤，脾气虚弱，元阳不足，肺气衰虚，其甘温平补，效与参、芪并也。又如咽喉肿痛，佐枳实、鼠黏，可以清肺开咽；痰涎咳嗽，共苏子、二陈，可以消痰顺气。佐黄芪、防风，能运毒走表，为痘疹气血两虚者，首尾必资之剂。得黄芩、白芍药，止下痢腹痛；得金银花、紫花地丁，消一切疔毒；得川黄连，解胎毒于有生之初；得连翘，散悬痈于垂成之际。凡用纯热纯寒之药，必用甘草以缓其势；寒热相杂之药，必用甘草以和其性。高元鼎云，实满忌甘草固矣，若中虚五阳不布，以致气逆不下，滞而为满，服甘草七剂即通。"

干　姜

【来源】本品为姜科植物姜的干燥根茎。冬季采挖，除去须根及泥沙，晒干或低温干燥。趁鲜切片晒干或低温干燥者称为"干姜片"。

【性味归经】辛，热。归脾、胃、肾、心、肺经。

【功能主治】温中散寒，回阳通脉，温肺化饮。用于脘腹冷痛，呕吐泄泻，肢冷脉微，痰饮喘咳。

【用法用量】煎服，3～9g。

【使用注意】辛热燥烈，阴虚内热、血热妄行者忌用。

【文献摘录】

《药性论》："治腰肾中疼冷，冷气，破血，去风，通四肢关节，开五脏六腑，去风毒冷痹，夜多小便。治嗽，主温中，霍乱不止，腹痛，消胀满冷痢，治血闭。病人虚而冷，宜加用之。"

《本草纲目》："干姜，能引血药入血分、气药入气分。又能去恶养新，有阳生阴长之意，故血虚者用之。凡人吐血、衄血、下血，有阴无阳者，亦宜用之，乃热因热用，从治之法也。"

高良姜

【来源】本品为姜科植物高良姜的干燥根茎。夏末秋初采挖，除去须根和残留的鳞片，洗净，切段，晒干。

【性味归经】辛，热。归脾、胃经。

【功能主治】散寒止痛，温中止呕。用于脘腹冷痛、胃寒呕吐等症。

【用法用量】内服：煎汤，3～6g；或入丸、散。

【使用注意】阴虚有热者忌服。

【文献摘录】《本经逢原》："良姜，寒疝小腹掣痛，须同茴香用之。产后下焦虚寒，瘀血不行，小腹结痛者加用之。"

藁本

【来源】本品为伞形科藁本属植物藁本或辽藁本的干燥根茎及根。秋季茎叶枯萎或次春出苗时采挖，除去泥沙，晒干或烘干。

【性味归经】辛，温。归膀胱经。

【功能主治】祛风散寒，除湿止痛。用于风寒感冒，颠顶疼痛，风湿肢节痹痛。

【用法用量】内服：煎汤，3～9g。外用：煎水洗或研末调涂。

【使用注意】血虚头痛忌服。

【文献摘录】《本草汇言》："藁本升阳而发散风湿，上通颠顶，下达肠胃之药也。其气辛香雄烈，能清上焦之邪，辟雾露之气，故治风头痛，寒气犯脑以连齿痛。又能利下焦之湿，消阴瘴之气，故兼治妇人阴中作痛，腹中急疾，疝瘕淋带及老人风客于胃，久利不止。大抵辛温升散，祛风寒湿气于巨阳之经为专功，若利下寒湿之证，必兼下行之药为善。"

葛根

【来源】本品为豆科植物野葛或甘葛藤的干燥根。秋冬两季采挖，野葛多趁鲜切成厚片或小块，干燥。甘葛藤习称"粉葛"，多除去外皮，用硫黄熏后，稍干，截段或再纵切两半，干燥。

【性味归经】甘、辛，凉。归脾、胃经。

【功能主治】解肌退热，生津，透疹，升阳止泻。用于外感发热头痛，项背强痛，口渴，消渴，麻疹不透，热痢，泄泻；高血压颈项强痛。

【用法用量】内服：煎汤，1.5～3钱；或捣汁。外用：捣敷。

【使用注意】脾胃虚寒者慎用。

【文献摘录】《日华子本草》："治胸膈热，心烦闷热狂，止血痢，通小肠，排脓破血，敷蛇虫啮。"

谷芽

【来源】本品为禾本科植物粟的成熟果实经发芽干燥而得。将粟谷用水浸泡后，保持适宜的温湿度，待须根长至约6mm时，晒干或低温干燥。

【性味归经】甘，温。归脾、胃经。

【功能主治】健脾开胃，和中消食。用于食积不消，腹胀口臭，脾胃虚弱，不饥食少。炒谷芽偏于消食，用于不饥食少。焦谷芽善化积滞，用于积滞不消。

【用法用量】内服：煎汤，10～15g，大剂量30g；或研末。

【使用注意】胃下垂者忌用。

【文献摘录】《本草经疏》："蘖米即稻蘖也，具生化之性，故为消食健脾、开胃和中之要药，脾胃和则中自瘟，气自下，热自除也。"

瓜　蒌

【来源】本品为葫芦科栝楼属植物栝楼及双边栝楼的果实。栝楼的果皮为瓜蒌皮，种子为瓜蒌仁，根为天花粉，分别具有药用功效，本条论述为全瓜蒌。每年9月至10月上旬，当果实表面有白粉，并变成浅黄色时，在距果实约15cm处连茎剪下，悬挂通风干燥处晾干，即成全瓜蒌。

【性味归经】甘、微苦，寒。归肺、胃、大肠经。

【功能主治】清热化痰，宽胸散结，润燥滑肠。用于肺热咳嗽，胸痹结胸，消渴，便秘，痈肿疮毒。

【用法用量】内服：煎汤，9～20g；或入丸、散。外用：捣敷；或研末调敷。

【使用注意】脾胃虚寒、便溏及寒痰、湿痰者慎服。反乌头。

【文献摘录】《医学衷中参西录》："栝楼，能开胸间及胃口热痰……若但用其皮，最能清肺，敛肺，宁嗽，定喘；若但用其瓤，最善滋阴，润燥，滑痰，生津；若但用其仁，其开胸降胃之力较大，且善通小便。"

桂　枝

【来源】本品为樟科植物肉桂的嫩枝。肉桂定植两年后于7～8月间剪取嫩枝，去叶，截成长30～100cm的小段，晒干或阴干，生用。

【性味归经】辛、甘，温。归心、肺、膀胱经。

【功能主治】发汗解肌，温通经脉，助阳化气，平冲降气。用于风寒感冒，脘腹冷痛，血寒经闭，关节痹痛，痰饮，水肿，心悸，奔豚。

【用法用量】内服：煎汤3～10g。

【使用注意】温热病及阴虚阳盛之证、血证、孕妇慎用。

【文献摘录】《本草汇言》："桂枝散风寒，逐表邪，发邪汗，止咳嗽，去肢节间风痛之药也，气味虽不离乎辛热，但体属枝条，仅可发散皮毛肌腠之间，游行臂膝肢节之处。"

海金沙

【来源】本品为海金沙科植物海金沙的干燥成熟孢子。秋季孢子未脱落时采割藤叶，晒干，搓揉或打下孢子，除去藤叶即成。

【性味归经】甘、咸，寒。归膀胱、小肠经。

【功能主治】清利湿热，通淋止痛。用于热淋，石淋，血淋，膏淋，尿道涩痛。

【用法用量】内服：6～15g，包煎。

【使用注意】肾阴亏虚者慎服。

【文献摘录】《本草经疏》："海金沙甘寒淡渗之药，故主通利小肠，得牙硝、栀子，皆咸寒苦寒之极，又得蓬砂之季，所以能治伤寒热狂大热，当利小便，此釜底抽薪之义也。淡能利窍，故治热淋、血淋、膏淋等病。"

海螵蛸

【来源】本品为乌贼科动物无针乌贼或金乌贼的内壳。收集从乌贼鱼中剥下之骨状内壳，漂净，干燥。

【性味归经】咸，涩，温。归脾、肾经。

【功能主治】收敛止血，涩精止带，制酸止痛，收湿敛疮。主治胃痛吞酸，吐血，衄血，呕血，便血，崩漏带下，血枯经闭，腹痛癥瘕，虚疟泻痢，阴蚀烂疮。

【用法用量】内服：煎汤，5～10g。外用：适量，研末撒；或调敷；或吹耳、鼻。

【使用注意】阴虚多热者不宜多服；久服易致便秘，可适当配润肠药同用。

【文献摘录】《本草纲目》："乌贼骨，厥阴血分药也，其味盛而走血也。故血枯血瘕，经闭崩带，下痢疳疾，厥阴本病也；寒热疟疾，聋瘿，少腹痛，阴痛，厥阴经病也；目翳流泪，厥阴窍病也。厥阴属肝，肝主血，故诸血病皆治之。《素问》云：有病胸胁支满者，妨于食，病至，则先闻腥臊臭，出清液，先唾血，四肢清，目眩，时时前后血，病名曰血枯。得之年少时，有所大脱血，或醉入房，中气竭，肝伤，故肠衰少不束。治以四乌鲗骨一藘茹丸。观此，则其入厥阴血分无疑矣。"

诃　子

【来源】本品为使君子科落叶乔木植物诃子或绒毛诃子的干燥成熟果实。主产于云南镇康、保山、龙陵、昌宁、滕冲，广东番昌、博罗、增城，广西邕宁等地。多为野生，也有栽培。

【性味归经】苦、酸、涩，平。归肺、大肠经。

【功能主治】涩肠止泻，敛肺止咳，降火利咽。用于久泻久痢，脱肛，肠风下血，肺虚咳嗽，久咳失声。

【用法用量】煎服，3～10g。涩肠止泻宜煨用，敛肺利咽开音宜生用。

【使用注意】本品性收敛，凡外有表邪、内有湿热积滞者不宜用。

【文献摘录】《日华子本草》：“消痰，下气，除烦，治水，调中，止泻痢，霍乱，奔豚肾气，肺气喘急，消食开胃，肠风泻血，崩中带下，五膈气。怀孕未足月漏胎及胎动欲生，胀闷气喘，并患痢人后分急痛，产后阴痛，和蜡烧熏及热煎汤熏洗。”

合欢皮

【来源】本品为豆科植物合欢的干燥树皮。夏秋两季剥取，晒干。

【性味归经】甘，平。归心、肝、肺经。

【功能主治】解郁安神，活血消肿。用于心神不宁，跌仆伤痛，肺痈，疮痈肿毒。

【用法用量】内服：煎汤，6～12g；或入丸、散。外用：适量，研末调敷。

【使用注意】外感不眠、风热自汗者慎用。

【文献摘录】《本草从新》：“一名夜合，和调心脾，甘平，安五脏，和心志，令人欢乐无忧。和血止痛，明目消肿，续筋骨，长肌肉，杀虫。”

何首乌

【来源】本品为蓼科植物何首乌的干燥块根。秋冬两季叶枯萎时采挖，削去两端，洗净，个大的切成块，干燥。

【性味归经】苦、甘、涩，微温。归肝、心、肾经。

【功能主治】制何首乌补肝肾，益精血，乌须发，强筋骨，化浊降脂；生何首乌解毒，消痈截疟，润肠通便。制何首乌用于血虚萎黄，眩晕耳鸣，须发早白，腰膝酸软，肢体麻木，崩漏带下，高脂血症；生何首乌用于疮痈，瘰疬，风疹瘙痒，久疟体虚，肠燥便秘。

【用法用量】煎服，制何首乌6～12g，生何首乌3～6g。

【使用注意】湿痰较重、大便溏泄者不宜用。

【文献摘录】

《本草纲目》：“能养血益肝，固精益肾，健筋骨，乌髭发，为滋补良药，不寒不燥，功在地黄、天冬诸药之上。”

《开宝本草》：“主瘰疬，消痈肿，疗头面风疮，五痔，止心痛，益血气，黑髭鬓，悦颜色，亦治妇人产后及带下诸疾。”

《滇南本草》：“涩精，坚肾气，止赤白便浊，缩小便，入血分，消痰毒。治白癜风，疮疥顽癣，皮肤瘙痒。截疟，治痰疟。”

桃　仁

【来源】本品为蔷薇科植物桃或山桃的干燥成熟种子。果实成熟后采收，除去果肉和核壳，取出种子，晒干。

【性味归经】苦、甘，平。归心、肝、大肠经。

【功能主治】活血祛瘀，润肠通便，止咳平喘。用于经闭痛经，癥瘕痞块，肺痈肠痈，跌仆损伤，肠燥便秘，咳嗽气喘。

【用法用量】5～10g。

【使用注意】孕妇慎用。

【文献摘录】

《用药心法》："桃仁，苦以泄滞血，甘以生新血，故凝血须用。又去血中之热。"

《本草经疏》："夫血者阴也，有形者也，周流夫一身者也，一有凝滞则为症瘕，瘀血血闭，或妇人月水不通，或击扑损伤积血，及心下宿血坚痛，皆从足厥阴受病，以其为藏血之脏也。桃核仁苦能泄滞，辛能散结，甘温通行而缓肝，故主如上等证也。心下宿血去则气自下，咳逆自止。味苦而辛，故又能杀小虫也。桃仁性善被血，散而不收，泻而无补，过用之，及用之不得其当，能使血下不止，损伤真阴。"

鹤草芽

【来源】本品为蔷薇科龙牙草属植物龙牙草的带短小根茎的冬芽（地下根芽）。于地上部分枯萎后采集（9～11月），直至翌年春植株萌发前（3～4月）挖出根部，取下冬芽，去掉地下根部，但可留冬芽上的须根，洗净晒干或于55℃以下烘干。

【性味归经】苦、涩，凉。归肝、小肠、大肠经。

【功能主治】驱虫，解毒消肿。主治绦虫病，阴道滴虫，疮疡疥癣，疖肿，赤白痢疾。

【用法用量】10～30g；研末服。

【使用注意】不宜入煎剂，有效成分几乎不溶于水。

【文献摘录】

《滇南本草》："调治妇人月经或前或后，红崩白带，面寒背寒，腰痛，发热气胀，赤白痢疾。"

《百草镜》："下气活血，理百病，散痞满，跌仆吐血，崩痢，肠风下血。"

红　花

【来源】本品为菊科植物红花的花。5～6月当花瓣由黄变红时采摘管状花，晒干、阴干或烘干。

【性味归经】辛，温。归心、肝经。

【功能主治】活血通经，散瘀止痛。用于经闭，癥瘕，难产，死胎，产后恶露不行，瘀血作痛，痈肿，跌仆损伤。

【用法用量】内服：煎汤，3～10g；入散剂或浸酒，鲜者捣汁。外用：研末撒。

【使用注意】孕妇忌服。

【文献摘录】《本草汇言》："红花破血、行血、和血、调血之药也。主胎产百病因血为患，或血烦血晕，神昏不语；或恶露抢心，脐腹绞痛；或沥浆难生；或胞衣不落，子死腹中，是皆临产诸证，非红花不能治。若产后血晕、口噤指搦；或邪入血室，谵语发狂；或血闷内胀，僵仆如死，是皆产后诸证，非红花不能定。凡如经闭不通而寒热交作，或过期腹痛而紫黑淋漓，或跌仆损伤而气血瘀积，或疮疡痛痒而肿溃不安，是皆气血不和之证，非红花不能调。"

红景天

【来源】本品为景天科大花红景天的干燥根和根茎。秋季花茎凋枯后采挖，除去粗皮，洗净，晒干。

【性味归经】甘、苦，平。归肺、心经。

【功能主治】益气活血，通脉平喘。用于脾气虚证之体虚乏力，可单用，或与白术、芡实等配伍；肺热证之肺热咳嗽、咯血者可单用，或与贝母、知母、阿胶等配伍；血瘀证内服能治胸痹心痛，脑卒中偏瘫；外用可治跌打损伤及烫伤。

【用法用量】水煎服，3～6g。外用适量，捣敷或研末调敷。

【使用注意】发热、咳嗽宜慎用。妊娠忌用。

【文献摘录】

《千金翼方》："景天味苦酸平，无毒。主大热大疮，身热烦，邪恶气，诸蛊毒痂庀，寒热风痹，诸不足，花主女人漏下赤白，清身明目，久服通神不老。"

《中药大辞典》："性寒，味甘涩。活血止血，清肺止咳。治咳血，咯血，肺炎咳嗽。"

红　藤

【来源】本品为木通科植物大血藤属落叶木质藤本大血藤的干燥藤茎。秋冬两季采收，除去侧枝，截段，干燥。

【性味归经】苦，平。归肝、大肠经。

【功能主治】清热解毒，活血，祛风止痛。用于肠痈腹痛，经闭痛经，风湿痹痛，跌仆肿痛。

【用法用量】内服：煎汤，9～15g；研末或浸酒。外用：捣敷。

【使用注意】孕妇不宜多服。

【文献摘录】

《本草纲目》："治诸风，通五淋，杀虫。"

《本草图经》："攻血，治血块。"

《中药志》："祛风通经络，利尿杀虫。治肠痈，风湿痹痛，麻风，淋病，蛔虫腹痛。"

厚　朴

【来源】本品为木兰科植物厚朴或凹叶厚朴的干燥干皮、根皮及枝皮。4～6月剥取根皮及枝皮直接阴干，干皮置沸水中微煮后堆置阴湿处，“发汗”至内表面变紫褐色或棕褐色时，蒸软取出，卷成筒状，干燥。

【性味归经】苦、辛，温。归脾、胃、肺、大肠经。

【功能主治】燥湿消痰，下气除满。用于湿阻中焦之脘腹胀满，食积气滞，腹胀便秘，痰饮喘咳，梅核气。

【用法用量】内服：煎汤，3～10g；或入丸、散。

【使用注意】本品辛苦温燥湿，易耗气伤津，气虚津亏者慎用。孕妇慎用。

【文献摘录】

《神农本草经》：“主中风伤寒，头痛，寒热，惊悸，气血痹，死肌，去三虫。”

《名医别录》：“主温中，益气，消痰下气，治霍乱及腹痛，胀满，胃中冷逆，胸中呕逆不止，泄痢，淋露，除惊，去留热，止烦满，厚肠胃。”

胡黄连

【来源】本品为玄参科植物胡黄连的根茎。在地上部分枯萎时采挖，去净泥杂及地上部分，洗净，晒干。

【性味归经】苦，寒。归胃、大肠、肝经。

【功能主治】退虚热，除疳热，清湿热。用于骨蒸潮热，小儿疳热，湿热泻痢，黄疸尿赤，痔疮肿痛。

【用法用量】内服：煎汤，3～10g；或入丸、散。外用：适量，研末调敷或浸汁点眼。

【使用注意】脾胃虚寒者慎用。

【文献摘录】

《药品化义》：“胡黄连，独入血分而清热。丹溪云，骨蒸发热，皆积所成。此能凉血益阴，其功独胜。若夜则发热，昼则明了，是热在血分，以此佐芎、归为二连汤，除热神妙。”

《本经逢原》：“胡黄连，苦寒而降，大伐脏腑骨髓邪热，除妇人胎蒸、小儿疳热积气之峻药。同乌梅止小儿血痢，同鸡肝治小儿疳眼，同猪胰疗杨梅疮毒，同干姜治果子积，皆取伐肝肾热邪也。小儿肾气本实，故可当此。若脾、胃、肾脏不足者服之，夺人天元，为害不浅。惟霉疮用胡黄连直达下焦，善搜淫火之毒。”

胡　椒

【来源】本品为胡椒科植物胡椒的干燥近成熟或成熟果实。秋末至次春果实呈暗绿色时采收，晒干，为黑胡椒；果实变红时采收，用水浸渍数日，擦去果肉，晒干，为白胡椒。主产于广东、广西、云南。

【性味归经】辛，热。归胃、大肠经。

【功能主治】温中散寒，下气消痰。用于腹痛泄泻，腹痛泄泻，食欲不振，癫痫痰多。胡椒作为调味品，有开胃进食作用。

【用法用量】0.6～1.5g，研粉吞服；外用适量。

【使用注意】阴虚及有火者忌用。

【文献摘录】

《本草纲目》："暖肠胃，除寒湿反胃，虚胀冷积，阴毒，牙齿浮热作痛。"

《日华子本草》："调五脏，止霍乱，心腹冷痛，壮肾气，主冷痢，杀一切鱼、肉、鳖、蕈毒。"

《海药本草》："去胃口气虚冷，宿食不消，霍乱气逆，心腹卒痛，冷气上冲，和气。"

虎　杖

【来源】本品为蓼科植物虎杖的干燥根茎和根。春秋两季采挖，除去须根，洗净，趁鲜切短段或厚片，晒干。生用或鲜用。

【性味归经】微苦，微寒。归肝、胆、肺经。

【功能主治】利湿退黄，清热解毒，散瘀止痛，止咳化痰。用于湿热黄疸，淋浊，白带，风湿痹痛，经闭，跌打损伤，肺热咳嗽，水火烫伤，痈肿疮毒。

【用法用量】内服：煎汤，9～15g。外用适量，制成煎液或油膏涂敷。

【使用注意】孕妇慎用。

【文献摘录】

《药性本草》："治大热烦躁，止渴，利小便，压一切热毒。"

《本草拾遗》："主风在骨节间及血瘀。煮汁作酒服之。"

《岭南采药录》："治蛇伤，脓疱疮，止损伤痛。"

花　椒

【来源】本品为芸香科植物青椒或花椒的干燥成熟果皮。8～10月果实成熟后剪取果枝，除净枝叶杂质，晒干，分出种子（椒目），取用果皮。

【性味归经】辛，温。归脾、胃、肾经。

【功能主治】温中止痛，杀虫止痒。用于脘腹冷痛，呕吐泄泻，虫积腹痛，蛔虫症；外治湿疹瘙痒。

【用法用量】内服：煎汤，3～6g；或入丸、散。外用：研末调敷或煎水熏洗。

【使用注意】不宜与款冬花、栝楼、防葵、雌黄同用。

【文献摘录】

《本经逢原》："秦椒，味辛气烈，其温中去痹，除风邪气，治吐逆疝瘕，下肿湿气。"

《日华子本草》："破癥结，开胃，治天行时气温疾，产后宿血，治心腹气，壮阳，疗阴汗，暖腰膝，缩小便。"

《本草经疏》："蜀椒，其主邪气咳逆，皮肤死肌，寒湿痹痛，心腹留饮宿食，肠澼下痢，黄疸水肿者，皆脾肺二经受病。"

花蕊石

【来源】本品为变质岩类岩石蛇纹大理岩。主含碳酸钙。采挖后，除去杂石和泥沙。

【性味归经】酸、涩，平。归肝经。

【功能主治】化瘀止血。用于咯血，吐血，外伤出血，跌仆伤痛。

【用法用量】内服：4～9g，多研末服。外用适量。

【使用注意】孕妇忌用。内无瘀滞者慎用。

【文献摘录】

《十药神书》："如呕吐咯嗽血者，先以十灰散劫住。如甚者再以花蕊石散主之。对于阳亢之虚劳失血，若血出成升斗者，用花蕊石散止之。大抵血热则行，血冷则凝，见黑则止。"

《得配本草》："配黄丹，掺脚缝出水；配童便，治产妇恶血奔心，胎死腹中，胎衣不下。"

《本草求真》："花蕊石原属劫药，下血止后，须以独参汤救补，则得矣。"

槐　花

【来源】本品为豆科植物槐的干燥花及花蕾，夏季花开放或花蕾形成时采收，及时干燥，除去枝、梗及杂质。前者习称"槐花"，后者习称"槐米"。

【性味归经】苦，微寒。归肝、大肠经。

【功能主治】凉血止血，清肝泻火。用于便血，痔血，血痢，崩漏，吐血，衄血，肝热目赤，头痛眩晕。

【用法用量】内服：煎汤，5～10g；或入丸、散。外用：煎水熏洗或研末撒。

【使用注意】脾胃虚寒及阴虚发热而无实火者慎用。

【文献摘录】

《日华子本草》："治五痔，心痛，眼赤，杀腹藏虫及热，治皮肤风，并肠风泻血，赤白痢。"

《医学启源》："凉大肠热。"

《本草纲目》："炒香频嚼，治失音及喉痹，又疗吐血衄血，崩中漏下。"

黄　精

【来源】本品为百合科植物滇黄精、黄精或多花黄精的干燥根茎。根据形状不同，习称"大黄精""鸡头黄精""姜形黄精"。春秋两季采挖，除去须根，洗净，置沸水中略烫或蒸至透心，干燥。为百合科植物黄精、囊丝黄精、热河黄精、滇黄精、卷叶黄精等的根茎。春秋采收，以秋采者质佳。挖取根茎，除去地上部分及须根，洗去泥土，置蒸笼内蒸至呈现油润时，取出晒干或烘干；或置水中煮沸后，捞出晒干或烘干。

【性味归经】甘，平。归脾、肺、肾经。

【功能主治】补气养阴，健脾，润肺，益肾。用于脾胃气虚，体倦乏力，胃阴不足，口干食少，肺虚燥咳，劳嗽咳血，精血不足，腰膝酸软，须发早白，内热消渴。

【用法用量】内服：煎汤，9～15g；熬膏或入丸、散。外用：煎水洗。

【使用注意】中寒泄泻、痰湿痞满气滞者忌服。

【文献摘录】

《日华子本草》："补五劳七伤，助筋骨，止饥，耐寒暑，益脾胃，润心肺。"

《现代实用中药》："用于间歇热、痛风、骨膜炎、蛔虫、高血压。"

《四川中药志》："补肾润肺，益气滋阴。治脾虚面黄，肺虚咳嗽，筋骨酸痹无力，及产后气血衰弱。"

黄　连

【来源】本品为毛茛科植物黄连、三角叶黄连或云连的干燥根茎。以上 3 种分别习称"味连""雅连""云连"。秋季采挖，除去须根及泥沙，干燥，撞去残留须根。

【性味归经】甘，平。归心、肝、胃、大肠经。

【功能主治】清热燥湿，泻火解毒。用于胃肠湿热，泻痢呕吐，热盛火炽，高热烦躁，痈疽疔毒，皮肤湿疮，耳目肿痛。

【用法用量】煎服：2～10g；研末吞服，1～1.5g，日 3 次。外用适量。

【使用注意】脾胃虚寒者忌用。阴虚津伤者慎用。

【文献摘录】

《神农本草本经》："主热气目痛，眦伤泣出，明目，肠澼腹痛下痢，妇人阴中肿痛。"

《珍珠囊》："其用有六：泻心火，一也；去中焦湿热，二也；诸疮必用，三也；去风湿，四也；治赤眼暴发，五也；止中部见血，六也。"

黄　芪

【来源】本品为豆科植物蒙古黄芪的根。春秋两季采挖，除去泥土、须根及根头，晒至六七成干，理直扎捆后晒干。

【性味归经】甘，温。归肺、脾经。

【功能主治】补气升阳，固表止汗，利水消肿，生津养血，行滞通痹，托毒排脓，敛疮生肌。用于气虚乏力，食少便溏，中气下陷，久泻脱肛，便血崩漏，表虚自汗，气虚水肿，内热消渴，血虚萎黄，半身不遂，痹痛麻木，痈疽难溃，久溃不敛。

【用法用量】煎服：9～30g。

【使用注意】实证及阴虚阳盛者忌服。

【文献摘录】

《本草汇言》："黄芪，补肺健脾，实卫敛汗，驱风运毒之药也。"

《本草正义》："黄芪，补益中土，温养脾胃，凡中气不振，脾土虚弱，清气下陷者最宜。"

《日华子本草》："黄芪助气壮筋骨，长肉补血，破癥瘕，治瘰疬，瘿赘，肠风，血崩，带下，赤白痢，产前后一切病，月候不匀，消渴，痰嗽；并治头风、热毒、赤目等。"

黄　芩

【来源】本品为唇形科植物黄芩的干燥根。主产于河北、山西、内蒙古、陕西。春秋两季采挖，除去须根和泥沙，晒后撞去粗皮，晒干。

【性味归经】苦，寒。归肺、胆、脾、大肠、小肠经。

【功能主治】清热燥湿，泻火解毒，止血，安胎。用于湿温暑湿，胸闷呕恶，湿热痞满，泻痢，黄疸，肺热咳嗽，高热烦渴，痈肿疮毒，血热出血，胎动不安。

【用法用量】煎服：3～10g。清热泻火、解毒宜生用，安胎多炒用，清上焦热酒炙用，止血宜炒炭用。

【使用注意】本品苦寒伤胃，脾胃虚寒者不宜使用。

【文献摘录】

《神农本草经》："味苦，平。主诸热黄疸，肠澼泻利，逐水，下血闭，恶创，疽蚀火疡。"

《珍珠囊·补遗药性赋》："黄芩味苦、平，性寒；无毒。可升可降，阴也。其用有四：中枯而飘者，泻肺火，消痰利气；细实而坚者，泻大肠火，养阴退阳；中枯而飘者，除风湿留热于肌表；细实而坚者，滋化源退热于膀胱。"

火麻仁

【来源】本品为桑科植物大麻的干燥成熟果实。秋季果实成熟时采收，除去杂质，晒干。

【性味归经】甘，平。归脾、胃、大肠经。

【功能主治】润肠通便。用于血虚津亏，肠燥便秘。

【用法用量】内服：煎汤，10～15g；或入丸、散。外用：捣敷或榨油涂。

【使用注意】不宜与牡蛎、白薇、茯苓同用。

【文献摘录】

《本草经疏》：麻子，性最滑利。甘能补中，中得补则气自益，甘能益血，血脉复则积血破，乳妇产后余疾皆除矣。

《名医别录》：主中风汗出，逐水，利小便，破积血，复血脉，乳妇产后余疾。

藿　香

【来源】本品为唇形科刺蕊草属植物广藿香的干燥地上部分。

【性味归经】辛，微温。归脾、胃、肺经。

【功能主治】芳香化湿，和中止呕，发表解暑。用于湿浊中阻，脘腹痞闷，呕吐，暑湿表证，湿温初起，发热倦怠，胸闷不舒，寒湿闭暑，腹痛吐泻，鼻渊头痛。

【用法用量】煎服：3～10g。

【使用注意】阴虚血燥及气虚者慎用。

【文献摘录】

《雷公炮制药性解》："藿香味甘辛，性微温，无毒，入肺脾胃三经。开胃口，进饮食，止霍乱，除吐逆。按：藿香辛温，入肺经以调气；甘温，入脾胃以和中。治节适宜，中州得令，则脏腑咸安，病将安来。"

《本草经解》："藿香气微温，味辛甘，无毒。主风水毒肿，去恶气，止霍乱，心腹痛。"

《玉楸药解》："藿香味辛，微温，入足太阴脾、足阳明胃经，降逆止呕，开胃下食。藿香辛温下气，善治霍乱呕吐，心腹胀满之病。煎漱口臭。"

鸡内金

【来源】本品为雉科动物家鸡的砂囊内壁。杀鸡后，立即剥下内壁，洗净晒干。生用、炒用或醋制用。

【性味归经】甘，平。归脾、胃、小肠、膀胱经。

【功能主治】消食健胃，涩精止遗，通淋化石。用于一切饮食积滞不化，呕吐泻痢，小儿疳积，遗尿，石淋涩痛，胆胀胁痛。

【用法用量】水煎服：3～10g。

【使用注意】脾虚无积滞者慎用。

【文献摘录】

《本草纲目》："治小儿食疟，疗大人淋漓，反胃，消酒积。"

《玉楸药解》："鸡内金扶中燥土，治泄痢崩带，尿血变红，喉痹乳蛾，口疮牙疳，失溺遗精，酒积食宿，胃反噎膈，并消痈疽发背。”

僵　蚕

【来源】本品为蚕蛾科昆虫家蚕，4~5 龄的幼虫感染（或人工接种）白僵菌而致死的幼虫干燥体。多于春秋季生产，将感染白僵菌病死的蚕干燥。

【性味归经】咸、辛，平。归肝、肺、胃经。

【功能主治】息风止痉，祛风止痛，化痰散结。用于肝风夹痰，惊痫抽搐，小儿急惊，破伤风，中风口㖞，风热头痛，目赤咽痛，风疹瘙痒，发颐痄腮。

【用法用量】内服：煎汤，5~10g；或入丸、散。外用：研末撒或调敷。

【使用注意】阴虚火旺者禁服。

【文献摘录】

《本草求真》：“僵蚕，祛风散寒，燥湿化痰，温行血脉之品。故书载能入肝兼入肺胃，以治中风失音，头风齿痛，喉痹咽肿，是皆风寒内入，结而为痰。合姜汤调下以吐，假其辛热之力，以除风痰之害耳。又云能治丹毒瘙痒，亦是风与热炽，得此辛平之味，拔邪外出，则热自解。”

《本草思辨录》：“白僵蚕，味辛气温而性燥，故治湿胜之风痰，而不治燥热之风痰。小儿惊痫夜啼，是肝热生风，又为痰湿所痼而阳不得伸，是以入夜弥甚。僵蚕劫痰湿而散肝风，故主之。至男子阴疡，女子崩中赤白，产后余痛，无非厥阴之风湿为患，无他奥义。”

姜　黄

【来源】本品为姜科植物姜黄或郁金的根茎。秋冬两季采挖，洗净，煮熟至透心为度，晒干，撞去外皮，再晒干。

【性味归经】辛、苦，温。归肝、脾经。

【功能主治】破血行气，通经止痛。用于气滞血瘀痛证，风湿痹痛。

【用法用量】内服：煎汤，3~10g；外用适量。

【使用注意】血虚无气滞血瘀者慎用，孕妇忌用。

【文献摘录】《本草述》：“姜黄，试阅方书诸证之主治，如气证、痞证、胀满、喘、噎、胃脘痛、腹胁肩背及臂痛、痹、疝，虽所投有多寡，然何莫非以气为其所治之的……未有专为治血而用兹味，如《本草》所说也。且此味亦不等于破决诸剂……此味能致血化者，较与他血药有原委，不察于是，而漫谓其破血，讵知姜黄不任受‘破’之一字也。”

降　香

【来源】本品为豆科植物降香檀树干和根的干燥心材。全年均可采收，除去边材，阴干。

【性味归经】辛，温。归肝、脾经。

【功能主治】化瘀止血，理气止痛。用于吐血，衄血，外伤出血，肝郁胁痛，胸痹刺痛，跌仆伤痛，呕吐腹痛。

【用法用量】煎服：9～15g（后下）；研末服每次1～2g。外用适量，研细末敷患处。

【使用注意】凡阴虚火盛、血热妄行而无瘀滞者不宜用。

【文献摘录】

《本草纲目》："疗折伤金疮，止血定痛，消肿生肌。"

《本经逢原》："降真香色赤，入血分而下降，故内服能行血破滞，外涂可止血定痛。又虚损吐红，色瘀味不鲜者宜加用之，其功与花蕊石散不殊。"

《本草经疏》："降真香，香中之清烈者也，故能辟一切恶气……上部伤，瘀血停积胸膈骨，按之痛或并胁肋痛，此吐血候也，急以此药刮末，入煎药服之良。治内伤或怒气伤肝吐血，用此以代郁金神效。"

绞股蓝

【来源】本品为葫芦科植物绞股蓝的地上部分或全草。茎叶每年夏秋两季可采收3～4次，离地面10cm处收割，洗净，切成小段，晒干。

【性味归经】甘、苦，寒。归脾、肺、肾经。

【功能主治】益气健脾，化痰止咳，清热解毒，生津止渴。用于脾虚证，肺虚咳嗽，痰浊阻肺，肿瘤而有热毒之证，溃疡，腋臭；内热消渴。

【用法用量】内服：煎汤15～30g；研末3～6g；或泡茶饮。外用：适量，捣烂涂搽。

【使用注意】少数患者服药后可出现恶心呕吐、腹胀腹泻（或便秘）、头晕、眼花、耳鸣等症状，如出现以上症状，可以停用，静养。

【文献摘录】

《植物名实图考》："绞股蓝，性苦寒，清热解毒，止咳祛痰。"

《明清中药临证小丛书》："绞股蓝，补气养阴，清肺化痰，养心安神，生精固精。"

桔　梗

【来源】本品为桔梗科植物桔梗的干燥根。春秋两季采挖，洗净，除去须根，趁鲜剥去外皮或不去外皮，干燥。

【性味归经】苦、辛，平。归肺经。

【功能主治】宣肺祛痰，利咽排脓。用于咳嗽痰多，咽喉肿痛，肺痈吐脓，胸满胁痛，痢疾腹痛，小便癃闭。

【用法用量】内服：煎汤3～10g；或入丸、散。外用：烧灰研末敷。

【使用注意】阴虚久咳及咯血者禁服；胃溃疡者慎服。内服过量可引起恶心呕吐。

【文献摘录】《本草汇言》："桔梗主利肺气，通咽膈，宽胸理气，开郁行痰之药也。凡咳嗽痰喘，非此不除，以其有顺气豁痰之功。头目之病，非此不疗，以其有载药上行之妙。中膈不清，胁肋刺痛，或痰或气之所郁，剂用二陈，佐以枳桔治之无有不愈。"

荆芥

【来源】本品为唇形科植物荆芥的干燥地上部分。夏秋两季花开到顶、穗绿时采割，除去杂质，晒干。

【性味归经】辛，微温。归肺、肝经。

【功能主治】解表散风，透疹，消疮，止血。用于感冒，头痛，麻疹，风疹，疮疡初起。炒炭治便血，崩漏，产后血晕。

【用法用量】内服：煎汤5～10g；或入丸、散剂。外用：适量捣敷、研末调敷或煎水洗。

【使用注意】表虚自汗、阴虚头痛者忌服。不宜久煎。

【文献摘录】

《本草纲目》："荆芥，入足厥阴经气分，其功长于祛风邪，散瘀血，破结气，消疮毒。盖厥阴乃风木也，主血而相火寄之，故风病、血病、疮病为要药。"

《本草备要》："荆芥，功本治风，又兼治血者，以其入风木之脏，即是藏血之地也。李士材曰风在皮里膜外，荆芥主之，非若防风能入骨肉也。"

《本草汇言》："荆芥，轻扬之剂，散风清血之药也……凡一切风毒之证，已出未出、欲散不散之际，以荆芥之生用，可以清之……凡一切失血之证，已止未止、欲行不行之势，以荆芥之炒黑，可以止之。大抵辛香可以散风，苦温可以清血，为血中风药也。"

金钱草

【来源】本品为报春花科植物过路黄的干燥全草。夏秋两季采收，除去杂质，晒干。

【性味归经】甘、咸，微寒。归肝、胆、肾、膀胱经。

【功能主治】利湿退黄，利尿通淋，解毒消肿。用于湿热黄疸，胆胀胁痛，石淋，热淋，小便涩痛，痈肿疔疮，蛇虫咬伤，烫伤，烧伤。

【用法用量】煎服：15～30g，鲜品加倍。外用适量。

【文献摘录】

《百草镜》："治跌打损伤，疟疾，产后惊风，肚痛，痔漏；擦鹅掌风；汁漱牙疼。"

《本草求原》：“祛风湿，止骨痛。浸酒舒筋活络，止跌打闪伤（痛），取汁调酒更效。”

《本草纲目拾遗》：“去风解毒，煎汤洗一切疮疥。”

金樱子

【来源】 本品为蔷薇科植物金樱子的果实。10～11月间果实成熟变红时采摘，晒干，除去毛刺。

【性味归经】 酸、甘、涩，平。归肾、膀胱、大肠经。

【功能主治】 固精缩尿，固崩止带，涩肠止泻。用于滑精，遗尿，小便频数，脾虚泻痢，肺虚喘咳，自汗盗汗，崩漏带下。

【用法用量】 内服：煎汤6～12g；或入丸、散或熬膏。

【使用注意】 有实火、邪热者忌服。

【文献摘录】《梦溪笔谈》：“金罂子止遗泄，取其温且涩也。世之用金罂者，待其红熟时，取汁熬膏用之，大误也。红则味甘，熬膏则全断涩味，都失本性。今当取半黄时采，干捣末用之。”

决明子

【来源】 本品为豆科植物钝叶决明或决明（小决明）的干燥成熟种子。秋季采收成熟果实，晒干，打下种子，除去杂质。野生于山坡、河边，或栽培。全国大部分地区有分布。主产于安徽、广西、四川、浙江、广东等地。

【性味归经】 甘、苦、咸，微寒。归肝、大肠经。

【功能主治】 清肝明目，润肠通便。用于目赤涩痛，羞明多泪，头痛眩晕，目黯不明，大便秘结。

【用法用量】 内服：煎汤9～15g；用于润肠通便，不宜久煎。

【使用注意】 气虚便溏者不宜用。

【文献摘录】

《神农本草经》：“治青盲，目淫肤赤白膜，眼赤痛，泪出，久服益精光。”

《本草经疏》：“决明子其味咸平，《别录》益以苦甘微寒而无毒。咸得水气，甘得土气，苦可泄热，平合胃气，寒能益阴泄热，足厥阴肝家正药也。亦入胆肾。肝开窍于目，瞳子神光属肾，故主青盲目淫，肤赤白膜，眼赤痛泪出。《别录》兼疗唇口青。《本经》久服益精光者，益阴泄热、大补肝肾之气所致也。”

苦楝皮

【来源】 本品为楝科植物川楝或楝的干燥树皮和根皮。春秋两季剥取，晒干，或除去粗皮，晒干。

【性味归经】苦，寒；有毒。归肝、脾、胃经。

【功能主治】驱虫，疗癣。用于蛔蛲虫病，虫积腹痛；外治疥癣瘙痒。

【用法用量】内服：煎汤6～15g，鲜品15～30g；或入丸、散。外用：适量，煎水洗或研末调敷。

【使用注意】肝炎、肾炎患者慎服。

【文献摘录】

《名医别录》："微寒。疗蛔虫，利大肠。"

《日华子本草》："治游风热毒，风疹恶疮疥癞，小儿壮热，并煎汤浸洗。"

苦杏仁

【来源】本品为蔷薇科植物山杏、西伯利亚杏、东北杏或杏的干燥成熟种子。夏季采收成熟果实，除去果肉和核壳，取出种子，晒干。

【性味归经】苦，微温；小毒。归肺、大肠经。

【功能主治】祛痰止咳，平喘，润肠。治外感咳嗽，喘满，喉痹，肠燥便秘。

【用法用量】内服：煎汤3～10g；或入丸、散。外用：捣敷。

【使用注意】内服不宜过量，以免中毒。

【文献摘录】

《本草新编》："杏仁，味甘、苦，气温，可升可降，阴中阳也，有小毒。专入太阴肺经。乃利下之剂，除胸中气逆喘促，止咳嗽，坠痰，润大肠，气闭便难，逐痹散结。"

《本草纲目》："杏仁能散能降，故解肌、散风、降气、润燥、消积，治伤损药中用之。治疮杀虫，用其毒也。""治风寒肺病药中，亦有连皮尖用者，取其发散也。"

莱菔子

【来源】本品为十字花科一年生或两年生草本植物萝卜的种子。初夏采收成熟种子，晒干。生用或炒用，用时捣碎。

【性味归经】辛、甘，平。归肺、脾、胃经。

【功能主治】消食除胀，降气化痰。用于饮食停滞，脘腹胀痛，大便秘结，积滞泻痢，痰壅喘咳等。

【用法用量】5～12g。

【使用注意】本品辛散耗气，气虚及无食积、痰滞者慎用。不宜与人参同用。

【文献摘录】

《玉楸药解》："味辛，气平，入手太阴肺经。下气止喘，化痰破郁。"

《本草纲目》："下气定喘，治痰，消食，除胀，利大小便，止气痛，下痢后重。"

雷　丸

【来源】本品为多孔菌科植物雷丸菌菌核。春、秋、冬季皆可采收，但以秋季为多，选枝叶枯黄的病竹，挖取根部菌核。采收后洗净，晒干。

【性味归经】微苦，寒；有小毒。归胃、大肠经。

【功能主治】杀虫消积。用于绦虫、钩虫、蛔虫病，虫积腹痛，小儿疳积。

【用法用量】15～21g，不宜入煎剂，一般研粉服。1次5～7g，饭后用温开水调服，1日3次，连服3天。

【使用注意】有虫积而脾胃虚寒者慎服。

【文献摘录】

《本草经疏》："雷丸，其主杀三虫，白虫、寸白自出者，肠胃湿热甚也。逐毒气，胃中热邪气，恶风，汗出，皮中热结积者，肠胃邪热盛也，苦寒能除二经（手足阳明）湿热邪气，则上来诸证自除。作摩膏治小儿百病者，以小儿好食甘肥，肠胃类多湿热虫积，苦能杀虫除湿，咸寒能清热消积，故主之也。《别录》又云，久服令人阴痿，正见其过于苦寒，偏至之气，能令阳道痿也。"

《名医别录》："逐邪气，恶风汗出，除皮中热、结积，蛊毒，白虫、寸白自出不止。"

《本草求真》："雷丸味苦而咸，性寒小毒，本竹余气所结，得霹雳而生，故有雷丸之号。功专入胃除热，消积化虫，故凡湿热内郁，癫痫狂走，汗出恶风，虫积殆甚，腹大气胀，虫作人声音，服之即能有效。"

荔枝核

【来源】本品为无患子科植物荔枝的种子。6～7月果实成熟时采收，除净皮肉，取种子，洗净，晒干即成。主产于广东、广西、福建等地。

【性味归经】甘、微苦，温。归肝、肾、胃经。

【功能主治】理气止痛，祛寒散滞。用于厥阴肝经寒凝气滞所致的疝痛、睾丸肿痛等；肝气郁滞，胃脘久痛；妇人气滞血瘀所致的经前腹痛、产后腹痛等。

【用法用量】内服：煎汤，6g～10g；研末，1.5g～3g；或入丸、散。外用：研末调敷。

【使用注意】《本草从新》："无寒湿滞气者勿服。"

【文献摘录】《本草便读》："荔枝核味甘温，色紫。肝经血分药也。功专散滞祛寒，行血中之气。且其形类睾丸，故治一切疝疾之因于寒者。其所以治心痛胃痛等证，亦寒凝血滞之意欤。"

莲　子

【来源】本品为睡莲科植物莲的果实或种子。秋末、冬初割取莲房，取出果实，晒干；或收集坠入水中、沉于淤泥内的果实，洗净，晒干；或除去果壳后晒干。经霜老熟而带有灰黑色果壳的称为“石莲子”；除去果壳的种子称为“莲肉”。

【性味归经】甘、涩，平。归脾、肾、心经。

【功能主治】补脾止泻，止带，益肾固经，养心安神。用于夜寐多梦，遗精，淋浊，久痢，虚泻，妇人崩漏带下。石莲子并能止呕，开胃，常用治噤口痢。

【用法用量】内服：煎汤，6～15g；或入丸、散。

【使用注意】中满痞胀及大便燥结者，忌服。

【文献摘录】《本草纲目》：“莲之味甘，气温而性涩，禀清芳之气，得稼穑之味，乃脾之果也。土为元气之母，母气既和，津液相成，神乃自生，久视耐老，此其极舆也。昔人治心肾不交，劳伤白浊，有清心莲子饮；补心肾，益精血，有瑞莲丸，皆得此理。”

灵　芝

【来源】本品为多孔菌科真菌赤芝或紫芝的干燥子实体。全年采收，除去杂质，剪除附有朽木、泥沙或培养基质的下端菌柄，阴干或在40～50℃烘干。

【性味归经】甘，平；无毒。归心、肺、肝、肾经。

【功能主治】益气血，安心神，健脾胃。用于虚劳，心悸，失眠，头晕，神疲乏力，久咳气喘，冠心病，硅肺，肿瘤。

【用法用量】内服：煎汤，10～15g；研末，2～6g；或浸酒。

【使用注意】实证慎服。恶恒山。畏扁青、茵陈蒿。

【文献摘录】

《神农本草经》：“紫芝味甘温，主耳聋，利关节，保神益精，坚筋骨，好颜色，久服轻身不老延年。”

《药性论》：“保神益寿。”

硫　黄

【来源】本品为自然元素类矿物硫族自然硫，采挖后，加热熔化，除去杂质；或用含硫矿物经加工制得，呈不规则块状。黄色或略呈绿黄色。表面不平坦，呈脂肪光泽，常有多数小孔。用手握紧置于耳旁，可闻轻微的爆裂声。体轻，质松，易碎，断面常呈针状结晶形。

【性味归经】酸，热；有毒。归肾、大肠经。

【功能主治】补火壮阳，温脾通便，外用杀虫止痒。用于阳痿，虚寒泻痢，大便冷秘，心腹冷痛，寒喘；外用治疥疮、顽癣、秃疮。

【用法用量】内服：研末，0.5～1钱；或入丸、散。外用：研末撒；或油调敷；或烧烟熏。

【使用注意】本品有毒，内服宜用制品，不宜多服、久服。阴虚火旺患者及孕妇禁用。

【文献摘录】

《本草新编》："此物纯阳，专伏纯阴之气，化魄生魂，破邪归正，其功甚巨，故有将军之号。然而，其性大热，用之不得其宜，亦必祸生不测，必须制伏始佳。"

《本经逢原》："硫黄禀纯阳之精，赋大热之性，能补命门真火不足，且其性虽热而疏利大肠，又与燥涩者不同，盖亦救危妙药也。"

《本草崇原》："硫黄色黄，其形如石。黄者，土之色。石者，土之骨。遇火即焰，其性温热，是禀火土相生之气化。火生于木，故气味酸温，禀火气而温经脉，故主治妇人之阴蚀及疽痔恶血。禀土石之精，故坚筋骨。阳气长则毛发生，故主头秃。遇火而焰，故能化金银铜铁奇物。"

龙胆草

【来源】本品为龙胆科草本植物龙胆、三花龙胆、条叶龙胆或滇龙胆的干燥根和根茎。前3种习称"龙胆"，后1种习称"坚龙胆"。春秋两季采挖，尤以秋季采挖质量为佳，挖取地下根及根茎，除去茎叶，晒干。

【性味归经】苦，寒。归肝、胆经。

【功能主治】清热燥湿，泻肝胆火。用于湿热黄疸，小便淋痛；阴肿阴痒，湿热带下；肝胆实火之头胀头痛，目赤肿痛，耳聋耳肿，胁痛口苦，惊风抽搐。

【用法用量】内服：煎汤，3～6g；或入丸、散。外用：适量，煎水洗；或研末调搽。

【使用注意】脾胃虚弱作泄及无湿热实火者忌服，勿空腹服用。

【文献摘录】

《本草纲目》："疗咽喉痛，风热盗汗。相火寄在肝胆，有泻无补，故龙胆之益肝胆之气，正以其能泻肝胆之邪热也。但大苦大寒，过服恐伤胃中生发之气，反助火邪，亦久服黄连反从火化之义。"

《医学衷中参西录》："龙胆草，味苦微酸，为胃家正药。其苦也，能降胃气，坚胃质；其酸也，能补益胃中酸汁，消化饮食。凡胃热气逆，胃汁短少，不能食者，服之可以开胃进食。微酸属木，故又能入肝胆，滋肝血，益胆汁，降肝胆之热使不上炎，举凡目疾、吐血、衄血、二便下血、惊痫、眩晕，因肝胆有热而致病者，皆能愈之。其泻肝胆实热之力，数倍于芍药，而以敛辑肝胆虚热，固不如芍药也。"

《药性论》："主小儿惊痫入心，壮热骨热，痈肿；治时疾热黄，口疮。"

龙　骨

【来源】本品为古代大型哺乳动物如象类、犀牛类、三趾马等的骨骼化石。挖出后，除去泥土及杂质。五花龙骨质酥脆，出土后，露置空气中极易破碎，常用毛边纸粘贴。

【性味归经】甘、涩，平。归心、肝、肾、大肠经。

【功能主治】镇惊安神，平肝潜阳，敛汗固精，止血涩肠，收湿敛疮。用于惊痫癫狂，怔忡健忘，失眠多梦，自汗盗汗，遗精淋浊，吐衄便血，崩漏带下，泻痢脱肛，溃疡久不收口。

【用法用量】内服：打碎先煎，15～30g。外用：适量，煅后研末干掺。

【使用注意】湿热、实邪者忌服。

【文献摘录】《本草纲目》："益肾镇惊，止阴疟，收湿气，脱肛，生肌敛疮。涩可去脱，故成氏云龙骨能收敛浮越之正气，固大肠而镇惊。又主带脉为病。"

龙眼肉

【来源】本品为无患子科植物常绿乔木龙眼的假种皮，主产于广东、福建、台湾、广西等地。于夏秋果实成熟时采摘，烘干或晒干，除去壳、核，晒至干爽不黏，储存备用。

【性味归经】甘，温。归心、脾经。

【功能主治】补益心脾，养血安神。用于心脾两虚、气血不足所致的惊悸怔忡、失眠、健忘、血虚萎黄、月经不调。

【用法用量】内服：煎汤10～15g，大剂量30～60g；或熬膏；或浸酒；或入丸、散。

【使用注意】孕妇、糖尿病、痰火盛者慎用。

【文献摘录】

《药品化义》："桂圆大补阴血，凡上部失血之后，入归脾汤同莲肉、芡实以补脾阴，使脾旺统血归经。如神思劳倦，心经血少，以此助生地、麦冬补养心血。又筋骨过劳，肝脏空虚，以此佐熟地、当归，滋补肝血。"

《本经》："主五脏邪气，安志、厌食，久服强魂魄，聪明。"

芦　根

【来源】本品为禾本科植物芦苇的新鲜或干燥根茎。全年均可采挖，除去芽、须根及膜状叶，鲜用或晒干。

【性味归经】甘，寒。归肺、胃经。

【功能主治】清热生津，除烦，止呕，利尿。用于热病烦渴，胃热呕吐，肺热咳嗽，肺痈吐脓，热淋涩痛。

【用法用量】内服：煎汤，0.5～1两；鲜者2～4两；或捣汁。

【使用注意】脾胃虚寒者忌服。

【文献摘录】

《名医别录》:“主消渴客热，止小便利。”

《本草经疏》:“芦根，味甘寒而无毒。消渴者，中焦有热，则脾胃干燥，津液不生而然也。甘能益胃和中，寒能除热降火，热解胃和，则津液流通而渴止矣。客热者，邪热也，甘寒除邪热，则客热自解。肺为水之上源，脾气散精，上归于肺，始能通调水道，下输膀胱。肾为水脏而主二便，三家有热，则小便频数，甚至不能少忍，火性急速故也。肺、肾、脾三家之热解，则小便复其常道矣。火升胃热，则反胃呕逆不下食及噎哕不止；伤寒时疾，热甚则烦闷；下多亡阴，故泻利人多渴；孕妇血不足则心热，甘寒除热安胃，亦能下气，故悉主之也。”

《玉楸药解》:“清降肺胃，消荡郁烦，生津止渴，除呕下食，治噎哕懊侬。”

芦　荟

【来源】本品为百合科植物库拉索芦荟、好望角芦荟或斑芦荟叶中的液汁经浓缩的干燥品。全年可采，割取叶片，收集其流出的液汁，置锅内熬成稠膏，倾入容器，冷却凝固。老芦荟又名肝色芦荟，为库拉索芦荟的液汁浓缩而成；呈不规则的块状，常破裂为多角形，大小不等；暗红棕色或咖啡棕色，次品呈棕黑色；遇热不熔化；质轻而坚硬，不易破碎；断面平坦，蜡样，无光泽；具不愉快的臭气，味极苦；以气味浓、溶于水中无杂质及泥沙者为佳。新芦荟又名透明芦荟，为植物好望角芦荟的液汁浓缩而成。呈棕黑色而发绿，质轻而松脆，易破碎，表面平滑而具玻璃样光泽。遇热易熔化成流质，其余与老芦荟同。

【性味归经】苦，寒。归肝、心、脾经。

【功能主治】清热，通便，杀虫。主治热结便秘，妇女经闭，小儿惊厥，疳热虫积，癣疮，痔瘘，萎缩性鼻炎，瘰疬。

【用法用量】内服：入丸、散，1～2g。外用：适量研调敷。

【使用注意】孕妇忌服。

【文献摘录】

《本草经疏》:“芦荟寒能除热，苦能泄热燥湿，苦能杀虫，至苦至寒，故为除热杀虫之要药。其主热风烦闷，胸胁间热气，明目，镇心，小儿癫痫惊风，疗五疳，杀三虫者。热则生风，热能使人烦闷，热除则风热烦闷及胸膈间热气自解。凉肝故明目，除烦故镇心。小儿癫痫惊风，热所化也。五疳同为内热脾胃停滞之证，湿热痔病疮瘘，亦皆湿热下客肠脏，致血凝滞之所生，故悉主之。能解巴豆毒，亦除热之力。”

《本草汇言》:“芦荟凉肝杀虫之药也。凡属肝脏为病，有热者，用之必无疑也。但味极苦，气极寒，诸苦寒药无出其右者。其功力主消不主补，因内热气强者可用，如内虚泄泻食少者禁之。”

《本经逢原》:“芦荟入厥阴肝经及冲脉。其功专于杀虫清热。冲脉为病，逆气里急及经事不调，腹中结块上冲与小儿疳热积滞，非此不除。同甘草为末，治头项顽癣甚效。但大苦大寒，且气甚秽恶，若胃虚少食人得之，入口便大吐逆，每致夺食泄泻，而成羸瘦怯弱者多矣。”

络石藤

【来源】本品为夹竹桃科植物络石的干燥带叶藤茎。冬季至次春采割，除去杂质，晒干。

【性味归经】苦，微寒。归心、肝、肾经。

【功能主治】祛风通络，凉血消肿。用于风湿痹痛，筋脉拘挛，腰膝酸痛，喉痹，痈肿，跌打损伤，外伤出血。

【用法用量】内服：煎汤，6～15g，单味可用至30g；浸酒，30～60g；或入丸、散剂。外用：适量，研末调敷或捣汁涂。

【使用注意】阴脏人畏寒易泄者勿服。恶铁落，畏菖蒲、贝母。

【文献摘录】《本草正义》：“络石气味，《本经》谓之苦温，盖以功能通经络活血而言之，故以为温。然《本经》主治，纯是热症，则非温热可知，故《别录》改作微寒，而《御览》引李当之说，且以为大寒也。此物善走经脉，通达肢节，《本经》主风热死肌，《别录》养肾，主腰髋痛，坚筋，利关节，皆即此义。其治痈肿、喉舌肿，口干舌焦，皆苦寒泄降之功用也。《别录》谓其除邪气，则以邪热而言。凡《本经》《别录》邪气二字，所赅最广，其实各有所主，并非泛辞，读者当以意逆之，自能悟到，不可混作一例者。惟大惊入腹四字，则不甚可解，当付阙疑。恭谓疗产后血结大良，盖以瘀露不通而言，苦泄破瘀，且善通络，是以主之。又谓主蝮蛇疮毒心闷，则清热泄降，固解毒之良药。又谓刀斧伤疮，敷之立瘥，则又外治活血之神丹矣。藏器谓主一切风，即《本经》治风热死肌，《别录》利关节之义。今用以舒节活络，宣通痹痛甚验。”

绿萼梅

【来源】本品为蔷薇科梅属植物绿萼梅，以花入药。冬末至次年早春采摘初开放的花朵，晒干。

【性味归经】酸、涩，平。归肝、胃经。

【功能主治】疏肝解郁，和中，化痰。用于胸胁胀痛，胃痛，消化不良，神经衰弱。

【用法用量】煎服，3～5g。

【文献摘录】《本草纲目拾遗》：“《百花镜》开胃散邪，煮粥食，助清阳之气上升，蒸露点茶，生津止渴，解暑涤烦。”

马齿苋

【来源】本品为马齿苋科植物马齿苋的全草。夏、秋两季当茎叶茂盛时采收，割取全草，洗净泥土，用沸水略烫后晒干。

【性味归经】酸，寒。归大肠、肝、脾经。

【功能主治】清热解毒，散血消肿。用于热痢脓血，热淋，血淋，便血，痔血，崩漏下血。外用治疗疔疮肿毒，丹毒，瘰疬，湿疹，带状疱疹，蛇虫咬伤。

【用法用量】内服：煎汤 10～15g，鲜品 30～60g；或绞汁。外用：适量，捣敷；烧灰研末调敷；或煎水洗。

【使用注意】凡脾胃虚寒、肠滑作泄者勿用；煎剂不得与鳖甲同入。

【文献摘录】

《素问玄机原病式》云："诸痛痒疮，皆属心火。马齿苋辛寒能凉血散热，故主癥结，痈疮疔肿，白秃，及三十六种风结疮，捣敷则肿散疔根拔，绞汁服则恶物当下，内外施之皆得也。辛寒通利，故寒热去，大小便利也。苦能杀虫，寒能除热，故主杀诸虫，去寸白，止渴；辛寒能散肺家之热，故主目盲白翳也。"

《唐本草》："主诸肿瘘疣目，捣揩之；饮汁主反胃，诸淋，金疮血流，破血癖癥瘕，小儿尤良；用汁洗紧唇、面疱、马汗、射工毒涂之瘥。"

孟诜："湿癣白秃，以马齿膏和灰涂效。治疳痢及一切风，敷杖疮。"

马钱子

【来源】本品为马钱科植物马钱的干燥成熟种子。冬季采收成熟果实，取出种子，晒干。

【性味归经】苦，温；有大毒。归肝、脾经。

【功能主治】通络止痛，散结消肿。用于跌打损伤，骨折肿痛，风湿顽痹，麻木瘫痪，痈疽疮毒，咽喉肿痛。

【用法用量】0.3～0.6g，炮制后入丸、散用。

【使用注意】孕妇禁用。不宜多服、久服及生用。运动员慎用。有毒成分能经皮肤吸收，外用不宜大面积涂敷。

【文献摘录】

《本草纲目》："治伤寒热病，咽喉痹痛，消痞块，并含之咽汁，或磨水噙咽。"

《中药志》："散血热，消肿毒。治痈疽恶疮。"

麦　冬

【来源】本品为百合科植物麦冬的块根，主产于四川、浙江、江苏等地。夏季采挖，反复曝晒、堆置，至七八成干，除去须根，干燥，打破生用。

【性味归经】甘、微苦，微寒。归胃、肺、心经。

【功能主治】养阴润肺，益胃生津，清心除烦。用于治疗胃阴虚、肺阴虚、心阴虚证。胃阴虚证见舌干口渴、胃脘疼痛、饥不欲食、呕逆、大便干结等；肺阴虚证见鼻燥咽干、干咳痰少、咯血、咽痛音哑等；心阴虚证见心烦健忘、失眠多梦、心悸怔忡等。

【用法用量】内服：煎汤，6～12g；或入丸、散。

【使用注意】凡脾胃虚寒泄泻、胃有痰饮湿浊及风寒咳嗽者均忌服。

【文献摘录】《神农本草经》："主心腹结气，伤中伤饱，胃络脉绝，羸瘦短气。"

麦　芽

【来源】本品为禾本科植物大麦的成熟果实经发芽干燥而得。将麦粒用水浸泡后，保持适宜温、湿度，待幼芽长至约0.5cm时，晒干或低温干燥。

【性味归经】甘，平。归脾、胃经。

【功能主治】行气消食，健脾开胃，退乳消胀。用于食积不消，脘腹胀痛，脾虚食少，乳汁郁积，乳房胀痛，妇女断乳。生麦芽健脾和胃，疏肝行气，用于脾虚食少、乳汁郁积。炒麦芽行气消食回乳，用于食积不消、妇女断乳。焦麦芽消食化滞，用于食积不消、脘腹胀痛。

【用法用量】内服：煎汤，10～15g，大剂量可用30～120g；回乳炒用60g；或入丸、散。

【使用注意】久食消肾，不可多食。无积滞，脾胃虚者不宜。痰火哮喘及孕妇不可用。

【文献摘录】

《药性论》："消化宿食，破冷气，去心腹胀满。"

《日华子本草》："温中，下气，开胃，止霍乱，除烦，消痰，破癥结，能催生落胎。"

芒　硝

【来源】本品为矿物芒硝经煮炼而得的精制结晶。

【性味归经】咸、苦，寒。归胃、大肠经。

【功能主治】泄热，润燥，软坚。用于实热积滞，腹胀便秘，停痰积聚，目赤障翳，丹毒，痈肿。

【用法用量】内服：溶入汤剂，10～15g；或入丸、散。外用：研细点眼或水化涂洗。

【使用注意】脾胃虚寒及孕妇忌服。

【文献摘录】《汤液本草》："《本经》谓芒硝利小便而堕胎。伤寒妊娠可下者，用此兼以大黄引之，直入大肠，润燥软坚泄热，子母俱安。《经》云有故无殒，亦无殒也，此之谓软。以在下言之，则便溺俱阴；以前后言之，则前气后血；以肾言之，总主大小便难，溺涩秘结，俱为水少。《经》云热淫于内，治以咸寒，佐以苦。故用芒硝大黄，相须为使也。"

玫瑰花

【来源】本品为蔷科植物玫瑰初放的花。4～6月间，当花蕾将开放时分批采摘，用文火迅速烘干。烘时将花摊成薄层，花冠向下，使其最先干燥，然后翻转烘干其余部分。晒干者，颜色和香气均较差。

【性味归经】甘、微苦，温。归肝、脾经。

【功能主治】理气解郁，和血散瘀。用于肝胃气痛，新久风痹，吐血咯血，月经不调，赤白带下，痢疾，乳痈，肿毒。

【用法用量】内服：煎汤，1～2钱；浸酒或熬膏。

【使用注意】阴虚火旺者慎服。

【文献摘录】《本草再新》："舒肝胆之郁气，健脾降火。治腹中冷痛，胃脘积寒，兼能破血。"

墨旱莲

【来源】本品为菊科植物醴肠的干燥地上部分。花开时采割，晒干。

【性味归经】甘、酸，寒。归肾、肝经。

【功能主治】滋补肝肾，凉血止血。用于肝肾阴虚，牙齿松动，须发早白，眩晕耳鸣，腰膝酸软，阴虚血热吐血、衄血、尿血，血痢，崩漏下血，外伤出血。

【用法用量】煎服，6～12g。外用适量。

【使用注意】脾肾虚寒者忌服。

【文献摘录】《本草经疏》："醴肠善凉血。须发白者，血热也，齿不固者，肾虚有热也；凉血益血，则须发变黑，而齿亦因之而固矣。故古今变白之草，当以兹为胜。《本经》主血痢及针灸疮发、洪血不可止者，敷之立已，涂眉发生速而繁。萧炳又谓能止血排脓，通小肠，敷一切疮者，盖以血痢由于血分为湿热所伤，针灸疮发，洪血不止，亦缘病人素有血热，及加艾火则益炽矣，血凉则不出；营血热壅则生脓，凉血则自散；小肠属丙火，有热则不通，营血热解，则一切疮自愈。之数者，何非凉血益血之功也。""醴肠性冷，阴寒之质，虽善凉血，不益脾胃。病人虽有血热，一见脾胃虚败，饮食难消，及易溏薄作泄者，勿轻与服。孙真人方用姜汁和剂，盖防其冷而不利于肠胃故也。不用姜汁、椒红相兼修事，服之者必腹痛作泄，宜详审之。"

没　药

【来源】本品为橄榄科植物地丁树或哈地丁树的干燥树脂，分为天然没药和胶质没药，分布于索马里、埃塞俄比亚及阿拉伯半岛南部等地。11 月至翌年 2 月，采集由树皮裂缝处渗出于空气中变成红棕色坚块的油胶树脂，去净树皮及杂质，打碎后炒用。

【性味归经】苦、辛，平。归心、肝、脾经。

【功能主治】活血止痛，消肿止痛。用于各种血瘀痛证。

【用法用量】3～5g，炮制去油，多入丸、散用。

【使用注意】孕妇及胃弱者慎用。

【文献摘录】《药性论》："主打搕损，心腹血瘀，伤折踒跌，筋骨瘀痛，金刃所损，痛不可忍。"

牡丹皮

【来源】本品为毛茛科植物牡丹的干燥根皮。秋季采挖根部，除去细根，剥取根皮，晒干。

【性味归经】苦、辛，微寒。归心、肝、肾经。

【功能主治】清热凉血，活血化瘀。用于热入营血，温毒发斑，吐血衄血，温病伤阴，无汗骨蒸，经闭痛经，跌打损伤，痈肿疮毒。

【用法用量】煎服，6～12g。

【使用注意】血虚有寒、月经过多者不宜使用。孕妇慎用。

【文献摘录】

《本草纲目》："牡丹皮，治手足少阴、厥阴四经血分伏火。盖伏火即阴火也，阴火即相火也，古方惟以此治相火，故仲景肾气丸用之。后人乃专以黄柏治相火，不知丹皮之功更胜也。赤花者利，白花者补，人亦罕悟，宜分别之。"

《神农本草经》："主寒热，中风瘛疭、痉、惊痫邪气，皆肝气所发之疾。除癥坚、瘀血留舍肠胃，安五脏，疗痈疮。"

《名医别录》："除时气头痛，客热五劳，劳气头腰痛，风噤，癫疾。"

牡　蛎

【来源】本品为牡蛎科动物长牡蛎、大连湾牡蛎或近江牡蛎的贝壳。全年均可采收，以冬季、春季产量最多。采得后，去肉取壳，洗净，晒干。

【性味归经】咸，微寒。归肝、胆、肾经。

【功能主治】平肝潜阳，软坚散结，收敛固涩。用于眩晕耳鸣，惊悸失眠，瘰疬痰核，癥瘕痞块，自汗盗汗，遗精崩带。

【用法用量】内服：煎汤，15～30g，先煎；或入丸、散。外用：适量，研末干撒或调敷。

【使用注意】本品多服、久服易引起便秘和消化不良。

【文献摘录】

《本经》："主伤寒寒热，温疟洒洒，惊恚怒气，除拘缓鼠瘘，女子带下赤白。久服，强骨节，杀邪气，延年。一名蛎蛤，生池泽。"

《药性论》："主治女子崩中。止盗汗，除风热，止痛，治温疟。又和杜仲服止盗汗。病人虚而多热，加用地黄、小草。"

《本草拾遗》："捣为粉，粉身，主大人、小儿盗汗，和麻黄根、蛇床子、干姜为粉，去阴汗。"

《海药本草》："主男子遗精，虚劳乏损，补肾正气，止盗汗，去烦热，治伤寒热痰，能补养安神，治孩子惊痫。"

木 瓜

【来源】本品为蔷薇科落叶灌木植物贴梗海棠的干燥近成熟果实。夏秋两季药材绿黄时采收，置于沸水中烫至外皮灰白色，对半纵剖，晒干。

【性味归经】酸，温。归肝、脾经。

【功能主治】舒筋活络，和胃化湿。用于湿痹拘挛，腰膝关节酸重疼痛，暑湿吐泻，转筋挛痛，脚气水肿。

【用法用量】内服：煎汤，6～9g；或绞汁饮。外用：煎水洗。

【使用注意】不可多食，损齿及骨。忌铅、铁。腰膝无力、精血虚、真阴不足者不宜。伤食脾胃未虚、积滞多者不宜。

【文献摘录】《本草纲目》："木瓜所主霍乱吐利转筋、脚气，皆脾胃病，非肝病也。肝虽主筋，而转筋则由湿热、寒湿之邪袭伤脾胃所致，故筋转必起于足腓，腓及宗筋皆属阳明。木瓜治转筋，非益筋也，理脾而伐肝也，土病则金衰而木盛，故用酸温以收脾胃之耗散，而借其走筋以平肝邪，乃土中泻木以助金也。木平则土得令而金受荫矣。《素问》云：酸走筋，筋病无多食酸。孟诜云：多食木瓜损齿及骨。皆伐肝之明验，而木瓜入手、足太阴，为脾胃药，非肝药，益可征矣。"

木 香

【来源】本品为菊科植物木香的干燥根。秋冬两季采挖，除去泥沙及须根，切段，大的再纵剖成瓣，干燥后撞去粗皮。

【性味归经】辛、苦，温。归脾、胃、大肠、三焦、胆经。

【功能主治】行气止痛，健脾消食。用于胸脘胀痛，泻痢后重，食积不消，不思饮食。

【用法用量】内服：煎汤，3～10g；或入丸、散。

【使用注意】脾胃虚弱及孕妇慎服。

【文献摘录】《本草纲目》："木香乃三焦气分之药，能升降诸气。诸气膹郁，皆属于肺，故上焦气滞用之者，乃金郁则泄之也；中气不运，皆属于脾，故中焦气滞宜之者，脾胃喜芳香也；大肠气滞则后重，膀胱气不化则癃淋，肝气郁则为痛，故下焦气滞者宜之，乃塞者通之也。”

南瓜子

【来源】本品为葫芦科植物南瓜的种子。主产于浙江、江西、河北、山东。夏秋果实成熟时采收，取子，晒干。本品气微香，味微甘，以饱满、色黄白者为佳。研粉生用，以新鲜者良。

【性味归经】甘，平。归胃、大肠经。

【功能主治】杀虫。用于绦虫病，血吸虫病。

【用法用量】研粉，60～120g。冷开水调服。

【使用注意】不可多食。

【文献摘录】《中国药植图鉴》：“炒后煎服，治产后手足浮肿，糖尿病。”

牛　膝

【来源】本品为苋科植物牛膝的根。冬季茎叶枯萎时采挖，去净须根、泥土，晒至干皱后，用硫黄熏数次，然后将顶端切齐、晒干。

【性味归经】甘、苦、酸，平。归肝、肾经。

【功能主治】生用散瘀血，消痈肿。熟用补肝肾，强筋骨。用于淋病，尿血，经闭，癥瘕，难产，胞衣不下，产后瘀血腹痛，喉痹，痈肿，跌打损伤。治腰膝骨痛，四肢拘挛，痿痹。

【用法用量】内服：煎汤，5～12g；浸酒、熬膏或入丸、散。外用：捣敷。

【使用注意】凡中气下陷、脾虚泄泻、下元不固、梦遗失精、月经过多及孕妇均忌服。

【文献摘录】《本草纲目》：“牛膝所主之病，大抵得酒则能补肝肾，生用则能去恶血，二者而已。其治腰膝骨痛、足痿、阴消、失溺、久疟、伤中少气诸病，非取其补肝肾之功欤。其治癥瘕、心腹诸痛、痈肿恶疮、金疮折伤、喉齿淋痛、尿血、经候胎产诸病，非取其去恶血之功欤?”

胖大海

【来源】本品为梧桐科植物胖大海的干燥成熟种子。4～6月由开裂的果实上采取成熟的种子，晒干。

【性味归经】甘、淡，凉。归肺、大肠经。

【功能主治】清热润肺，利咽解毒，润肠通便。用于肺热声哑，干咳无痰，咽喉干痛，热结便闭，头痛目赤。

【用法用量】内服：煎汤，1.5～3钱；或泡茶。

【文献摘录】

《本草正义》："善于开宣肺气，并能通泄皮毛，风邪外闭，不问为寒为热，并皆主之。亦能开音治瘖，爽嗽豁痰。"

《纲目拾遗》："治火闭痘，并治一切热症劳伤吐衄下血，消毒去暑，时行赤眼，风火牙疼，虫积下食，痔疮漏管，干咳无痰，骨蒸内热，三焦火症。"

炮　姜

【来源】本品为姜科植物姜干燥根茎的炮制品。

【性味归经】辛，热。归脾、胃、肾经。

【功能主治】温经止血，温中止痛。用于阳虚失血，吐衄崩漏，脾胃虚寒，腹痛吐泻。

【用法用量】内服：煎汤，3～6g；或入丸、散。外用：适量，研末调敷。

【使用注意】孕妇及阴虚有热者禁服。

【文献摘录】

《本草分经》："辛苦大热，除胃冷而守中兼补心气，祛脏腑沉寒痼冷，去恶生新，能回脉绝无阳，又引血药入肝而生血退热，引以黑附则入肾祛寒湿。"

《本草经疏》："其言止血者，盖血虚则发热，热则妄行，干姜炒黑能引诸补血药入阴分，血得补则阴生而热退，血不妄行矣。"

佩　兰

【来源】本品为菊科植物佩兰的干燥地上部分。夏秋两季分两次采割，除去杂质，晒干。

【性味归经】辛，平。归脾、胃、肺经。

【功能主治】化湿，解暑。用于湿浊中阻，脘痞呕恶，口中甜腻，口臭，多涎，暑湿表证，湿温初起，发热倦怠，胸闷不舒。

【用法用量】内服：煎汤，5～10g，鲜品加倍。

【使用注意】阴虚血燥、气虚者慎用。

【文献摘录】

《神农本草经》："主利水道，杀蛊毒，辟不祥。久服益气，轻身不老，通神明。"

《名医别录》："兰草，无毒。除胸中痰癖。"

枇杷叶

【来源】本品为蔷薇科植物枇杷的干燥叶。全年均可采收，晒至七八成干时，扎成小把，再晒干。

【性味归经】苦，微寒。归肺、胃经。

【功能主治】清肺止咳，降逆止呕。用于肺热咳嗽，气逆喘急，胃热呕逆，烦热口渴。

【用法用量】内服：煎汤，1.5～3钱；鲜者，0.5～1两；熬膏或入丸、散。

【使用注意】胃寒呕吐、肺感风寒咳嗽者忌之。

【文献摘录】《本草汇言》：枇杷叶，安胃气，润心肺，养肝肾之药也。沈孔庭曰：主呕哕反胃而吐食不止，安胃气也；或气逆痰滞而咳嗽靡宁，润肺气也；或虚火烦灼而舌干口燥，养肾气也；或瘟疫暑暍而热渴不解，凉心气也。”

蒲公英

【来源】本品为菊科蒲公英属植物蒲公英、碱地蒲公英或同属数种植物的干燥全草。春秋两季花初开时采挖，除去杂质，干燥。

【性味归经】苦、甘，寒。归肝、胃经。

【功能主治】清热解毒，消肿散结，利湿通淋。用于痈肿疔毒，乳痈内痈，热淋涩痛，湿热黄疸，目赤肿痛。

【用法用量】内服：煎汤，9～15g。外用：鲜品适量，捣敷或煎汤熏洗患处。

【使用注意】用量过大可致缓泻。

【文献摘录】

《医林纂要》：“蒲公英点能化热毒，解食毒，消肿核，疗疔毒乳痈，皆泻火安上之功。通乳汁，以形用也。固齿牙，去阳阴热也。人言一茎两花，高尺许，根下大如拳，旁有人形拱抱，捣汁酒和，治噎膈神效。吾所见皆一茎一花，亦鲜高及尺者，然以治噎膈。”

《滇南本草》：“敷诸疮肿毒，疥癞癣疮；祛风，消诸疮毒，散瘰疬结核；止小便血，治五淋癃闭，利膀胱。”

蒲　黄

【来源】本品为香蒲科水生草本植物水烛香蒲、东方香蒲或同属植物的干燥花粉。

【性味归经】甘，平。归肝、心包经。

【功能主治】止血，化瘀，通淋。用于吐血，衄血，咯血，崩漏，外伤出血，经闭通经，胸腹刺痛，跌仆肿痛，血淋涩痛。

【用法用量】内服：3～10g，入汤剂，包煎。外用适量，敷患处。止血多炒炭用，化瘀、利尿多生用。

【使用注意】孕妇慎用。

【文献摘录】

《神农本草经》：“主心腹膀胱寒热，利小便，止血，消瘀血。久服轻身益气力。”

《本草纲目》：“凉血活血，止心腹诸痛。”

牵牛子

【来源】本品为旋花科植物裂叶牵牛或圆叶牵牛的干燥成熟种子。秋末果实成熟、果壳未开裂时采割植株，晒干，打下种子，除去杂质。

【性味归经】苦，寒；有毒。归肺、肾、大肠经。

【功能主治】泻水通便，消痰涤饮，杀虫攻积。用于水肿胀满，二便不通，痰饮积聚，气逆喘咳，虫积腹痛，蛔虫、绦虫病。

【用法用量】内服：煎汤，3～6g；入丸、散，1.5～3g。

【使用注意】孕妇禁用。不宜与巴豆、巴豆霜同用。

【文献摘录】《药性论》："治痃癖气块，利大小便，除水气、虚肿，落胎。"

茜　草

【来源】本品为茜草科多年生草本植物茜草的干燥根及根茎。春秋两季采挖，去除茎苗、泥土及细须根，干燥。

【性味归经】苦，寒。归肝经。

【功能主治】凉血止血，活血化瘀。用于血热咯血，吐血，衄血，尿血，便血，崩漏，经闭，产后瘀阻腹痛，跌打损伤，风湿痹痛，黄疸，疮痈，痔肿。

【用法用量】内服：入汤剂，10～15g，大剂量可用至30g；亦可入丸、散。行血通经宜生用；止血宜炒炭用。

【使用注意】凡脾胃虚弱、精虚血少、阴虚火旺者慎用。

【文献摘录】《药鉴》："茜草，疗中多蛊毒，治跌仆损伤。吐下血如烂肝，凝积血成瘀块，虚热崩漏不止，劳伤吐衄时来，室女经滞不行，妇人产后血晕，治之皆愈。大都皆血家药也，故血滞者能行之，血死者能活之。痘家红紫干枯者，用之于活血药中甚妙。外症疮疖痈肿者，用之于排脓药中立效。其曰除乳结为痈者何？盖乳者血之所为也，用此剂以行之，则血行而痈自散矣。"

芡　实

【来源】本品为睡莲科植物芡的成熟种仁。秋末冬初种子成熟时割取果实，击碎果皮，取出种子，除去硬壳晒干。

【性味归经】甘、涩，平。归脾、肾经。

【功能主治】益肾固精，健脾止泻，除湿止带。用于治疗遗精，淋浊，带下，小便不禁，大便泄泻。

【用法用量】内服：煎汤，9～15g；或入丸、散。

【使用注意】大小便不利者禁服；食滞不化者慎服。

【文献摘录】《本草求真》："芡实如何补脾，以其味甘之故；芡实如何固肾，以其味涩之故。惟其味甘补脾，故能利湿，而泄泻腹痛可治；惟其味涩固肾，故能闭气，而使遗带小便不禁皆愈。功与山药相似，然山药之阴，本有过于芡实，而芡实之涩，更有甚于山药；且山药兼补肺阴，而芡实则上于脾肾而不及于肺。”

羌 活

【来源】本品为伞形科植物羌活、宽叶羌活或川羌活的根及根茎。春秋挖取根及根茎，去净茎叶细根、泥土，晒干或烘干。

【性味归经】辛、苦，温。归膀胱、肾经。

【功能主治】散寒，祛风，除湿，止痛。用于风寒感冒头痛，风湿痹痛，肩背酸痛。

【用法用量】内服：煎汤，3~9g；或入丸、散。

【使用注意】血虚痹痛忌服。

【文献摘录】

《医学启源》：“羌活，治肢节疼痛，手足太阳本经风药也。加川芎治足太阳、阴头痛，透关利节，又治风湿。”

《主治秘诀》云：“‘其用有五：手足太阳引经，一也；风湿相兼，二也；去肢节痛，三也；除痈疽败血，四也；治风湿头痛，五也。’”

《本草汇言》：“羌活功能条达肢体，通畅血脉，攻彻邪气，发散风寒风湿。故疡证以之能排脓托毒，发溃生肌；目证以之治羞明隐涩，肿痛难开；风证以主治痿、痉、癫痫，麻痹厥逆。盖其体轻而不重，气清而不浊，味辛而能散，性行而不止，故上行于头，下行于足，遍达肢体，以清气分之邪也。”

秦 艽

【来源】本品为龙胆科植物秦艽、粗茎秦艽、麻花秦艽或小秦艽的干燥根，前3种根据性状不同分别习称“秦艽”和“麻花艽”，后1种习称“小秦艽”。春秋两季采挖，除去泥沙；秦艽和麻花艽晒软，堆置“发汗”至表面呈红黄色或灰黄色时，摊开晒干，或不经“发汗”直接晒干；小秦艽趁鲜时搓去黑皮，晒干。

【性味归经】苦、辛，微寒。归胃、肝、胆经。

【功能主治】祛风湿，清湿热，舒筋络，止痹痛，清虚热。用于风湿痹痛，筋脉拘挛，手足不遂，骨节酸痛，骨蒸潮热，小儿疳热，湿热黄疸。

【用法用量】内服：煎汤，3~10g；浸酒或入丸、散。外用：适量，研末撒。

【使用注意】久痛虚羸，溲多、便滑者忌服。

【文献摘录】《本草正义》：“秦艽《本经》谓之苦平，而《别录》加以辛及微温，以其主治风寒湿痹，必有温通性质也，然其味本苦，其功用亦治风热，而能通利二便，已非温药本色。后人且以治胃热、黄疸、烦渴等症，其非温性，更是彰明较著。考

《本经》《别录》主治，功在舒筋通络，流利骨节，惟治痹痛挛急之证，盖与防风、羌、独同类之品。甄权之治头风，即祛风也；惟又称其利大小便，亦与《本经》下水利小便之旨相合。盖秦艽既能外行于关节，亦能内达于下焦，故宣通诸府，引导湿热，直走二阴而出，昔人每谓秦艽为风家润药，其意指此。因之而并及肠风下血，张石顽且谓其治带，皆以湿热有余，泄积滞言之，非统治诸虚不振之下血带下也。又就其导湿去热而引申之，则治胃热，泄内热，而黄疸酒毒，牙痛口疮，温疫热毒，及妇人怀胎蕴热，小儿疳热烦渴等症，皆胃家湿热，而秦艽又能通治之矣。约而言之，外通经隧，内导二便，是其真宰，而通络之功，又在理湿之上。要之皆是从湿阻热结一面着想，而气虚血弱之症，皆非其治，仍与防风、羌、独等味异曲同工耳。"

青　蒿

【来源】本品为菊科一年生草本植物黄花蒿的干燥地上部分。夏秋两季采收，除去残根等杂质，下半段水浸1～2小时，上半段淋水，润透，切短段，晒干或低温干燥即得。

【性味归经】苦、辛，寒。归肝、胆经。

【功能主治】清虚热，除骨蒸，解暑热，截疟。用于温邪伤阴，夜热早凉；阴虚发热，劳热骨蒸；暑邪发热；疟疾寒热。

【用法用量】煎服，6～12g，不宜久煎；或鲜用绞汁服。

【使用注意】脾胃虚弱、肠滑泄泻者禁服。

【文献摘录】

《神农本草经》："主疥瘙痂痒，恶疮，杀虱，留热在骨节间，明目。"

《本草纲目》："治疟疾寒热。"

《本草新编》："退暑热。"

青木香

【来源】本品为马兜铃科植物马兜铃和北马兜铃的干燥根。

【性味归经】辛、苦、寒；有小毒。归肺、胃经。

【功能主治】行气止痛，解毒消肿。用于肝胃气滞之胸胁脘腹疼痛，泻痢腹痛，疔疮肿毒，皮肤湿疮，毒蛇咬伤。

【用法用量】内服：煎汤，3～9g；研末服，1.5～2g。外用：适量，研末调敷或磨汁涂。

【使用注意】本品过量服用可引起恶心、呕吐等胃肠道反应；又因含马兜铃酸，过量或长期服用可损伤肾功能，故不宜过量或持续内服。脾胃虚寒者慎服。肾病患者忌服。

【文献摘录】

《唐本草》："主积聚。诸毒热肿、蛇毒，水摩为泥封之，日三四；疗疔肿大效。"

《本经逢原》："治痈肿，痰结，气凝诸痛。"

青　皮

【来源】本品为芸香科植物橘及栽培变种的干燥幼果或未成熟果实的果皮。5～6月收集自落幼果，晒干，习称"个青皮"；7～8月采摘未成熟的果实，在果皮上作十字剖成四瓣至近果柄处，去净内瓤，晒干，习称"四花青皮"。

【性味归经】苦、辛，温。归肝、胆、胃经。

【功能主治】疏肝破气，消积化滞。用于胸胁胀痛，疝气，乳核，乳痛，食积腹痛。

【用法用量】内服：煎汤，3～10g；或入丸、散。

【使用注意】气虚者慎服。

【文献摘录】《本草纲目》："治胸膈气逆，胸痛，小腹疝痛，消乳肿，疏肝胆，泻肺气。"

人　参

【来源】本品为五加科植物人参的干燥根和根茎。多于秋季采挖，洗净后晒干或烘干。栽培的俗称"园参"；播种在山林野生状态下自然生长的称"林下山参"，习称"籽海"。

【性味归经】甘、微苦，微温。归脾、肺、心、肾经。

【功能主治】大补元气，复脉固脱，补脾益肺，生津养血，安神益智。用于体虚欲脱，肢冷脉微，脾虚食少，肺虚喘咳，津伤口渴，内热消渴，气血亏虚，久病虚羸，惊悸失眠，阳痿宫冷。

【用法用量】3～9g，另煎兑服；也可研粉吞服，1次2g，1日2次。

【使用注意】不宜与藜芦、五灵脂同用。

【文献摘录】《医学衷中参西录》："人参之种类不一，古所用之人参，方书皆谓出于上党，即今之党参是也。考《神农本草经》载，人参味甘，未尝言苦，今党参味甘，辽人参则甘而微苦，古之人参其为今之党参无疑也。特是，党参之性，虽不如辽人参之热，而其性实温而不凉，乃因《神农本草经》谓其微寒，后世之笃信《神农本草经》者，亦多以人参之性果然微寒，即释古方之用人参者，亦本微寒之意以为诠解，其用意可谓尊经矣。然古之笃信《神农本草经》而尊奉之者莫如陶弘景，观其所著《名医别录》，以补《神农本草经》所未备，谓人参能疗肠胃中冷，已不遵《神农本草经》以人参为微寒可知。因此，疑年湮代远，古经字句或有差讹，吾人生今之世，当实事求是，与古为新。今试即党参实验之，若与玄参等份并用，可使药性无凉热，即此可以测其热力矣（此即台党参而言，若潞党参其热稍差）。然辽东亦有此参，与辽人参之种类迥别，为其形状性味与党参无异，故药行名之为东党参，其功效亦与党参同。

至于辽人参，其补力、热力皆倍于党参，而其性大约与党参相似，东人谓过服之可使脑有充血之病，其性补而上升可知。方书谓人参，不但补气，若以补血药辅之亦善补血。愚则谓，若辅以凉润之药即能气血双补，盖平其热性不使耗阴，气盛自能生血也。至《神农本草经》谓其主补五脏、安精神、定魂魄、止惊悸、除邪气、明目、开心、益智，无非因气血充足，脏腑官骸各得其养，自有种种诸效也。"

肉苁蓉

【来源】 本品为列当科植物肉苁蓉或苁蓉、迷肉苁蓉等的肉质茎。春秋两季均可采，以3~5月采收者为佳，过时则中空。采收后，晾晒至由黄白色变成肉质棕褐色，干后即可；或切成数段晒干。肉苁蓉：除去杂质，稍浸泡，润透，切厚片，干燥；酒苁蓉：去肉苁蓉片，加黄酒拌匀（每100kg，用黄酒20kg），置炖罐内，密闭，隔水加热蒸透，至酒完全吸尽、表面黑色时取出，干燥。

【性味归经】 甘、咸，温。归肾、大肠经。

【功能主治】 补肾阳，益精血，润肠通便。用于阳痿，不孕，腰膝酸软，筋骨无力，肠燥便秘。

【用法用量】 内服：煎汤，10~15g；或入丸、散；或浸酒。

【使用注意】 胃弱便溏、相火旺者忌服。

【文献摘录】《本草汇言》："肉苁蓉，养命门，滋肾气，补精血之药也。男子丹元虚冷而阳道久沉、妇人冲任失调而阴气不治，此乃平补之剂，温而不热，补而不峻，暖而不燥，滑而不泄，故有从容之名。"

肉豆蔻

【来源】 本品为肉豆蔻科高大乔木植物肉豆蔻。主产于印度尼西亚的马鲁吉岛、爪哇、苏门答腊及新加坡、西印度；我国广东、广西、云南等地亦有栽培。

【性味归经】 辛，温。归脾、胃、大肠经。

【功能主治】 涩肠止泻，温中行气。用于虚泻，冷痢，胃寒胀痛，食少呕吐。

【用法用量】 煎服，1.5~6g，内服须煨熟去油用；或入丸、散，每次0.5~1g。

【使用注意】 湿热泻痢及胃热疼痛者忌用。

【文献摘录】《本草经疏》："肉豆蔻辛味能散能消，温气能和中通畅。其气芬芳，香气先入脾，脾主消化，温和而辛香，故开胃，胃喜暖故也。故为理脾开胃、消宿食、止泄泻之要药。"

肉　桂

【来源】 本品为樟科植物肉桂的干燥树皮，一般于8~10月间选择桂树，根据一定阔度剥取树皮，加工成不同的规格。①官桂：剥取栽培5~6年的幼树干皮和粗枝皮，晒1~2天后，卷成圆筒状，阴干。②企边桂：剥取十余年生的干皮，两端削齐，夹在木制的凸凹板内，晒干。③板桂：剥取老年桂树的干皮，在离地30cm处做环状割口，将皮剥离，夹在桂夹内晒至九成干时取出，纵横堆叠，加压，约1个月后即完全干燥。④“桂心”：即肉桂加工过程中检下的边条，除去栓皮者。

【性味归经】辛、甘，大热。归肾、脾、心、肝经

【功能主治】补火助阳，引火归原，散寒止痛，活血通经。用于补元阳，暖脾胃，除积冷，通血脉。治命门火衰，肢冷脉微，亡阳虚脱，腹痛泄泻，寒疝奔豚，腰膝冷痛，经闭癥瘕，阴疽，流注，及虚阳浮越，上热下寒。

【用法用量】内服：煎汤，2~5g，不宜久煎；研末，0.5~1.5g；或入丸剂。外用：适量，研末调敷；浸酒涂搽。

【使用注意】阴虚火旺、里有实热、血热妄行出血及孕妇均禁服。畏赤石脂。

【文献摘录】《日华子本草》：“治一切风气，补五劳七伤，通九窍，利关节，益精，明目，暖腰膝，破痃癖癥瘕，消瘀血，治风痹骨节挛缩，续筋骨，生肌肉。”

乳　香

【来源】本品为橄榄科植物卡氏乳香树的胶树脂。采收时，将树干的皮部由下向上顺序切伤，并开一狭沟，使树脂从伤口渗出，流入沟中，数天后凝成干硬的固体，即可采取。

【性味归经】辛、苦，温。归心、肝、脾经。

【功能主治】活血行气止痛，消肿生肌。用于跌打损伤，疮疡痈肿，气滞血瘀痛证。

【用法用量】内服：煎汤，3~10g，宜炒去油用。外用适量，生用或炒用，研末外敷。

【使用注意】胃弱者慎用。孕妇及无瘀滞者忌用。

【文献摘录】《本草汇言》：“乳香，活血去风，舒筋止痛之药也。陈氏发明云香烈走窜，故入疡科，方用极多。又跌仆斗打，折伤筋骨，又产后气血攻刺，心腹疼痛，恒用此，咸取其香辛走散，散血排脓，通气化滞为专功也。故痈疡可理，折伤可续，产后瘀血留滞可行，癥块痞积，伏血冷瘕可去矣，性燥气烈，去风活血，追毒定痛，除痈疡、产后及伤筋骨之外，皆不须用。”

三　棱

【来源】本品为黑三棱科植物黑三棱的干燥块茎。冬季至次年春采挖，洗净，削去外皮，晒干。

【性味归经】苦，平。归肝、脾经。

【功能主治】破血行气，消积止痛。用于癥瘕痞块，痛经，瘀血经闭，胸痹心痛，

食积胀痛。

【用法用量】内服：煎汤，5～10g。

【使用注意】孕妇禁用。

【文献摘录】《医学衷中参西录》："三棱气味俱淡，微有辛意；莪术味微苦，气微香，亦微有辛意，性皆微温，为化瘀血之要药。以治男子痃癖，女子癥瘕，月经不通，性非猛烈而建功甚速。其行气之力，又能治心腹疼痛、胁下胀疼，一切血凝气滞之症。若与参、术、芪诸药并用，大能开胃进食，调血和血。若细核二药之区别，化血之力三棱优于莪术，理气之力莪术优于三棱。"

三　七

【来源】本品为五加科植物三七的干燥根和根茎。秋季花开前采挖，洗净，分开主根、支根及根茎，干燥。支根习称"筋条"，根茎习称"剪口"。

【性味归经】甘、微苦，温。归肝、胃经。

【功能主治】散瘀止血，消肿定痛。用于咯血，吐血，衄血，便血，崩漏，外伤出血，胸腹刺痛，跌仆肿痛。

【用法用量】内服：煎汤，3～9g；研粉吞服，1 次 1～3g。外用：适量。

【使用注意】孕妇慎用。

【文献摘录】《医学衷中参西录》："味苦微甘，性平（诸家多言性温，然单服其末数钱，未有觉温者）。善化瘀血，又善止血妄行，为吐衄要药。病愈后不至瘀血留于经络证变虚劳（凡用药强止其血者，恒至血瘀经络成血痹虚劳）。兼治二便下血，女子血崩，痢疾下血鲜红（宜与鸦胆子并用）久不愈，肠中腐烂，浸成溃疡，所下之痢色紫腥臭，杂以脂膜，此乃肠烂欲穿（三七能化腐生新，是以治之）。为其善化瘀血，故又善治女子癥瘕，月事不通，化瘀血而不伤新血，允为理血妙品。外用善治金疮，以其末敷伤口，立能血止疼愈。若跌打损伤，内连脏腑经络作疼痛者，外敷、内服奏效尤捷，疮疡初起肿疼者，敷之可消（当与大黄末等份，醋调敷）。三七之性，既善化血，又善止血，人多疑之，然有确实可征之处。如破伤流血者，用三七末擦之则其血立止，是能止血也；其破处已流出之血，着三七皆化为黄水，是能化血。"

桑　椹

【来源】本品为桑科植物桑的果穗。4～6 月当桑椹呈红紫色时采收，晒干或略蒸后晒干。

【性味归经】甘，寒。归肝、肾经。

【功能主治】补肝益肾，息风滋液。用于肝肾阴亏，消渴，便秘，目暗，耳鸣，瘰疬，关节不利。

【用法用量】内服：煎汤，3～5 钱；熬膏、生啖或浸酒。外用：浸水洗。

【使用注意】脾胃虚寒者慎用。

【文献摘录】《本草述》："乌椹益阴气便益阴血，血乃水所化，故益阴血，还以行水，风与血同脏，阴血益则风自息。"

沙棘

【来源】本品为胡颓子科植物沙棘的果实。秋冬两季果实成熟时或天冷冻硬后采收，除去杂质，晒干或蒸后晒干即成，或生用。

【性味归经】甘、酸，温。归脾、胃、肺、心经。

【功能主治】止咳化痰，健脾消食，活血散瘀。用于咳嗽痰多，脾虚食少，瘀血证。

【用法用量】内服：煎汤，3~9g；或入丸、散。外用：适量，捣敷或研末撒。

【使用注意】对沙棘过敏者忌服。

【文献摘录】

《晶珠本草》："沙棘果挖除肺病，化血并治培根病。"

《如意宝树》："沙棘果治消化不良，肝病。"

砂仁

【来源】本品为姜科植物阳春砂、绿壳砂或海南砂的干燥成熟果实或种子。夏、秋时果实成熟时采收，剥去果皮，将种子团晒干。

【性味归经】辛，温。归脾、胃、肾经。

【功能主治】化湿开胃，温脾止泻，理气安胎。用于脾胃湿阻气滞，脾胃虚寒，呕吐泄泻，妊娠恶阻，胎动不安。

【用法用量】内服：煎汤（不宜久煎），0.5~2钱；或入丸、散。

【使用注意】阴虚有热者慎用。

【文献摘录】

《药品化义》："砂仁，辛散苦降，气味俱厚。主散结导滞，行气下气，取其香气能和五脏，随所引药通行诸经。若呕吐恶心，寒湿冷泻，腹中虚痛，以此温中调气；若脾虚饱闷，宿食不消，酒毒伤胃，以此散滞化气；若胎气腹痛，恶阻食少，胎胀不安，以此运行和气。"

《汤液本草》："缩砂与白檀、豆蔻为使则入肺，与人参、益智为使则入脾，与黄柏、茯苓为使则入肾，与赤、白石脂为使则入大、小肠。"

《本草汇言》："砂仁温中和气之药也。若上焦之气梗逆而不下，下焦之气抑遏而不上，中焦之气凝聚而不舒，用砂仁治之，奏效最捷。然古方多用以安胎何也？盖气结则痛，气逆则胎动不安，此药辛香而窜，温而不烈，利而不削，和而不争，通畅三焦，温行六腑，暖肺醒脾，养胃养肾，舒达肝胆不顺不平之气，所以善安胎也。沈则施曰砂仁温辛香散，止呕通膈，达上气也；安胎消胀，达中气也；止泻痢，定奔豚，达下气也。与木香同用，治气病尤速。”

山 药

【来源】本品为薯蓣科植物薯蓣的块茎。11～12 月采挖，切去根头，洗净泥土，用竹刀刮去外皮，晒干或烘干，即为毛山药。选择粗大的毛山药，用清水浸匀，再加微热，并用棉被盖好，保持湿润闷透，然后放在木板上搓揉成圆柱状，将两头切齐，晒干打光，即为光山药。

【性味归经】甘，平。归脾、肺、肾经。

【功能主治】补脾养胃，生津益肺，补肾涩精。用于脾虚食少，久泻不止，肺虚喘咳，肾虚遗精，带下，尿频，虚热消渴。麸炒山药补脾健胃，用于脾虚食少，泄泻便溏，白带过多。

【用法用量】内服：煎汤，3～6 钱；或入丸、散。外用：捣敷。

【使用注意】湿盛中满或有实邪、积滞者禁服。

【文献摘录】

《本草正》：“山药能健脾补虚，滋精固肾，治诸虚百损，疗五劳七伤。第其气轻性缓，非堪专任，故补脾肺必主参、术，补肾水必君茱、地，涩带浊须破故同研，固遗泄仗菟丝相济。诸丸固本丸药，亦宜捣末为糊。总之性味归经柔弱，但可用力佐使。”

《药品化义》：“山药，温补而不骤，微香而不燥，循循有调肺之功，治肺虚久嗽，何其稳当。因其味甘气香，用之助脾，治脾虚腹泻，怠惰嗜卧，四肢困倦。又取其甘则补阳，以能补中益气，温养肌肉，为肺脾二脏要药。”

山 楂

【来源】本品为蔷薇科植物山楂或野山楂的果实。秋季果实成熟时采摘。山楂采得后，横切成厚 1.5～3mm 的薄片，立即晒干。野山楂采得后，晒干即可，或压成饼状后再晒干。商品山楂片称为“北山楂”；野山楂称“南山楂”。

【性味归经】酸、甘，微温。归脾、胃、肝经。

【功能主治】消食健胃，行气散瘀。用于肉食积滞，胃脘胀满，泻痢腹痛，瘀血经闭，产后瘀阻，心腹刺痛，疝气疼痛，高脂血症。焦山楂消食导滞作用增强，用于肉食积滞，泻痢不爽。

【用法用量】内服：煎汤，3～10g；或入丸、散。外用：煎水洗或捣敷。

【使用注意】脾胃虚弱者慎服。

【文献摘录】《本草经疏》：“山楂，《本经》云味酸气冷，然观其能消食积，行瘀血，则气非冷矣。有积滞则成下痢，产后恶露不尽，蓄于太阴部分则为儿枕痛。山楂能入脾胃，消积滞，散宿血，故治水痢及产妇腹中块痛也。大抵其功长于化饮食，健脾胃，行结气，消瘀血，故小儿、产妇宜多食之。《本经》误为冷，故有洗疮痒之用。”

山茱萸

【来源】本品为山茱萸科植物山茱萸的果肉。10～11 月间果实成熟变红后采摘，采后除去枝梗和果柄，用文火烘焙，冷后，取下果肉，再晒干或用文火烘干。

【性味归经】酸、涩，微温。归肝、肾经。

【功能主治】补益肝肾，涩精固脱。用于眩晕耳鸣，腰膝酸痛，阳痿遗精，遗尿尿频，崩漏带下，大汗虚脱，内热消渴。

【用法用量】内服：煎汤，5～10g；或入丸、散。

【使用注意】凡命门火炽，强阳不痿，素有湿热，小便淋涩者忌服。恶桔梗、防风、防己。

【文献摘录】

《医学入门》：“山茱萸本涩剂也，何以能通发邪？盖诸病皆系下部虚寒，用之补养肝肾，以益其源，则五脏安利，闭者通而利者止，非若他药轻飘疏通之谓也。”

《本草经疏》：“山茱萸治心下邪气寒热，肠胃风邪、寒热头风、风去气来、鼻塞、面疱者，皆肝肾二经所主，二经虚热，故见前证。此药温能通行，辛能走散，酸能入肝，而敛虚热，风邪消散，则心下肠胃寒热自除，头目亦清利而鼻塞面疱悉愈也。逐寒湿痹者，借其辛温散结，行而能补也。气温而主补，味酸而主敛，故精气益而阴强也。精益则五脏自安，九窍自利。又肾与膀胱为表里，膀胱虚寒，则小便不禁；耳为肾之外窍，肾虚则耳聋；肝开窍于目，肝虚则邪热客之而目黄；二经受寒邪，则为疝瘕，二脏得补，则诸证无不瘳矣。”

《医学衷中参西录》：“山茱萸，大能收敛元气，振作精神，固涩滑脱。收涩之中兼具条畅之性，故又通利九窍，流通血脉，治肝虚自汗。肝虚胁疼腰疼，肝虚内风萌动，且敛正气而不敛邪气，与其他酸敛之药不同，是以《本经》谓其逐寒湿痹也。其核与肉之性相反，用时务须将核去净。”

商　陆

【来源】本品为商陆科植物商陆或垂序商陆的干燥根。秋季至次春采挖，除去须根和泥沙，切成块或片，晒干或阴干。

【性味归经】苦，寒；有毒。归肺、脾、肾、大肠经。

【功能主治】逐水消肿，通利二便；外用解毒散结。用于水肿胀满，大便秘结，小便不利；外治痈肿疮毒。

【用法用量】内服：煎汤，3～9g。外用：适量，捣敷或煎汤熏洗。

【使用注意】脾虚水肿及孕妇忌服。

【文献摘录】

《神农本草经》："味辛，平。主治水胀，疝瘕痹，熨除痈肿，杀鬼精物。"

《开宝本草》："味辛、酸，平；有毒。疗胸中邪气，水肿，痿痹，腹满洪直，疏五脏，散水气。"

《本草纲目》："商陆苦寒，沉也，降也，阴也。其性下行，专于行水，与大戟、甘遂盖异性而同功。方家治肿满小便不利者，以赤根捣烂，入麝香三分，贴于脐心，以帛束之，得小便利即肿消。又治湿水，以指画肉上随散不成文者，用白商陆、香附子炒干，出火毒，以酒浸一夜，日干为末，每服三钱，米饮下，或以大蒜同商陆煮汁服亦可。其茎叶作蔬食，亦可治肿疾。"

神　曲

【来源】本品为辣蓼、青蒿、杏仁等药加入面粉或麸皮混合后，经发酵而成的曲剂。

【性味归经】甘、辛，温。归脾、胃经。

【功能主治】健脾和胃，消食调中。用于饮食停滞，胸痞腹胀，呕吐泻痢，产后瘀血腹痛，小儿腹大坚积。

【用法用量】内服：煎汤，2～4钱；或研末入丸、散。

【使用注意】脾阴虚、胃火盛者不宜用。能落胎，孕妇宜少食。

【文献摘录】

《本草经疏》："古人用曲，即造酒之曲，其气味甘温，性专消导，行脾胃滞气，散脏腑风冷。神曲乃后人专造，以供药用，力倍于酒曲。"

《本经逢原》："神曲，其功专于消化谷麦酒积，陈久者良。但有积者能消化，无积而久服，则消人元气。"

《本草求真》："神曲，辛甘气温，其物本于白面、杏仁、赤小豆、青蒿、苍耳、红蓼六味，作饼蒸郁而成，其性六味为一，故能散气调中，温胃化痰，逐水消滞，小儿补脾，温不见燥也。然必合以补脾等药，并施则佳。"

生地黄

【来源】本品为玄参科植物地黄的新鲜或干燥块根。秋季采挖，一般10～11月间采挖根茎，除去芦头、茎叶、须根，洗净泥土，即为鲜地黄。干地黄（不用水洗）直接置焙床上缓缓烘焙，须经常翻动，至内部逐渐干燥而颜色变黑，根烘至八成干，全身柔软，外皮变硬时即可取出，捏成团状，为生地黄。

【性味归经】甘、苦，寒。归心、肝、肾经。

【功能主治】清热凉血，养阴生津。用于热入营血，舌绛烦渴，斑疹吐衄；阴虚内热，骨蒸劳热；津伤口渴，内热消渴，肠燥便秘。

【用法用量】煎服，10～15g；鲜品用量加倍，或以鲜品捣汁入药。

【使用注意】脾虚湿滞、阳虚便溏者不宜使用。

【文献摘录】

《神农本草经》："《本经》主折跌绝筋，伤中，逐血痹，填骨髓，长肌肉，作汤除寒热积聚，除痹。生者尤良。"

《本草经疏》："干地黄乃补肾家之要药，益阴血之上品。生地黄性大寒，凡产后恶食作泻，虽见发热恶露作痛，不可用，用则泄不止。胃气者，后天元气之本也，胃困则饮食不运，精血不生，虚热何自而退，故并当归忌之。凡见此证，宜多加炮姜、桂心、人参必自愈。凡阴虚咳嗽，内热骨蒸或吐血等候，一见脾胃薄弱，大便不实，或天明肾泄，产后泄泻，产后不食，俱禁用生地黄、当归，误则同于前辙，慎之。凡胸膈多痰，气道不利，升降窒塞，药宜通不宜滞，汤液中禁入地黄。"

生　姜

【来源】本品为姜科植物姜的新鲜根茎。秋冬两季茎叶枯黄时采挖，除去须根及泥沙，晒干。

【性味归经】辛，微温。归肺、脾、胃经。

【功能主治】解表散寒，温中止呕，化痰止咳。用于风寒感冒，胃寒呕吐，寒痰咳嗽。

【用法用量】内服：煎汤，3～10g；或捣汁。外用：捣敷，搽患处或炒热熨。

【使用注意】阴虚内热者慎服。

【文献摘录】《药品化义》：生姜辛窜，药用善豁痰利窍，止寒呕，去秽气，通神明。

升　麻

【来源】本品为毛茛科植物大三叶升麻、兴安升麻或升麻的干燥根茎。秋季采挖，除去泥沙，晒至须根干时，燎去或除去须根，晒干。

【性味归经】辛、微甘，微寒。归肺、脾、胃、大肠经。

【功能主治】发表透疹，清热解毒，升举阳气。用于风热头痛，齿痛，口疮，咽喉肿痛，麻疹不透，阳毒发斑，脱肛，子宫脱垂。

【用法用量】内服：煎汤，3～10g。

【使用注意】大剂量（大于30g）服用有中毒风险。

【文献摘录】

《本草纲目》："消斑疹，行瘀血，治阳陷眩运，胸胁虚痛，久泄下痢后重，遗浊，带下，崩中，血淋，下血，阴痿足寒。"

《神农本草经》："主解百毒，辟温疾、瘴邪。"

《名医别录》："主中恶腹痛，时气毒疠，头痛寒热，风肿诸毒，喉痛，口疮。"

《药性论》："治小儿风，惊痫，时气热疾。能治口齿风肿疼，牙根浮烂恶臭，热毒脓血。除心肺风毒热壅闭不通，口疮，烦闷。疗痈肿、豌豆疮；水煎绵沾拭疮上。"

石菖蒲

【来源】本品为天南星科菖蒲属植物石菖蒲的根茎。栽后 3 ~4 年收获。早春或冬末挖出根茎，剪去叶片和须根，洗净，晒干，撞去毛须即成。

【性味归经】辛、苦，微温。归心、肝、脾经。

【功能主治】豁痰开窍，化湿和胃，宁心益志。用于热病神昏，痰厥，健忘，失眠，耳鸣，耳聋，噤口痢，风湿痹痛。

【用法用量】内服：煎汤，3 ~6g，鲜品加倍；或入丸、散。外用：煎水洗；或研末调敷。

【使用注意】阴虚阳亢、汗多、精滑者慎服。

【文献摘录】

《本草经疏》："其味苦辛，其气大温。阳气升发，外充百骸；辛通四达，以散邪结，此通利心脾二经之要药也。盖苦可燥湿，温能辟寒，辛可散结，风寒湿三者合而成痹，去此三邪，痹自愈矣。阳气升发，芬芳轻扬，气重于味，辛兼横走，故能下气开心。咳逆者气逆之候也，下气则咳逆上气可去。五脏之壅遏既彻，则气窍应之而通，故聪明耳目出声音、主耳聋。辛以散之，故治痈疮。气味辛温，气厚发热，故温肠胃。膀胱虚寒则小便不禁，肠胃既温，则膀胱与焉，故止小便。脾主四肢，脾湿既清则四肢湿痹不得屈伸自利。山岚瘴气最能使小儿发疟，寒湿之甚莫过山岚，既散其邪，则病本已拔，病焉得而不已焉?"

《本草新编》："石菖蒲止可为佐使，而不可为君药。开心窍必须佐以人参；通气必须君以苍术；遗尿欲止，非加参、芪不能取效；胎动欲安，非多加白术不能成功；除烦闷，治善忘，非以人参为君，亦不能两有奇验也。"

石　膏

【来源】本品为硫酸盐类矿物石膏的矿石。一般于冬季采挖，挖出后，去净泥土及杂石。

【性味归经】辛、甘，寒。入肺、胃经。

【功能主治】生用解肌清热，除烦止渴，用于外感热病，高热烦渴，肺热喘咳，胃火亢盛，头痛，牙痛。煅用生肌敛疮，用于痈疽疮疡，溃不收口，汤火烫伤。

【用法用量】内服：煎汤，0.3 ~1 两（大剂可用 6 ~8 两）；或入丸、散。外用：煅研撒或调敷。

【使用注意】脾胃虚寒及血虚、阴虚发热者忌服。

【文献摘录】

《神农本草经》："主中风寒热，心下逆气，惊喘，口干舌焦，不能息，腹中坚痛，产乳，金疮。"

《名医别录》："除时气头痛身热，三焦大热，皮肤热，肠胃中膈热，解肌发汗，止消渴烦逆，腹胀暴气喘息，咽热。亦可作浴汤。"

石 斛

【来源】本品为兰科植物环草石斛、马鞭石斛、黄草石斛、铁皮石斛或金钗石斛的新鲜或干燥茎。主产于四川、贵州、云南等地。全年均可采收，以秋季采挖者质量好。干用者采收后，除去杂质，用开水略烫或烘软，再边搓边烘晒，至叶鞘搓净，干燥。铁皮石斛剪去部分须根后，边炒边扭成螺旋形或弹簧状，烘干，习称"耳环石斛"。如保存鲜用时，采回后则应及时栽培于细砂石中。

【性味归经】甘，微寒。归胃、肾经。

【功能主治】生津益胃，清热养阴。用于热病伤津，口干烦渴，胃阴不足，虚热不退，阴伤目暗，腰膝软弱。

【用法用量】内服：煎服，6～12g；鲜品可用15～30g。

【使用注意】温热病早期阴未伤者、湿温病未化燥者、脾胃虚寒者均禁服。

【文献摘录】

《神农本草经》："主伤中，除痹，下气，补五脏虚劳羸瘦，强阴，久服厚肠胃。"

《本草纲目拾遗》："清胃，除虚热，生津，已劳损。"

《药性论》："益气除热。主治男子腰脚软弱，健阳，逐皮肌风痹，骨中久冷，虚损，补肾积精，腰痛，养肾气，益力。"

石榴皮

【来源】本品为石榴科落叶灌木或小乔木石榴的果皮。

【性味归经】酸、涩，温。归大肠经。

【功能主治】涩肠止泻，杀虫。用于久泻、久痢，脱肛，蛔虫、蛲虫、绦虫等寄生虫病。本品尚有涩精、止带、止血作用，可用于遗精，带下，崩漏。

【用法用量】煎服，3～10g。入汤剂生用；入丸、散多炒用；止血多炒炭用。

【使用注意】泻痢初起忌服。

【文献摘录】

《滇南本草》："治日久水泻，同炒砂糖煨服，又治痢脓血。大肠下血。""同马兜铃煎，治小儿疳虫。"

《本草纲目》："治泻痢，下血，脱肛，崩中带下。"

使君子

【来源】本品为使君子科植物使君子的成熟果实。9～10 月间种子成熟、果皮变紫黑色时采摘，晒干或用微火烘干，即为使君子，一称“壳君子”。

【性味归经】甘，温。归脾、胃经。

【功能主治】杀虫消积。用于蛔虫、蛲虫病，虫积腹痛，小儿疳积。

【用法用量】使君子 9～12g，捣碎入煎剂；使君子仁 6～9g，多入丸、散用或单用，1～2 次分服。

【使用注意】大量服用能引起呃逆、眩晕，呕吐等反应。忌饮热茶，犯之即泻。忌食热物。脾胃虚寒不宜多用，多食发呃。苟无虫积，服之必致损人。

【文献摘录】

《本草纲目》：“凡杀虫药多是苦辛，惟使君、榧子，甘而杀虫，亦一异也。凡大人、小儿有虫病，清晨空腹食使君子仁数枚，或以壳煎汤咽下，次日虫皆死而出也。或云七生七煨食亦良。此物味甘气温，既能杀虫，又益脾胃，所以能敛虚热而止泻痢，为小儿诸病要药。”

《本草经疏》：“使君子为补脾健胃之要药。小儿五疳、便浊泻痢及腹虫，莫不皆由脾虚胃弱，因而乳食停滞，湿热瘀塞而成。脾健胃开，则乳饮自消，湿热自散，水道自利，而前证俱除矣。不苦不辛，而能杀疳蛔，此所以为小儿上药也。”

《本草正》：“使君子，凡小儿食此，亦不宜频而多，大约性滑，多则能伤脾也。但使君子专杀蛔虫，榧子专杀寸白虫耳。”

柿　蒂

【来源】本品为柿树科植物柿的干燥宿萼。冬季果实成熟时采摘，食用时收集，洗净，晒干。

【性味归经】苦、涩，平。归胃经。

【功能主治】降逆止呃。用于呃逆。

【用法用量】内服：煎汤，5～10g；或入散剂。外用：适量，研末。

【文献摘录】《本草纲目》：“《济生》柿蒂散加以丁香、生姜之辛热，以开痰散郁，盖从治之法，而昔人亦常用之收效矣。至易水张氏，又益以人参，治病后虚人咳逆，亦有功绩。丹溪朱氏但执以寒治热之理，而不及从治之法，矫枉之过矣。若陈氏《三因》，又加以良姜之类，是真以为胃寒而助其邪火者也。”

熟地黄

【来源】本品为玄参科植物地黄或怀庆地黄的根茎，经加工蒸晒而成。

【性味归经】甘，温。归肝、肾经。

【功能主治】补血滋润，益精填髓。用于血虚萎黄，眩晕心悸，月经不调，崩漏不止，潮热盗汗，遗精阳痿，不育不孕，腰膝酸软，耳鸣耳聋，头目昏花，须发早白，消渴，便秘，肾虚喘促。

【用法用量】内服：煎汤，10～30g；或入丸散；或熬膏；或浸酒。

【使用注意】脾胃虚弱、气滞痰多、腹满便溏者忌服熟地黄。

【文献摘录】

《本草纲目》："按王硕《易简方》云男子多阴虚，宜用熟地黄；女子多血热，宜用生地黄。又云生地黄能生精血，天冬引入所生之处；熟地黄能补精血，用麦冬引入所补之处。虞抟《医学正传》云生地黄生血，而胃气弱者服之恐妨食。熟地黄补血，而痰饮多者服之恐泥膈。或云生地黄酒炒则不妨胃，熟地黄姜汁炒则不泥膈，此皆得用地黄之精撇者也。"

《本经逢原》："熟地黄假火力蒸晒，转苦为甘，为阴中之阳，故能补肾中元气。必须蒸晒多次，若但煮熟，不加蒸、曝，虽服奚益。脐下痛，属肾脏精伤；胫股酸，系下元不足；目如无所见，乃水亏不能鉴物，皆肾所主之病，非熟地黄不除。"

苏合香

【来源】本品为金缕梅科植物苏合香树的树干渗出的香树脂经加工精制而成。

【性味归经】辛，温。归心、脾经。

【功能主治】开窍，辟秽，止痛。用于中风痰厥，猝然昏倒，胸痹心痛，胸腹冷痛，惊痫。

【用法用量】0.3～1g，宜入丸、散服。

【文献摘录】《玉楸药解》："味辛，性温，入手太阴肺、足厥阴肝经。辟鬼驱邪，利水消肿。苏合香走散开通，能杀虫辟恶除邪，治肿胀疹痱，气积血癥，调和脏腑，却一切不正之气。"

酸枣仁

【来源】本品为鼠李科植物酸枣的种子。秋季果实成熟时采收，将果实浸泡一宿，搓去果肉，捞出，用石碾碾碎果核，取出种子，晒干。

【性味归经】甘，平。归心、脾、肝、胆经。

【功能主治】养心补肝，宁心安神，敛汗，生津。用于虚烦不眠，惊悸怔忡，烦渴，虚汗。

【用法用量】内服：煎汤，10～15g；或入丸、散。

【使用注意】凡有实邪郁火及患有滑泄症者慎服。

【文献摘录】《本草纲目》："酸枣仁，甘而润，故熟用疗胆虚不得眠，烦渴虚汗之证；生用疗胆热好眠。皆足厥阴、少阳药也，今人专以为心家药，殊昧此理。"

锁　阳

【来源】本品为锁阳科植物锁阳的全草。春秋采收，以春季采者为佳。挖出后除去花序，置沙滩中半埋半露，晒干即成。少数地区趁鲜时切片晒干。

【性味归经】甘，温。归脾、肾经、大肠经。

【功能主治】补肾阳，益精血，润肠通便。用于腰膝痿软，阳痿滑精，肠燥便秘。

【用法用量】内服：煎汤，1.5～3 钱；入丸、散或熬膏。

【使用注意】阴虚火旺阳事易举、脾虚泄泻及实热便秘者禁服。

【文献摘录】

《中药志》："补肾，滑肠，强腰膝。主治男子阳痿，女子不孕，血枯便秘，腰膝痿弱。"

《药性解》："味甘咸，性温，无毒，入肾经。补阴虚，固髓，润大便燥结，宜酥炙用。按：锁阳咸温，宜入少阴，《本经》不载，丹溪续补，以其固精，故有锁阳之名。主用与苁蓉相似，老人枯闭，最为要药。大便不实者忌之。"

太子参

【来源】本品为石竹科植物异叶假繁缕的块根。大暑前后采挖，洗净泥土，入沸水中浸烫，3～5 分钟后取出曝晒。当须根干时，即将须根擦光，然后晒至全干；也可不经浸烫，摘除须根后直接晒干。

【性味归经】甘、苦，微温。归脾、肺、心经。

【功能主治】益气健脾，生津润肺。用于脾虚体弱，病后虚弱，气阴不足，自汗口渴，肺燥干咳。

【用法用量】内服：煎汤，2～4 钱。

【使用注意】表实邪盛者不宜用。

【文献摘录】《本草再新》："治气虚肺燥，补脾土，消水肿，化痰止渴。"

檀　香

【来源】本品为檀香科植物檀香的心材。全年可采。采得后切成小段，除去边材。

【性味归经】辛，温。归脾、肾、肺经。

【功能主治】理气和胃。用于心腹疼痛，噎膈呕吐，胸膈不舒。

【用法用量】内服：煎汤，1～2 钱；或入丸、散。外用：磨汁涂。

【使用注意】《本草汇言》："如阴虚火盛，有动血致嗽者，勿用之。"

【文献摘录】《本草求真》："白檀香熏之清爽可爱，凡因冷气上结，饮食不进，气逆上吐，抑郁不舒，服之能引胃气上升。且能散风辟邪，消肿住痛，功专入脾与肺，不似沉香力专主降，而能引气下行也。"

桃　仁

【来源】本品为蔷薇科植物桃或山桃的种子。6~7 月果实成熟时采摘，除去果肉及核壳，取出种子，晒干。

【性味归经】苦、甘，平。归心、肝、大肠经。

【功能主治】破血行瘀，润燥滑肠。用于经闭，癥瘕，热病蓄血，风痹，疟疾，跌打损伤，瘀血肿痛，血燥便秘。

【用法用量】内服：煎汤，5~10g；或入丸、散。外用：捣敷。

【使用注意】孕妇忌服。

【文献摘录】《本草经疏》："夫血者阴也，有形者也，周流夫一身者也，一有凝滞则为癥瘕，瘀血血闭，或妇人月水不通，或击扑损伤积血，及心下宿血坚痛，皆从足厥阴受病，以其为藏血之脏也。桃核仁苦能泄滞，辛能散结，甘温通行而缓肝，故主如上等证也。心下宿血去则气自下，咳逆自止。味苦而辛，故又能杀小虫也。桃仁性善被血，散而不收，泻而无补，过用之及用之不得其当，能使血下不止，损伤真阴。"

天花粉

【来源】本品为葫芦科植物栝楼或双边栝楼的干燥根。春秋采挖，以秋季采者为佳。挖出后，洗净泥土，刮去粗皮，切成段，粗大者再纵切为二，晒干，然后撞去外表的黄色层使成白色；或用硫黄熏白。

【性味归经】甘、微苦，微寒。归肺、胃经。

【功能主治】清热泻火，生津止渴，消肿排脓。用于热病烦渴，肺热燥咳，内热消渴，疮疡肿毒。

【用法用量】内服：煎汤，3~4 钱；或入丸、散。外用：研末撒或调敷。

【使用注意】脾胃虚寒、大便滑泄者忌服。不宜与乌头类药材同用。

【文献摘录】《本草汇言》："天花粉退五脏郁热，如心火盛而舌干口燥，肺火盛而咽肿喉痹，脾火盛而口舌齿肿，痰火盛而咳嗽不宁。若肝火之胁胀走注，肾火之骨蒸烦热，或痈疽已溃未溃，而热毒不散，或五疸身目俱黄，而小水若淋若涩，是皆火热郁结所致，惟此剂能开郁结，降痰火，并能治之。又其性甘寒，善能治渴，从补药而治虚渴，从凉药而治火渴，从气药而治郁渴，从血药而治烦渴，乃治渴之要药也。"

天　冬

【来源】本品为百合科植物天冬的块根，主产于贵州、四川、广西等地，以贵州产量最大，品质亦佳。秋、冬采挖，但以冬季采者质量较好。洗净后除去茎基和须根，入沸水中煮或蒸至外皮易剥落时为度，趁热除去外皮。

【性味归经】甘、苦，寒。归肺、肾经。

【功能主治】滋阴润燥，清肺降火。用于燥热咳嗽，阴虚劳嗽，热病伤阴，内热消渴，肠燥便秘，咽喉肿痛。

【用法用量】内服：煎汤，6～15g；熬膏，或入丸、散。外用：适量，鲜品捣敷或捣烂绞汁涂。

【使用注意】虚寒泄泻及风寒咳嗽者禁服。

【文献摘录】《本草汇言》："天冬润燥滋阴、降火清肺之药也。统理肺肾火燥为病，如肺热叶焦，发为痿痈，吐血咳嗽，烦渴传为肾消，骨蒸热劳诸证，在所必需者也。"

土鳖虫

【来源】本品为鳖蠊科、昆虫地鳖或冀地鳖的雌虫干燥体。捕捉后，置沸水中烫死，晒干或烘干。

【性味归经】咸，寒；有小毒。归肝经。

【功能主治】破血逐瘀，续筋接骨，消肿止痛，下乳通经。用于跌打损伤，筋伤骨折，血瘀经闭，产后瘀阻腹痛，癥瘕痞块。

【用法用量】内服：煎汤，3～9g；研末，1～3g。

【使用注意】孕妇禁用。

【文献摘录】《雷公炮制药性解》："土鳖虫味咸，性寒有毒，入心、肝、脾三经。主留血壅瘀，心腹寒热洗洗，祛坚积癥瘕，下乳通经。一名䗪虫，畏屋游、皂角、菖蒲。"

菟丝子

【来源】本品为旋花科植物菟丝子的干燥成熟种子。秋季果实成熟时采收植株，晒干，打下种子，除去杂质即成。

【性味归经】辛、甘，平。归肝、肾经。

【功能主治】补益肝肾，固精缩尿，安胎，明目，止泻；外用消风祛斑。用于腰膝酸痛，遗精，消渴，尿有余沥，目暗。

【用法用量】内服：煎汤，3～5钱；或入丸、散。外用：炒研调敷。

【使用注意】阴虚火旺、阳强不痿及大便燥结者禁服。若出现上火迹象，应停服。

【文献摘录】《本草经疏》："五味之中，惟辛通四气，复兼四味，《经》曰肾苦燥，急食辛以润之，菟丝子之属是也。与辛香燥热之辛，迥乎不同矣，学者不以辞害义可也。为补脾、肾、肝三经要药，主续绝伤、补不足、益气力、肥健者，三经俱实，则绝伤续而不足补矣。脾统血，合肌肉而主四肢，足阳明、太阴之气盛，则力长而肥健。补脾故养肌，益肝肾故强阴，坚筋骨，暖而能补肾中阳气，故主茎中寒精自出，溺有余沥。口苦燥渴者，脾肾虚而生内热，津液因之不足也，二脏得补，则二病自愈。寒血为积者，劳伤则血瘀，阳气乏绝则内寒，血随气行，气弱不能统血以行，久而为积矣。凡劳伤，皆脾、肾、肝三脏主之，肝脾气旺，则瘀血自行也。”

威灵仙

【来源】本品为毛茛科植物威灵仙、棉团铁线莲或东北铁线莲的干燥根和根茎。秋季采挖，除去泥沙，晒干。

【性味归经】辛、咸，温。归膀胱经。

【功能主治】祛风湿，通经络。用于风湿痹痛，肢体麻木，筋脉拘挛，屈伸不利。

【用法用量】内服：煎汤，6～9g，治骨鲠咽喉可用到30g；或入丸、散；或浸酒。外用：适量，捣敷；或煎水熏洗；或作发泡剂。

【使用注意】本品辛散走窜，久服易伤正气，气血虚弱、无风寒湿邪者慎服。

【文献摘录】《本草纲目》：“威灵仙气温，味微辛咸。辛泄气，咸泄水，故风湿痰饮之病，气壮者服之有捷效。其性大抵疏利，久服恐损真气，气弱者亦不可服之。”

乌　梅

【来源】本品为蔷薇科植物梅的干燥未成熟果实。5月间采摘，将成熟的绿色果实（青梅），按大小分开，分别炕焙，火力不宜过大，温度保持在40℃左右。当梅子焙至六成干时，须上下翻动（勿翻破表皮），使其干燥均匀。一般炕焙2～3昼夜，至果肉呈黄褐色起皱皮为度，焙后再焖2～3天，待变成黑色即成。

【性味归经】酸、涩，平。归肝、脾、肺、大肠经。

【功能主治】敛肺涩肠，生津安蛔。用于肺虚久咳，久痢滑肠，虚热消渴，蛔厥呕吐腹痛，胆道蛔虫症。

【用法用量】内服：煎汤，0.8～1.5钱；或入丸、散。外用：煅研干撒或调敷。

【使用注意】有实邪者忌服。胃酸过多者慎服。

【文献摘录】《本草经疏》：“梅实即今之乌梅也，最酸。《经》曰：热伤气，邪客于胸中，则气上逆而烦满，心为之不安。乌梅味酸，能敛浮热，能吸气归元，故主下气，除热烦满及安心也。下痢者，大肠虚脱也；好唾口干者，虚火上炎，津液不足也；酸能敛虚火，化津液，固肠脱，所以主之也。其主肢体痛，偏枯不仁者，盖因湿气浸于经络，则筋脉弛纵，或疼痛不仁；肝主筋，酸入肝而养筋，肝得所养，则骨正筋柔，机关通利而前证除矣。”

乌　药

【来源】本品为樟科植物乌药的干燥块根。全年均可采挖，除去细根，洗净，趁鲜切片，晒干，或直接晒干。

【性味归经】辛，温。归脾、肺、肾、膀胱经。

【功能主治】行气止痛，温肾散寒。用于寒凝气滞，胸腹胀痛，气逆喘急，膀胱虚冷，遗尿尿频，疝气疼痛，经寒腹痛。

【用法用量】内服：煎汤，1.5～3钱；磨汁或入丸、散。外用：适量，研末调敷。

【使用注意】气虚、内热者忌服。

【文献摘录】《药品化义》："乌药气雄性温，故快气宣通，疏散凝滞，甚于香附。外解表而理肌，内宽中而顺气。以之散寒气，则客寒冷痛自除；驱邪气则天行疫瘴即却；开郁气，中恶腹痛，胸膈胀满，顿然可减；疏经气，中风四肢不遂，初产血气凝滞，渐次能通，皆借其气雄之功也。"

吴茱萸

【来源】本品为芸香科植物吴茱萸、疏毛吴茱萸或石虎的干燥近成熟果实。8～11月果实呈茶绿色心皮尚未分离时，剪下果枝，低温干燥或晒干后除去枝、叶、果梗等杂质而成。

【性味归经】辛、苦，热；有小毒。归肝、脾、胃、肾经。

【功能主治】散寒止痛，降逆止呕，助阳止泻。用于寒凝痛证，厥阴头痛，寒疝腹痛，寒湿脚气，经行腹痛，呕吐吞酸，虚寒泄泻；外用可治湿疹、口疮、高血压病。

【用法用量】内服：煎汤，0.5～2钱；或入丸、散。外用：蒸热熨，研末调敷或煎水洗。

【使用注意】本品辛热燥烈，易耗气动火，阴虚有热者忌用。有小毒，大量服用可引起腹痛、腹泻、视力障碍及错觉，故不宜过量或久服。不宜与丹参、消石、白垩、紫石英同用。

【文献摘录】《本草汇言》："吴茱萸开郁化滞、逐冷降气之药也。方龙潭曰，凡患小腹、少腹阴寒之病，或呕逆恶心而吞酸吐酸，或关格痰聚而隔食隔气，或脾胃停寒而泄泻自利，或肝脾郁结而胀满逆食，或疝瘕弦气而攻引小腹，或脚气冲心而呕哕酸苦，是皆肝脾肾经之证也，吴茱萸皆可治之。"

五倍子

【来源】本品为漆树科植物盐肤木、青麸杨或红麸杨叶上的虫瘿，主要由五倍子蚜寄生而形成。秋季采摘，置沸水中略煮或蒸至表面呈灰色，杀死蚜虫，取出，干燥。根据外形不同，分为"肚倍"和"角倍"。

【性味归经】酸、涩，寒。归肺、大肠、肾经。

【功能主治】敛肺降火，涩肠止泻，敛汗止血，收湿敛疮。用于肺虚久咳，肺热痰嗽，久泻久痢，盗汗，消渴，便血痔血，外伤出血，痈肿疮毒，皮肤湿烂。

【用法用量】内服：煎汤，3～10g；研末，1.5～6g；或入丸、散。外用：适量，煎汤熏洗；研末撒或调敷。

【使用注意】外感风寒或肺有实热之咳嗽及积滞未清之泻痢者忌服。

【文献摘录】《本草求真》："五倍子，按书记载味酸而涩，气寒能敛肺经浮热，为化痰渗湿、降火收涩之剂；又言主于风湿，凡风癣痒瘙，目赤眼痛，用之亦能有效。得非又收又散，又升又降之味乎？讵知火浮肺中，无处不形，在上则有痰结、咳嗽、汗出、口子、吐衄等症；在下则有泄痢、五痔、下血、脱肛、脓水湿烂、子肠坠下等症；溢于皮肤，感冒寒邪，则必见有风癣痒瘙，疮口不敛；攻于眼目，则必见有赤肿翳障。用此内以治脏，则能敛肺止嗽，固脱住汗；外以治肤熏洗，则能祛风除湿杀虫。药虽一味，而分治内外，用各不同，非谓既能入肺收敛，又能浮溢于表，而为驱逐外邪之药耳。书载外感勿用，义实基此。"

五灵脂

【来源】本品为鼯鼠科动物橙足鼯鼠或飞鼠科动物小飞鼠的干燥粪便。全年可收采。将砂石、泥土等杂质除净。

【性味归经】苦、咸、甘，温。归肝经。

【功能主治】活血止痛，化瘀止血。用于心腹血气诸痛，妇女经闭，产后瘀血作痛；外治蛇、蝎、蜈蚣咬伤。炒用止血，治妇女血崩，经水过多，赤带不绝。

【用法用量】内服：煎汤，1.5~3钱；或入丸、散。外用：研末调敷。

【使用注意】不宜与人参同用。

【文献摘录】《本草衍义补遗》："能行血止血。治心腹冷气，妇人心痛，血气刺痛。"

五味子

【来源】本品为木兰科植物五味子的干燥成熟果实，习称"北五味子"。秋季果实成熟时采摘，晒干或蒸后晒干，除去果梗和杂质。

【性味归经】酸、甘，温。归肺、心、肾经。

【功能主治】收敛固涩，益气生津，补肾宁心。用于久嗽虚喘，梦遗滑精，遗尿尿频，久泻不止，自汗盗汗，津伤口渴，内热消渴，心悸失眠。

【用法用量】煎服，2~6g。

【使用注意】凡表邪未解、内有实热、咳嗽初起、麻疹初期均不宜用。

【文献摘录】

《日华子本草》："明目，暖水脏，治风，下气，消食，霍乱转筋，痃癖奔豚冷气，消水肿，反胃，心腹气胀，止渴，除烦热，解酒毒，壮筋骨。"

《本经》："主益气，咳逆上气，劳伤羸度，补不足，强阴，益男子精。"

西洋参

【来源】本品为五加科多年生植物西洋参的根。原产于北美，我国亦有栽培。于秋季采挖生长 3 ~6 年的根，洗净，晒干或低温干燥。

【性味归经】苦、微甘，寒。归心、肺、肾经。

【功能主治】补气养阴，清热生津。用于阴虚火旺，喘咳痰血；气阴两伤，烦倦口渴；津液不足，口干舌燥；肠热便血。

【用法用量】内服：3 ~6g，另煎兑服。

【使用注意】中阳衰微、胃有寒湿者忌服。忌铁器及火炒。反藜芦。

【文献摘录】《医学衷中参西录》："能补助气分，兼能补益血分，为其性凉而补。凡欲用人参而不受人参之温补者，皆可以此代之。"

夏天无

【来源】本品为罂粟科植物伏生紫堇的干燥块茎。每年春季或初夏出苗后采挖，除去茎、叶及须根，洗净，干燥。

【性味归经】苦、微辛，温。归肝经。

【功能主治】活血止痛，化瘀止血，祛风除湿。用于中风偏瘫，头痛，跌仆损伤，风湿痹痛，腰腿疼痛。

【用法用量】煎服，5 ~15g；或研末服，1 ~3g；或制成丸剂使用。

【使用注意】本品块茎中含少量延胡索乙素等多种生物碱，其中空褐鳞碱能用于基底神经节产生"强直性昏厥"样现象，还能扩张血管，消除血管收缩性反射。长期服用可能有胃部不适、恶心、呕吐等。中毒后会出现头昏、面色苍白、血压下降、呼吸困难、嗜睡、肌肉僵硬、抽搐等。

【文献摘录】《全国中草药汇编》："祛风湿，降血压。主治风湿性关节炎，腰肌劳损，高血压病，脑血管意外引起偏瘫。"

仙鹤草

【来源】本品为蔷薇科多年生草本植物龙牙草的干燥地上部分。主产于浙江、江苏、湖南等地，安徽、福建、广东、河北、山东、湖北、云南、江西等地亦产。

【性味归经】苦、涩，平。归肝、心经。

【功能主治】收敛止血，截疟止痢，解毒补虚。用于咯血吐衄，便血，崩漏，月经过多，腹泻，痢疾，阴蚀阴痒，赤白带下，脱力劳伤，痈肿疮毒。

【用法用量】内服：10 ~15g，大剂量可 30 ~60g，入汤剂。外用：适量。捣绒外敷，或研末掺之，或煎汤外洗。鲜品亦可捣烂外敷；又可熬膏调蜜外用。

【使用注意】体质虚寒者慎用。孕妇禁用。

【文献摘录】《滇南本草》："调治妇人月经或前或后，红崩白带，面寒背寒，腹痛，腰痛，发热气胀，赤白痢疾。"

仙　茅

【来源】本品为石蒜科植物仙茅的干燥根茎。秋冬季采挖，除去根头和须根，洗净，干燥，切段，生用，或经米泔水浸泡切片而成。

【性味归经】辛，热。归肾、肝、脾经。

【功能主治】温肾壮阳，强筋骨，祛寒湿。用于肾阳不足、命门火衰之阳痿精冷，小便频数；腰酸冷痛，筋骨痿软无力；阳虚冷泻。

【用法用量】水煎服，3～10g。

【使用注意】本品燥烈有毒，不宜久服。阴虚火旺者忌服。

【文献摘录】《玉楸药解》："仙茅暖水荣木，复脉清风，滋筋力，益房帏，治玉麈痿软，皮肤风癞。"

香　附

【来源】本品为莎草科植物莎草的干燥根茎。秋季采挖，燎去毛须，置沸水中略煮或蒸透后晒干，或燎后直接晒干。

【性味归经】辛、微苦、微甘，平。归肝、脾、三焦经。

【功能主治】行气解郁，调经止痛。用于肝郁气滞，胸、胁、脘腹胀痛，消化不良，胸脘痞闷，寒疝腹痛，乳房胀痛，月经不调，经闭痛经。

【用法用量】内服：煎汤，5～10g；或入丸、散。外用：适量，研末撒，调敷。

【使用注意】气虚无滞、阴虚、血热者慎服。

【文献摘录】《本草经疏》："莎草根，治妇人崩漏、带下、月经不调者，皆降气、调气、散结、理滞之所致也。盖血不自行，随气而行，气逆而郁，则血亦凝涩，气顺则血亦从之而和畅，此女人崩漏带下，月事不调之病所以咸须之耳。然须辅之以益血凉血之药，气虚者兼入补气药乃可奏功也。"

香　薷

【来源】本品为唇形科植物石香薷的干燥地上部分。

【性味归经】辛，微温。归肺、胃经。

【功能主治】发汗解表，化湿和中，利水消肿。用于暑湿感冒，恶寒发热，头痛无汗，腹痛吐泻，小便不利。

【用法用量】内服：煎汤，3～10g；或研末。

【使用注意】表虚者忌服。

【文献摘录】《本草汇言》："香薷，和脾治水之药。伤暑用之，即消蓄水；霍乱用之，即定烦躁；水肿用之，即行小便。其辛温利水，有彻上彻下之效；甘温和脾，有拔浊回清之功；所以肺得之则清气化行而蕴热自下，脾得之则浊气不干而水道流行也。”

香　橼

【来源】本品为芸香科植物枸橼或香圆（西南香圆）的干燥成熟果实。秋季果实成熟时采收，趁鲜切片，晒干或低温干燥。香圆亦可整个或对剖两半后，晒干或低温干燥。

【性味归经】辛、苦、酸，温。归肝、脾、肺经。

【功能主治】疏肝理气，宽中化痰。用于肝胃气滞，胸胁胀痛，脘腹痞满，呕吐噫气，痰多咳嗽。

【用法用量】内服：煎汤，3～6g；或入丸、散。

【使用注意】阴虚血燥及孕妇气虚者慎服。

【文献摘录】《本经逢原》：“柑橼乃佛手、香橼两种，性味归经相类，故《纲目》混论不分。盖柑者佛手也，橼者香橼也，兼破痰水，近世治咳嗽气壅，亦取陈者。除去瓤核用之，庶无酸收之患。”

小茴香

【来源】本品为伞科植物茴香的干燥成熟果实。秋季果实初熟时采割植株，晒干，打下果实，除去杂质。

【性味归经】辛，温。归肝、肾、脾、胃经。

【功能主治】散寒止痛，理气和胃。用于寒疝腹痛，睾丸偏坠，痛经，小腹冷痛，脘腹胀痛，食少吐泻。盐小茴香暖肾散寒止痛，用于寒疝腹痛，睾丸偏坠，经寒腹痛。

【用法用量】内服：煎汤，3～6g；或入丸、散。外用：适量，研末调敷；或炒热温熨。

【使用注意】阴虚火旺者慎用。

【文献摘录】《本草纲目》：“茴香宿根深，冬生苗，作丛，肥茎丝叶，五六月开花如蛇床花而色黄，结子大如麦粒，轻而有细棱，俗呼为大茴香，今惟以宁夏出者第一。其他处小者，谓之小茴香。自番舶来者，实大如柏实，裂成八瓣，一瓣一核，大如豆，黄褐色，有仁，味更甜，俗呼舶茴香，又曰八角茴香，形色与中国茴香迥别，但气味同耳。北人得之，咀嚼荐酒。”

小　蓟

【来源】本品为菊科多年生草本植物刺儿菜的地上部分。全国大部分地区均产。多为野生。

【性味归经】甘、微苦，凉。主归心、肝经。

【功能主治】凉血止血，散瘀解毒消痈。用于血热出血诸症，疮疡肿毒。

【服法用量】10～15g，鲜品可用30～60g，亦可捣汁或研末服。外用适量，捣敷或煎汤外洗。

【注 意】因本品性寒凉，易伤脾胃之阳气，脾胃虚寒者慎用。

【贮藏】置通风干燥处。防蛀。

【文献摘录】《本草易读》："小蓟力微，破瘀生新，保精养血。又退热补虚，开胃下食。解胸膈之烦闷，止金疮之血出。"

薤 白

【来源】本品为百合科植物小根蒜或薤的鳞茎。北方多在春季，南方多在夏秋间采收。连根挖起，除去茎叶及须根，洗净，用沸水煮透，晒干或烘干。

【性味归经】辛、苦，温。归心、肺、胃、大肠经。

【功能主治】通阳散结，行气导滞。用于胸痹心痛彻背，脘腹痞满胀痛，干呕，泻痢里急后重，疮疖。

【用法用量】内服：煎汤，1.5～3钱；鲜者，1～2两；或入丸、散。外用：捣敷或捣汁涂。

【使用注意】气虚者慎服。

雄 黄

【来源】本品为硫化物类矿物雄黄的矿石。雄黄在矿中质软如泥，见空气即变坚硬，一般用竹刀剔取其熟透部分，除去杂质、泥土。

【性味归经】辛、苦，温；有毒。归肝、胃经。

【功能主治】燥湿祛痰，杀虫解毒。用于痈疽疔疮，走马牙疳，喉风喉痹，疥癣，缠腰火丹，湿毒疮，痔疮，蛇虫咬伤，虫积，惊痫，疟疾，哮喘。

【用法用量】内服：入丸、散，1～4分。外用：研末撒、调敷或烧烟熏。

【使用注意】内服宜慎，中病即止，不可多服久服；外用亦不可大面积涂搽或长期使用。阴亏血虚及孕妇忌服。中毒症状主要是上吐下泻。

【文献摘录】《本草纲目》："雄黄，乃治疮杀毒要药也，而入肝经气分，故肝风、肝气、惊痫、痰涎、头痛眩晕、暑疟泄痢、积聚诸病，用之有殊功；又能化血为水。而方士乃炼治服饵，神异其说，被其毒者多矣。"

续 断

【来源】本品为川续断科植物川续断的干燥根。秋季采挖，除去根头及须根，用微火烘至半干，堆置"发汗"至内部变绿色时，再烘干。

【性味归经】苦、辛，微温。归肝、肾二经。

【功能主治】补肝肾，强筋骨，调血脉，止崩漏。用于腰膝酸软，风湿痹痛，崩漏，胎漏，跌仆损伤。酒续断多用于风湿痹痛，跌仆损伤。盐续断多用于腰膝酸软。

【用法用量】内服：煎汤，2～4钱；或入丸、散。外用：捣敷。

【使用注意】恶雷丸。初痢勿用，怒气郁者禁用。

【文献摘录】《滇南本草》："补肝，强筋骨，走经络，止经中（筋骨）酸痛，安胎，治妇人白带，生新血，破瘀血，落死胎，止咳嗽咳血，治赤白便浊。"

旋覆花

【来源】本品为菊科植物旋覆花或欧亚旋覆花的干燥头状花序。夏秋两季花开时采收，除去杂质，阴干或晒干。

【性味归经】苦、辛、咸，微温。归肺、脾、胃、大肠经。

【功能主治】降气，消痰，行水，止呕。用于咳嗽，痰饮蓄结，胸膈痞闷，喘咳痰多，呕吐噫气，心下痞硬。

【用法用量】3～9g，包煎。

【使用注意】阴虚劳嗽、肺燥咳嗽者慎用。

【文献摘录】《本草汇言》："旋覆花消痰逐水，利气下行之药也。主心肺结气，胁下虚满，胸中结痰，痞坚噫气，或心脾伏饮，膀胱留饮，宿水等症。大抵此剂微咸以软坚散痞，性利以下气行痰水，实消伐之药也。《本草》有定惊悸、补中气之说，窃思痰闭心包脾络之间，往往令人病惊，旋覆花破痰逐饮，痰饮去则胞络清净而无碍，五志自宁，惊悸安矣。又饮消则脾健，脾健则能运行饮食，中气自受其益而补养矣。又童玉峰云若热痰，则多烦热；湿痰，则多倦怠软弱；风痰，则多瘫痪奇症；凉痰，则多心痛癫疾；冷痰，则多骨痹痿疾；饮痰，则多胁痛臂痛；食积痰，则多癖块痞满。其为病状，种种变见，用旋覆花，虚实寒热，随证加入，无不应手获效。"

玄　参

【来源】本品为玄参种植物玄参的根。立冬前后采挖，反复堆、晒，直至完全干燥。

【性味归经】苦，微寒。归肺、肾经。

【功能主治】滋阴，降火，除烦，解毒。用于热病烦渴，发斑，骨蒸劳热，夜寐不宁，自汗盗汗，津伤便秘，吐血衄血，咽喉肿痛，痈肿，瘰疬。

【用法用量】内服：煎汤，10～15g；或入丸、散。

【使用注意】脾胃虚寒、食少便溏者忌服。不宜与藜芦同用。

【文献摘录】《医学衷中参西录》："玄参味甘微苦，性凉多液，原为清补肾经之药。又能入肺以清肺家烁热，解毒消火，最宜于肺病结核，肺热咳嗽。《本经》谓其治产乳余疾，因其性凉而不寒，又善滋阴，且兼有补性，故产后血虚生热及产后寒温诸症，热入阳明者，用之最宜。愚生平治产后外感实热，其重者用白虎加人参汤，以玄参代知母，其轻者用拙拟滋阴清胃汤（玄参两半，当归三钱，生杭芍四钱，茅根三钱，甘草钱半）亦可治愈。诚以产后忌用凉药，而既有外感实热，又不得不以凉药清之，惟石膏与玄参，《本经》皆明载治产乳，故敢放胆用之。然石膏又必加人参以辅之，又不敢与知母并用。至滋阴清胃汤中重用玄参，亦必以四物汤中归、芍辅之，此所谓小心放胆并行不悖也。《本经》又谓玄参能明目，诚以肝窍于目，玄参能益水以滋肝木，故能明目。且目之所以能视者，在瞳子中神水充足，神水固肾之精华外现者也，以玄参与柏实、枸杞并用，以治肝肾虚而生热，视物不了了者，恒有捷效也。又外感大热已退，其人真阴亏损，舌干无津，胃液消耗，口苦懒食者，愚恒用玄参两许，加潞党参二三钱，连服数剂自愈。"

血余炭

【来源】人发（男女均可）。

【性味归经】苦，微温。归脾、肺经。

【功能主治】消瘀，止血，利小便。用于吐血，衄血，血痢，血淋，妇女崩漏及小便不利等。熬膏外敷止血生肌。

【用法用量】内服：4.5～9g。外用：适量，研末敷患处。

【使用注意】内有瘀血积热者不宜。脾胃虚弱、孕妇慎用。

【文献摘录】《日华子本草》："止血闷血运，金疮伤风，血痢，入药烧灰，勿令绝过。煎膏长肉，消瘀血也。"

鸦胆子

【来源】本品为苦木科植物鸦胆子的干燥成熟果实。主产于广东、广西等地。秋季采收，除去杂质，晒干后除去果壳，取仁，生用。

【性味归经】苦，寒；有小毒。归大肠、肝经。

【功能主治】清热解毒，燥湿，止痢，截疟。外用腐蚀赘疣。用于热毒血痢，冷积久痢，各型疟疾及鸡眼赘疣。

【用法用量】内服：0.5～2g，用龙眼肉包裹或装入胶囊吞服，亦可压去油制成丸剂、片剂服，不宜入煎剂。外用适量。

【使用注意】本品有毒，对胃肠道及肝肾均有损害，内服需严格控制剂量，不宜多用久服。外用注意防止对正常皮肤的刺激。孕妇及小儿慎用。胃肠出血及肝肾病患者不宜使用。

【文献摘录】《医学衷中参西录》："鸦胆子……味极苦，性凉，为凉血解毒之要药，善治热性赤痢（赤痢间有凉者），二便因热下血，最能清血分之热及肠中之热，防腐生肌，诚有奇效……治梅毒及花柳毒淋。捣烂醋调敷疔毒。善治疣。"

延胡索

【来源】本品为罂粟科植物延胡索的块茎。5～6月间当茎叶枯萎时采挖。挖取后，搓掉外面浮皮，洗净，分别大小，放入开水中烫煮，随时翻动，至内部无白心呈黄色时，捞出晒干。

【性味归经】辛、苦，温。归心、肝、脾经。

【功能主治】活血，行气，止痛。用于气血瘀滞痛证。

【用法用量】内服：煎汤，3～10g。研粉吞服：每次1～3g。

【使用注意】孕妇忌用。

【文献摘录】《本草正义》："延胡虽为破滞行血之品，然性情尚属和缓，不甚猛烈，古人必以酒为导引，助其运行，其本性之不同于峻厉，亦可想见。而又兼能行气，不专于破瘀见长，故能治内外上下气血不宣之病，通滞散结，主一切肝胃胸腹诸痛，盖攻破通导中之冲和品也。"

夜交藤

【来源】本品为蓼科植物何首乌的干燥藤茎。秋冬两季采割，除去残叶，捆成把，干燥。

【性味归经】甘，平。归心、肝经。

【功能主治】养血安神，祛风通络。用于心神不宁，血虚身痛，风湿痹痛。

【用法用量】内服：煎汤，9～15g。外用：适量，煎水洗患处，或捣烂敷。

【使用注意】内服、外用适量。

【文献摘录】《本草再新》："补中气，行经络，通血脉，治劳伤。"

益智仁

【来源】本品为姜科多年生草本益智的干燥成熟果实。夏秋季果实由绿变红时采收，淘洗过后晒干或低温干燥后生用或炒制取仁。

【性味归经】辛，微温。归脾、肾经。

【功能主治】温肾助阳，固精缩尿，温脾止泻，开胃摄唾。用于下元虚寒，遗精遗尿，白浊，小便频数，腹痛吐泻，口涎自流。

【用法用量】内服：煎汤，3～10g。

【使用注意】阴虚火旺者忌服。

【文献摘录】《本经便读》："益智仁补心脾，益火消阴，缩泉止唾，味辛苦，气香性热，固肾培元，暖胃祛寒。呕可平而痛可止，温中进食。滞能宣导，郁能开。"

薏苡仁

【来源】本品为禾本科植物薏苡的干燥成熟种仁。秋季果实成熟时采割植株，晒干，打下果实，再晒干，除去外壳、黄褐色种皮和杂质，收集种仁。

【性味归经】甘、淡，凉。归脾、胃、肺经。

【功能主治】利水渗湿，健脾止泻，除痹排脓，解毒散结。用于水肿，脚气，小便不利，脾虚泄泻，湿痹拘挛，肺痈肠痈，赘疣，癌肿。

【用法用量】内服：煎汤，9～30g，可熬膏；或入丸、散。

【使用注意】孕妇慎用。

【文献摘录】《本草正义》："薏苡味甘淡，气微凉，性微降而渗，故能去湿利水。以其去湿，故能利关节，除脚气，治痿弱拘挛湿痹，消水肿疼痛，利小便热淋，亦杀蛔虫。以其微降，故亦治咳嗽唾脓，利膈开胃。以其性凉，故能清热，止烦渴，上气。但其功力甚缓，用为佐使宜倍。"

茵陈蒿

【来源】本品为菊科植物滨蒿或茵陈蒿的干燥地上部分。全国各地均产。原植物生于山坡、旷野、路旁，或河岸及附近的湿润沙地。

【性味归经】苦、辛，微寒。归脾、胃、肝、胆经。

【功能主治】清利湿热，利胆退黄。功专清利脾胃肝胆湿热而退黄疸，为治湿热黄疸之要药。苦寒中禀清香芳化之性，既能导湿热从小便而出，又能芳化湿浊之邪出表，善治湿热并重之湿温、暑湿；有解毒疗疮之功。

【用法用量】三钱至一两，煎服。

【使用注意】蓄血发黄者禁用。

【文献摘录】

《神农本草经》："味苦，平。主治风寒湿热邪气，热结黄疸。"

《本草经疏》："茵陈蒿感天地苦寒之味，而兼得春之生气以生者也。其味苦平，微寒无毒。故主风湿寒热邪气，热结黄疸，通身发黄，小便不利及头热，皆湿热在阳明、太阴所生病也。苦寒能燥湿除热，湿热去则诸证自退矣。"

《本经逢原》："茵陈有二种：一种叶细如青蒿者，名绵茵陈，专于利水，为湿热黄疸要药；一种生子如铃者，名山茵陈，又名角蒿。其味辛苦，小毒，专于杀虫，治口齿疮绝胜，并入足太阳。《本经》主风湿寒热，热结黄疸，湿伏阳明所生之病，皆指绵茵陈而言。仲景茵陈蒿汤，以之为君，治湿热发黄；栀子陈柏汤，以之为佐，治燥热发黄。如苗涝则湿黄，旱则燥黄。其麻黄连轺赤小豆汤以之为使，治瘀热在里而身黄。此三方分治阳黄也。其治阴黄，则有茵陈附子汤，各随燥湿寒热而为主治。按：茵陈专走气分而利湿热，若蓄血发黄，非此能治也。《外台》治齿龈宣露，《千金》治口疮齿蚀，并用烧灰涂之，有汁吐去，一宿即效。而杀虫，一味煎汤，内服外洗，皆用角蒿，专取逐湿化热之功也。"

罂粟壳

【来源】本品为罂粟科一年生或两年生草本植物罂粟成熟蒴果的外壳。

【性味归经】酸、涩，平；有毒。归肺、大肠、肾经。

【功能主治】敛肺止咳，涩肠止泻，止痛。用于肺虚久咳，久泻久痢，心腹筋骨诸痛；尚可用于肾虚不固引起的遗精滑泄等。

【用法用量】煎服，3～10g。止咳蜜炙用，止泻止痛醋炒用。

【使用注意】咳嗽、泻痢初起邪实者忌服。本品有毒、易成瘾，不宜过量和持续服用。

【文献摘录】《本草纲目》："止泻痢，固肛脱，治遗精久咳，敛肺涩肠，止心腹筋骨诸痛。"

禹余粮

【来源】本品为氢氧化物类矿物褐铁矿，主含碱式氧化铁。

【性味归经】甘、涩，平。归脾、大肠经。

【功能主治】涩肠止泻，收敛止血，止带。用于久泻久痢，崩漏带下。

【用法用量】煎汤，10～20g。

【使用注意】本品功专收涩，实证忌用。有催生功效，孕妇慎用。

【文献摘录】《本草纲目》："催生，固大肠。"又云："禹余粮手足阳明血分重剂也，其性涩，故主下焦前后诸病。"

郁　金

【来源】本品为姜科植物温郁金、姜黄或广西莪术或蓬莪术的块根。冬春两季采挖，拣取块根，除去须根，洗净泥土，入沸水中煮或蒸至透心，取出，晒干。

【性味归经】辛、苦，温。归肝、胆、心经。

【功能主治】活血止痛，行气解郁，清心凉血，利胆退黄。用于气滞血瘀痛证，热病神昏，癫痫痰闭，吐血衄血，倒经，尿血，血淋，肝胆湿热黄疸，胆石症。

【用法用量】内服：煎汤，5～12g；研末，2～5g。

【使用注意】畏丁香。

【文献摘录】《本草汇言》："郁金清气化痰、散瘀血之药也。其性轻扬，能散郁滞，顺逆气，上达高颠，善行下焦，心肺肝胃气血火痰郁遏不行者最验，故治胸胃膈痛，两胁胀满，肚腹攻疼，饮食不思等证。又治经脉逆行，吐血衄血，唾血血腥。此药能降气，气降则火降，而痰与血亦各循其所安之处而归原矣。"

郁李仁

【来源】本品为蔷薇科植物欧李（酸丁、小李红）、郁李（赤李子）或长柄扁桃的干燥成熟种子。

【性味归经】辛、苦、甘，平。归脾、大肠、小肠经。

【功能主治】润肠通便，利水消肿。用于津枯肠燥，食积气滞，水肿胀满，脚气浮肿，小便不利。

【用法用量】内服：煎汤，3～10g；或入丸、散。

【使用注意】孕妇慎用。

【文献摘录】《本草新编》："郁李仁，入肝、胆二经，去头风之痛。又入肺，止鼻渊之流涕。消浮肿，利小便，通关格，破血润燥，又其余技。"

远　志

【来源】本品为远志科植物远志或卵叶远志的干燥根。春秋两季采挖，除去须根和泥沙，晒干。

【性味归经】苦、辛，温。归心、肾、肺经。

【功能主治】安神益智，交通心肾，祛痰消肿。用于心肾不交引起的失眠多梦、健忘惊悸、神志恍惚，咳痰不爽，疮疡肿毒，乳房肿痛。

【用法用量】内服：煎汤，3～10g；浸酒或入丸、散。外用：研末，酒调敷。

【使用注意】胃溃疡及胃炎者慎用。

【文献摘录】

《本草正》："远志，功专心肾，故可镇心止惊，辟邪安梦，壮阳益精，强志助力。以其气升，故同人参、甘草、枣仁，极能举陷摄精，交接水火。"

《本草纲目》："远志，入足少阴肾经，非心经药也。其功专于强志益精，治善忘。盖精与志皆肾经之所藏也。肾精不足，则志气衰，不能上通于心，故迷惑善忘。《灵枢经》云'肾藏精，精合志，肾盛怒而不止则伤志，志伤则喜忘其前言，腰脊不可俯仰屈伸，毛悴色夭'。又云'人之善忘者，上气不足，下气有余，肠胃实而心肺虚，虚则营卫留于下，久之不以时上，故善忘也。'"

《药品化义》："远志，味辛重大泄，入心开窍，宣散之药。凡痰涎伏心，壅塞心窍，致心气实热，为昏愦神呆，语言謇涩，为睡卧不宁，为恍惚惊怖，为健忘，为梦魇，为小儿客忤，暂以此豁痰利窍，使心气开通，则神魂自宁也。诸本草谓味辛润肾，用之益精强志，不知辛重暴悍，戟喉刺舌，与南星、半夏相类，《经》曰'肾恶燥，乌可入肾耶？'"

灶心土

【来源】本品为久经柴草熏烧的灶底中心的土块。

【性味归经】辛，温。归脾、胃经。

【功能主治】温中止血，止呕止泻。用于虚寒失血，呕吐，泄泻。

【用法用量】内服：煎汤，1～2 两（布包）；或入散剂；或煎汤代水煎药。外用：研末调敷。

【使用注意】阴虚失血及热证呕吐反胃忌服。

【文献摘录】

《名医别录》："主妇人崩中，吐血，止咳逆，止血，消痈肿毒气。"

《本草便读》："其功专入脾胃，有扶阳退阴、散结除邪之意。凡诸血病，由脾胃阳虚而不能统摄者，皆可用之，《金匮》黄土汤即此意。"

泽　兰

【来源】本品为唇形科植物地瓜儿苗的茎叶。夏秋间茎叶茂盛时割取全草，去净泥沙，晒干。

【性味归经】苦、辛，微温。归肝、脾经。

【功能主治】活血调经，祛瘀消痈，利水消肿。用于经闭，癥瘕，产后瘀滞腹痛，身面浮肿，跌仆损伤，金疮，痈肿。

【用法用量】内服：煎汤，6～12g；或入丸、散。外用：捣敷或煎水熏洗。

【使用注意】无瘀血者慎服。

【文献摘录】《本草通玄》："泽兰，芳香悦脾，可以快气；疏利悦肝，可以行血；流行营卫，畅达肤窍，遂为女科上剂。"

泽　泻

【来源】本品为泽泻科植物泽泻的根状茎。冬季茎叶开始枯萎时采挖，洗净，干燥，除去须根和粗皮。

【性味归经】甘，寒。归肾、膀胱经。

【功能主治】利水渗湿，泄热，化浊降脂。用于小便不利，水肿胀满，泄泻尿少，痰饮眩晕，热淋涩痛，高脂血症。

【用法用量】内服：煎汤，6～10g；或入丸、散剂。

【使用注意】肾虚滑精、无湿热者禁服。

【文献摘录】

《本草汇言》："利水之主药。利水，人皆知之矣；丹溪又谓能利膀胱、包络之火，膀胱、包络有火，病癃闭结胀者，火泻则水行，水行则火降矣，水火二义，并行不悖。"

《本草通玄》："相火妄动而遗泄者，得泽泻清之而精自藏气虚下陷而精滑者，得泽泻降之而精愈滑矣。"

《药品化义》："除湿热，通淋浊，分消痞满，透三焦蓄热停水，此为利水第一良品。"

浙贝母

【来源】本品为百合科植物浙贝母的干燥鳞茎。初夏植株枯萎时采挖，洗净。大小分开，大者除去芯芽，习称“大贝”；小者不去芯芽，习称“珠贝”。分别撞擦，除去外皮，拌以煅过的贝壳粉，吸去擦出的浆汁，干燥；或取鳞茎，大小分开，洗净，除去芯芽，趁鲜切成厚片，洗净，干燥，习称“浙贝片”。

【性味归经】苦，寒。归脾、心经。

【功能主治】清热化痰止咳，解毒散结消痈。用于风热咳嗽，痰火咳嗽，肺痈，乳痈，瘰疬，疮毒。

【用法用量】5～10g。

【使用注意】不宜与川乌、制川乌、草乌、制草乌、附子同用。

【文献摘录】

《本草求真》：“象贝，治风火痰嗽为佳。若虚寒咳嗽，以川贝为宜。”

《药性切用》：“象贝，形坚味苦，泻热功胜，不能解郁也。”

《本草汇言》：“贝母，象山亦有，但味苦恶，仅可于破血解毒药中用之。”

珍　珠

【来源】本品为珍珠贝科珠母贝属动物合浦珠母贝、珠母贝、大珠母贝、长耳珠母贝或蚌科帆蚌属动物三角帆蚌、冠蚌属动物褶纹冠蚌、无齿蚌属动物背角无齿蚌等贝壳中外套膜受刺激形成的珍珠。

【性味归经】甘、咸，寒。归心、肝经。

【功能主治】安神定惊，清肝明目，解毒生肌。主治惊悸怔忡，心烦失眠，惊风癫痫，目赤翳障，口舌生疮，咽喉溃腐，疮疡久不收口。

【用法用量】内服：研末，每次0.3～1g；多入丸、散，不入汤剂。外用：研末干撒、点眼或吹喉。

【使用注意】孕妇慎服。

【文献摘录】《宝庆本草折衷》：“诸方以真珠为镇心要药，而许叔微又取为入肝之第一也。夫心主火，肝主木，火炎则暴扰，木病则枯槁。珠生于水，禀水之性，以水降火，则成既济之功，以木得水，则有相生之益。”

珍珠草

【来源】本品为大戟科植物叶下珠的干燥全草或带根全草。夏秋两季采集地上部分或带根全草，洗净泥土，除去杂质，最后晒干即可。

【性味归经】甘、苦，凉。归肝、肺经。

【功能主治】利湿退黄，清热解毒，明目，消积。用于湿热黄疸，泄痢，淋证，疮疡肿毒，目赤肿痛，小儿疳积。外用蛇犬咬伤。

【用法用量】内服：煎汤，0.5～1两（鲜者1～2两）；或捣汁。外用：捣敷。

【使用注意】苦凉之品，阳虚体弱者慎用。

【文献摘录】

《生草药性备要》："治小儿疳眼，疳积，煲肉食或煎水洗。""治头上生疮仔成堆，痛痒难抵，煎水洗，研末开油搽亦可。"

《临证指南》："治小儿百病及诸疳瘦弱眼欲盲，皆效。为末，白汤下，或蒸煮鱼肉食。"

珍珠母

【来源】本品为珍珠贝科动物珍珠贝、马氏珠珠贝或蚌科动物几种河蚌贝壳的珍珠层。全年均可采收。将贝壳用碱水煮过，漂净，刮去外层黑皮，煅至松脆即成。

【性味归经】咸，寒。归肝、心经。

【功能主治】平肝潜阳，安神定惊，明目退翳。用于头痛眩晕，心悸失眠，惊痫发狂，目赤翳障，视物昏花。

【用法用量】内服：煎汤，10～30g，打碎先煎；研末，每次1.5～3g；或入丸、散。

【使用注意】本品性寒镇降，脾胃虚寒及孕妇慎用。

【文献摘录】

《中国医学大辞典》："滋肝阴，清肝火。治癫狂惊痫，头眩，耳鸣，心跳，胸腹膜胀，妇女血热，血崩，小儿惊搐发痉。"

《饮片新参》："平肝潜阳，安神魂，定惊痫，消热痞、眼翳。"

《吉林中草药》："止血。治吐血，衄血，崩漏。"

知　母

【来源】本品为百合科植物知母的根茎。春秋均可采挖，以秋季采者较佳。栽培三年后开始收获。挖出根茎，除去茎苗及须根，保留黄绒毛和浅黄色的叶痕及茎痕晒干者，为"毛知母"；鲜时剥去栓皮、晒干者为"光知母"。

【性味归经】苦、甘，寒。归肺、胃、肾经。

【功能主治】滋阴降火，润燥滑肠。用于烦热消渴，骨蒸劳热，肺热咳嗽，大便燥结，小便不利。

【用法用量】内服：煎汤，6～12g；或入丸、散。清热泻火、滋阴润燥宜生用；入肾降火滋阴宜盐水炒。

【使用注意】脾胃虚寒、大便溏泄者忌服。

【文献摘录】

李杲："知母，其用有四：泻无根之肾火，疗有汗之骨蒸，止虚劳之热，滋化源之阴。仲景用此入白虎汤治不得眠者，烦躁也。烦出于肺，躁出于肾，君以石膏，佐以知母之苦寒，以清肾之源，缓以甘草、粳米，使不速下也。又凡病小便闷塞而渴者，热在上焦气分，肺中伏热，不能生水，膀胱绝其化源，宜用气薄味薄淡渗之药，以泻肺火，清肺金而滋水之化源。若热在下焦血分而不渴者，乃真水不足，膀胱干涸，乃无阴则阳无以化，法当用黄柏、知母大苦大寒之药，以补肾与膀胱，使阴气行而阳自化，小便自通。”

《本草通玄》：“知母苦寒，气味俱厚，沉而下降，为肾经本药。兼能清肺者，为其肃清龙雷，勿使僭上，则手太阴无销烁之虞也。泻有余之相火，理消渴之烦蒸，凡止咳安胎，莫非清火之用。多服令人泄泻，亦令人减食，此惟实火燔灼者，方可暂用。若施之于虚损之人，如水益深矣。盖苦寒之味，行天地肃杀之令，非长养万物者也。”

《本草正》：“古书言知母佐黄柏滋阴降火，有金水相生之义。盖谓黄柏能制膀胱、命门阴中之火，知母能消肺金，制肾水化源之火，去火可以保阴，是即所谓滋阴也。故洁古、东垣皆以为滋阴降火之要药。继自丹溪而后，则皆用以为补阴，诚大谬矣。夫知母以沉寒之性，本无生气，用以清火则可，用以补阴，则何补之有?”

枳　壳

【来源】本品为芸香科植物酸橙及其栽培变种的干燥未成熟果实。7 月果皮尚绿时采收，自中部横切为两半，晒干或低温干燥。

【性味归经】苦、辛，凉。入肺、脾、大肠经。

【功能主治】理气宽中，行滞消胀。用于胸胁气滞，胀满疼痛，食积不化，痰饮内停，胃下垂，脱肛，子宫脱垂。

【用法用量】内服：煎汤，1～3 钱（大剂 0.5～2 两）；或入丸、散。外用：煎水洗或炒热熨。

【使用注意】脾胃虚弱及孕妇慎服。

【文献摘录】

张元素：“凡气刺痛用枳壳，看何经分以引经药导之。破滞气亦用枳壳，高者用之，然能损胸中至高之气，止可二三服而已。”

王好古：“枳壳主高，枳实主下，高者主气，下者主血，故壳主胸膈皮毛之病，实主心腹脾胃之病，大同小异。朱肱《活人书》言治痞，宜先用桔梗枳壳汤，非用此治心下痞也，果知误下，气将陷而成痞，故先用此，使不致于痞也。若已成痞而用此，则失之晚矣，不惟不能消痞，反损胸中之气，先之一字有谓也。”

《本草思辨录》：“枳壳，乃枳实之老而壳薄者。既名枳壳，须去穰核用之，壳、实古原不分，性用亦无少异。若治胸膈痞塞，枳壳较枳实少胜。然何如以枳实协辛温轻扬之橘皮、桂枝，为奏功尤大乎。惟《本经》主大风在皮肤中如麻豆苦痒，除寒热结，则惟去穰核之枳壳为宜。盖痒为风，寒热结为痹，于皮肤中除风除痹，用枳实则易走里，难与枳壳争能。此《证类本草》枳壳所以主风痒麻痹也。”

枳　实

【来源】本品为芸香科植物酸橙及其栽培变种或甜橙的干燥幼果。5～6月收集自落的果实，较小者直接晒干，习称“鹅眼枳实”，较大者自中部横切为两半，晒干。

【性味归经】苦、辛、酸，微寒。归脾、胃经。

【功能主治】破气消积，化痰散痞。用于积滞内停，痞满胀痛，泻痢后重，大便不通，痰滞气阻胸痹，结胸，脏器下垂。

【用法用量】煎服，3～10g，大剂量可用至30g。炒后性较平和。

【使用注意】孕妇慎用。

【文献摘录】《名医别录》：“除胸胁痰癖，逐停水，破结实，消胀满，心下急痞满，逆气，胁风痛，安胃气，止溏泄，明目。”

栀　子

【来源】本品为茜草科植物山栀的果实。10月间果实成熟果皮虽黄色时采摘，除去果柄及杂质，晒干或烘干；亦可将果实放入沸水（略加明矾）中烫，或放入蒸笼内蒸半小时，取出，晒干。

【性味归经】苦，寒。归心、肝、肺、胃经。

【功能主治】泻火除烦，清热利湿，凉血解毒。用于热病心烦，黄疸尿赤，血淋涩痛，血热吐衄，目赤肿痛，火毒疮疡；外治扭挫伤痛。

【用法用量】内服：6～9g。外用：生品适量，研末调敷。根1～2两。

【使用注意】脾虚便溏者忌服。

【文献摘录】

《本草衍义》：“仲景治（伤寒）发汗吐下后，虚烦不得眠；若剧者，必反复颠倒，心中懊侬，栀子豉汤治之。虚故不用大黄，有寒毒故也。栀子虽寒无毒，治胃中热气，既亡血、亡津液，腑脏无润养，内生虚热，非此物不可去。又治心经留热，小便亦涩，用去皮山栀子、火煨大黄、连翘、甘草炙，等份，末之，水煎，三钱服，无不利也。”

《汤液本草》：“或用栀子利小便，实非利小便，清肺也，肺气清而化，膀胱为津液之府，小便得此气化而出也。栀子豉汤治烦躁，烦者气也，躁者血也。气主肺，血主肾，故用栀子以治肺烦，用香豉以治肾躁。躁者，懊侬不得眠也。”

猪　苓

【来源】本品为多孔菌科真菌猪苓的菌核。夏秋季采挖，除去泥沙，晒干即成。

【性味归经】甘，平。归心、脾、胃、肺、肾经。

【功能主治】利水渗湿。治小便不利，水肿，泄泻，淋浊，带下。

【用法用量】内服：煎汤，6～12g；或入丸、散。

【使用注意】无水湿者忌服。

【文献摘录】

《药类法象》："猪苓大燥除湿，比诸淡渗药大燥。"

《神农本草经》："味甘，平。主治痎疟，解毒，辟蛊疰不祥，利水道。"

《本草纲目》："猪苓淡渗，气升而又能降，故能开腠理，利小便，与茯苓同功。但入补药不如茯苓也。"

朱　砂

【来源】本品为硫化物类矿物辰砂族辰砂，主含硫化汞。采挖后，选取纯净者，用磁铁吸净含铁的杂质，再用水淘去杂石和泥沙。

【性味归经】甘，微寒；有毒。归心经。

【功能主治】清心镇惊，安神，明目，解毒。用于癫狂，惊悸，心烦，失眠，眩晕，目昏，肿毒，疮疡，疥癣。

【用法用量】0.1～0.5g，多入丸、散，不宜入煎剂。外用适量。

【使用注意】本品有毒，不宜大量服用或久服；孕妇及肝肾功能不全者禁用。

【文献摘录】《本草经疏》："丹砂，味甘微寒而无毒，盖指生砂而言也。《药性论》云丹砂君，清镇少阴君火之药。安定神明，则精气自固。火不妄炎，则金木得平，而魂魄自定，气力自倍。五脏皆安，则精华上发，故明目。心主血脉，心火宁谧，则阴分无热而血脉自通，烦满自止，消渴自除矣。丹砂体中含汞，汞味本辛，故能杀虫，宜乎《药性论》谓其有大毒，若经伏火及一切烹炼，则毒等砒、硇，服之必毙。"

竹　沥

【来源】本品为禾本科植物青竿竹、大头典竹或淡竹的茎竿经火烤所流出的液汁。

【性味归经】甘，寒。归心、肝、肺经

【功能主治】清热豁痰，定惊利窍。用于痰热咳喘，中风惊痫，癫狂，亦可治金疮中风，小儿吻疮、目赤等。

【用法用量】30～60g，冲服。

【使用注意】性寒滑利，寒痰湿痰及脾虚便溏者忌用。

【文献摘录】

《本草求真》："痰在经络四肢、皮里膜外者，服之立能见效。盖沥之出于竹，由血之出于人也。极能补阴，长于清火。性滑流利，走窍逐痰，故为中风要药。以中风莫不由于阴虚火旺，煎熬津液成痰，壅塞气道，不得升降。服此流利经络，使痰热去，气道通，而外症愈矣，故火燥热者宜之。若脾胃肠滑，寒痰湿痰，食积生痰，不可用也。"

《本经逢原》："竹沥善透经络，能治筋脉拘挛，痰在皮里膜外、筋络四肢，非竹沥不能化也。纯阴之性，虽假火逼，然须姜汁鼓动其势，方得应手取效。"

《本草新编》："痰在手足四肢，非此不达；痰在皮里膜外，非此不却。世俗以大寒置之。不知竹沥系火烧出沥，佐之姜汁，水火相宜，又何寒哉。以上三味，总皆清痰泻火之药，因其气味寒，不伤元气，可多用，以佐参、苓、术健脾开胃也。"

竹　茹

【来源】本品为禾本科毛竹属植物淡竹、莿竹属植物青竿竹、慈竹属植物大头典竹等的茎秆去外皮刮出的中间层。

【性味归经】甘，微寒。归肺、胃、心、胆经。

【功能主治】清热化痰，除烦止呕，安胎凉血。用于痰热咳嗽，胆火夹痰，惊悸不宁，心烦失眠，中风痰迷，舌强不语，胃热呕吐，妊娠恶阻，胎动不安。

【用法用量】内服：煎汤，5～10g；或入丸、散。外用：熬膏贴。

【使用注意】寒痰咳嗽、胃寒呕逆及脾虚泄泻者禁服。

【文献摘录】《本经逢原》："竹茹，专清胃腑之热，为虚烦烦渴、胃虚呕逆之要药。咳逆唾血，产后虚烦，无不宜之。"

紫　珠

【来源】本品为马鞭草科植物紫珠、杜虹花、白棠子树、华紫珠的叶。

【性味归经】苦、涩，凉。归肝、脾、肺经。

【功能主治】清热解毒，活血止血，除热解毒。治吐血咯血，衄血便血，崩漏，创伤出血，痈疽肿毒，喉痹。

【用法用量】内服：煎汤，0.5～1两（鲜者1～2两）；或研末，0.5～1钱。外用：捣敷或研末撒。

【使用注意】一般无禁忌。

【文献摘录】

《本草纲目》："紫荆气寒味苦，色紫性降，入手足厥阴血分。"

《本草拾遗》："煮汁洗疮肿，除血长肤。"

紫　苏

【来源】本品为唇形科植物紫的叶片，入药称紫苏叶，其茎入药称紫苏梗。7～9月枝叶茂盛时收割，摊在地上或悬于通风处阴干，干后将叶摘下即可。

【性味归经】辛，温。归脾、肺经。

【功能主治】散寒解表，理气宽中。用于风寒感冒，头痛，咳嗽，胸腹胀满，鱼蟹中毒。

【用法用量】内服：煎汤，5～10g。外用：捣敷或煎水洗。

【使用注意】气虚者慎服。

【文献摘录】《本草汇言》："紫苏散寒气，清肺气，宽中气，安胎气，下结气，化痰气，乃治气之神药也。一物有三用焉：如伤风伤寒，头疼骨痛，恶寒发热，肢节不利，或脚气疝气，邪郁在表者，苏叶可以散邪而解表；气郁结而中满痞塞，胸膈不利，或胎气上逼，腹胁胀痛者，苏梗可以顺气而宽中；设或上气喘逆，苏子可以定喘而下气，痰火奔迫，苏子可以降火而清痰。三者所用不同，法当详之。"

紫苏子

【来源】本品为唇形科紫苏属植物紫苏和野紫苏的果实。秋季果实成熟时采收，除去杂质，晒干。

【性味归经】辛，温。归肺、大肠经。

【功能主治】降气化痰，止咳平喘，润肠通便。用于痰壅气逆，咳嗽气喘，肠燥便秘。

【用法用量】内服：煎汤，3～10g；或入丸、散。

【使用注意】肺虚咳喘、脾虚便溏者禁服。

【文献摘录】《本草汇》："苏子散气甚捷，最能清利上下诸气，定喘痰有功，并能通二便，除风寒湿痹。若气虚而胸满者，不可用也，或同补剂兼施亦可。"

棕榈炭

【来源】本品为棕榈科植物棕榈的干燥叶片、棕丝。

【性味归经】苦、涩，平。入肺、肝、大肠经。

【功能主治】收涩止血。用于吐血，衄血，便血，崩漏，赤白痢疾等。

【用法用量】煎服：6～15g。

【使用注意】收涩力强，出血兼瘀血色暗有血块者慎用。

【文献摘录】

《本草纲目》曰："棕炭性涩，若失血过多，瘀滞已尽者，用之切当，所谓涩可去脱也。"

《本草易读》："血崩不止，棕榈炭淡酒下；鼻衄，棕榈炭吹鼻，即止。"

《药征》："棕榈炭苦涩性平，为收敛止血药。治衄血、咯血、便血及崩漏等失血而无瘀滞者常用。"